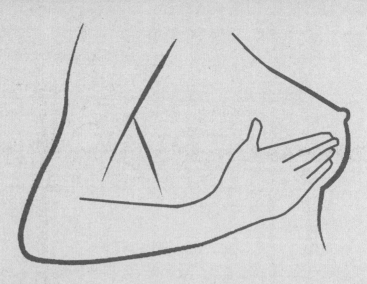

乳腺癌
保乳治疗

第 2 版

Breast-conserving Therapy of Breast Cancer

主　编　宋尔卫

副主编　苏逢锡　陈　凯　贾卫娟　刘　强

编　者　胡婷婷　黄晓波　吴建南　金　亮　谭玉婷
　　　　蓝晓雯　黄江华　姜晓勃　朱李玲　李顺荣
　　　　陈彦博　谭璐媛　林　潇　温　戈　欧阳倩
　　　　胡　越　刘凤桃　赵健丽　曾韵洁　龚　畅
　　　　饶南燕　于凤燕　吴　畏　刘洁琼　聂　燕

人民卫生出版社

图书在版编目（CIP）数据

乳腺癌保乳治疗 / 宋尔卫主编 . —2 版 . —北京：
人民卫生出版社，2018

ISBN 978-7-117-26929-2

Ⅰ. ①乳…　Ⅱ. ①宋…　Ⅲ. ①乳腺癌 - 外科手术
Ⅳ. ①R737.9

中国版本图书馆 CIP 数据核字（2018）第 211019 号

| 人卫智网 | www.ipmph.com | 医学教育、学术、考试、健康，购书智慧智能综合服务平台 |
| 人卫官网 | www.pmph.com | 人卫官方资讯发布平台 |

乳腺癌保乳治疗
第 2 版

主　　编：宋尔卫
出版发行：人民卫生出版社（中继线 010-59780011）
地　　址：北京市朝阳区潘家园南里 19 号
邮　　编：100021
E - mail：pmph @ pmph.com
购书热线：010-59787592　010-59787584　010-65264830
印　　刷：北京盛通印刷股份有限公司
经　　销：新华书店
开　　本：787×1092　1/16　印张：15
字　　数：365 千字
版　　次：2014 年 8 月第 1 版　　2018 年 12 月第 2 版
　　　　　2018 年 12 月第 2 版第 1 次印刷（总第 3 次印刷）
标准书号：ISBN 978-7-117-26929-2
定　　价：118.00 元

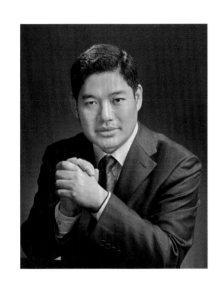

宋尔卫，教授、主任医师、博士生导师。现任中山大学中山医学院院长、中山大学孙逸仙纪念医院院长、中山大学孙逸仙纪念医院乳腺肿瘤医学中心学科带头人。兼任中国抗癌协会乳腺癌专业委员会、肿瘤转移专业委员会副主任委员，中国医师协会外科医师分会乳腺外科医师委员会副主任委员，广东省医学会乳腺病学分会主任委员，广东省抗癌协会乳腺癌专业委员会主任委员，中央保健委员会保健会诊专家。

2000 年在中山医科大学获医学博士学位，先后在德国艾森大学医学院及美国哈佛大学医学院从事研究工作，2004 年 8 月全职回国在中山大学工作。2005年获国家杰出青年基金，2007 年被聘为教育部长江学者特聘教授，2009 年被评为 CMB（美国中华医学基金会）杰出教授，并获得第二届谈家桢生命科学创新奖，2013 年获何梁何利科学与技术创新奖，2014 年入选中组部"万人计划"第一批科技创新领军人才；主持科技部国家重点研发计划项目、国家重大科学研究计划项目、国家自然科学基金创新研究群体项目和国家自然科学基金重大、重点项目等多项重大科研项目。以第一或通讯作者发表 SCI 期刊论著 111 篇，他引总数 5734 次，包括通讯作者在 Cell、Cancer Cell、Science Translational Medicine 等 51 篇（SCI 他引共 2859 次，其中单篇最高 995 次，7 篇他引超 100 次）；第一作者在 Nature Medicine 等 12篇。研究成果共获国内外发明专利授权 8 项，以第一完成人获 2015 年国家自然科学二等奖、2013 年教育部高等学校科学研究优秀成果奖（自然科学奖）一等奖和 2014 年广东省科学技术奖（自然科学类）一等奖。此外，担任 BMC Cancer 和 Cancer Science 杂志副主编，Journal of Biological Chemistry 杂志编委；主编 4 部专著，参与 3 部乳腺癌诊疗共识和 5 部专著的编写。

特别注重临床实践与基础研究结合，围绕肿瘤转移对肿瘤炎性微环境和非编码 RNA（ncRNA）的作用开展深入研究。这些系统性的创新成果为靶向 ncRNA 和肿瘤微环境诊治肿瘤开拓了新思路，产生了重要国际影响，Cancer Cell 中国亮点专题介绍了其相关成果。每年诊治乳腺癌患者 300 余例，改良了乳癌保乳术式，开展乳腺肿瘤整形修复和乳房重建等手术，主持 3 项乳腺癌临床试验。创建融合外科、内科、整形、科研、转化的乳腺肿瘤中心。分别于 2014 年、2015 年和 2016 年获"中山大学名医"、"岭南名医"和"羊城名医"称号。

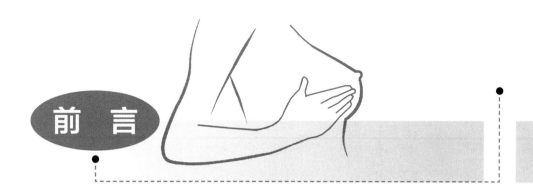

前　言

　　中山大学孙逸仙纪念医院乳腺肿瘤中心于2014年出版了《乳腺癌保乳治疗》,至今已有4年余。在这4年间,乳腺癌保乳治疗在全球范围内出现了许多重要的进展。因此,我们按计划如期开展了《乳腺癌保乳治疗》的修订工作,此轮更新主要包括以下内容:

　　1. 重要保乳治疗相关指南更新　第2版修订中,我们将重点展示2017年最新版的NCCN指南、2015年版的中国抗癌协会乳腺癌诊治指南与规范以及2017年的St Gallen国际总识中与保乳治疗相关的内容。此外,来自美国三大协会(ASBS/ASTRO/SSO)共同制定的关于保乳手术边缘的专家共识也在更新之列。

　　2. 重要的临床研究进展　发表在新英格兰医学杂志(New England Journal of Medicine, NEJM)上的腔周环切法降低切缘阳性率的单中心随机对照临床研究,以及发表在Lancet Oncology上首个关于保乳手术局部区域复发后是否行系统性化疗的多中心随机对照研究等,这些有望改变保乳手术临床实践的重磅研究被纳入修订范围。

　　3. 保乳手术的医疗新技术进展　例如手持式术中边缘状态评估设备(MarginProbe)、肿块局部冷冻消融术(cryotherapy)和整形保乳手术(oncoplastic breast-conserving surgery)等技术的发展大大改变了保乳手术的面貌。

　　4. 整形保乳手术(oncoplastic breast-conserving surgery)方面　加入了更多我们中心的实践经验与图片分享。

　　5. 考虑到保乳手术后的辅助放疗是局部治疗不可或缺的手段,我们邀请了著名的乳肿腺肿瘤放疗专家黄晓波教授及其团队为我们重新编撰了保乳术后放疗相关章节内容。

　　6. 对第1版的部分内容进行了精炼与调整,并修改了相关错别字和语句,以使读者的阅读更为流畅。

　　在过去4年里,我中心的工作和业务范围获得了广泛拓展,在手术术式方面也有多元化的发展,开展了各种整形手术、缩乳手术、假体植入手术和游离皮瓣手术等。然而,即便是在这样的背景下,我们依然坚持学习并深化、精进我们对保乳治疗的理念认知,进一步推动临床实践的改变。希望我们的进步可以节省读者获得成熟经验的时间,若该经验能在实际工作中产生良好的促进作用,我想,这就是我们最高兴看到的结果。当然,《乳腺癌保乳治疗(第2版)》因时间仓促、笔者水平有限,仍存在不少需要更正的地方,同样希望读者能够予以积极地批评与指正。

2018 年 5 月

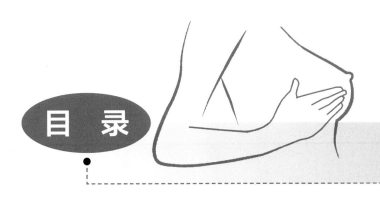

目 录

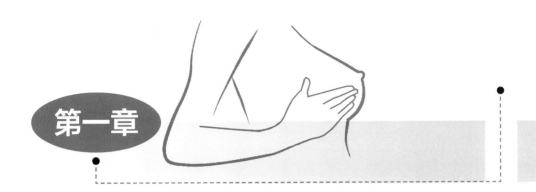

第一章

保乳手术的起源、历史及现在

第一节　Halsted 理论及其手术范式

　　人们对乳腺癌的治疗经历了数千年的探索。公元前460年,伟大的古希腊医学家希波克拉底(Hippocrates)提出"体液学说",认为复杂的人体是由血液、黏液、黄胆和黑胆4种体液组成,4种体液的比例不同,形成了人不同的气质和体质。人的疾病就是因这4种体液不平衡所致,包括肿瘤。希波克拉底曾报道1例乳头溢血的乳腺癌患者,并提出乳腺癌与月经中止相关,表现为乳房胀痛和乳房硬结,但当时人们对乳腺癌的治疗尚未有明确有效的方法。直至公元第1世纪,希腊医学家 Leonides 才首次提出以手术方法治疗乳腺癌,主要方法为直接切除肿瘤和乳房组织继以烧烙止血,手术方法残酷,许多患者常死于术后感染。继希波克拉底以后,最伟大的希腊医学家 Galen 将希波克拉底的"体液学说"思想进一步发扬并对乳腺癌手术治疗提出了新观点:切除乳腺肿瘤时既要让其出血以排掉"黑胆",又不能因出血过多而危及生命。在欧洲,这个观点使"体液学说"思想对医学界各方面的影响持续了整个中世纪。从文艺复兴时期到18世纪,随着病理学、生理学、解剖学、外科学的发展,人们对癌症的认识进入一个新阶段。法国外科医生 Henri Francois Le Dran(1685)认为癌症在早期属于局部疾病,当其扩散至淋巴系统时才会使预后变差,这种观点反驳了 Galen 统治了一千多年的"体液学说"思想,并得到法国外科学会主任 Jean Petit 的支持,Jean Petit 提出乳腺癌的手术治疗应该切除乳房、胸肌和腋窝淋巴结。

　　到了19世纪,随着麻醉术和抗生素的引入,乳腺手术发生了翻天覆地的变化,步入一个崭新的时代。但欧洲各国外科医生对乳腺癌的外科手术范围仍持不同观点。直至19世纪后期,美国著名外科医生 William Halsted 认为切除乳腺癌后残腔组织可能会被癌组织或者淋巴管里的癌细胞污染而出现复发,遂提出乳腺癌的手术治疗不管肿瘤大小,均应切除相应的皮肤、胸大肌和腋窝所有淋巴结组织;而后又提出切除腹直肌上部、前锯肌、肩胛下肌、背阔肌和大圆肌的鞘膜组织。虽然 Halsted 手术方法相比于其他学者并无新颖之处,但其以科学逻辑理论为基础,具体介绍了手术技术步骤,首次提出乳腺癌外科治疗的系统理论。

一、Halsted 乳腺癌根治术

19 世纪中期,Rudolf Virchow 提出乳腺癌源于乳腺上皮细胞并沿筋膜及淋巴管扩散,但可被区域淋巴结有效阻挡,认为乳腺癌一开始只是局部疾病,发展到一定程度才发生全身转移。在此理论基础上,Halsted 通过大量临床观察和病理解剖研究,对乳腺癌的扩散途径提出新的理论,认为乳腺癌的扩散遵循特定的时间与解剖学规律,肿瘤细胞先发生局部浸润,再沿淋巴道转移,最后出现血行播散。换言之,乳腺癌在一定时间内是局部疾病,在此期间若能完整切除肿瘤及相应区域淋巴结,就能治愈乳腺癌。因此,Halsted 在 1882 年创立了乳腺癌根治术,即整块切除包括肿瘤在内的全部乳腺、相当范围的乳腺皮肤和周围组织,以及胸大肌和腋窝淋巴结。与此同时,Willy Meyer 也进行类似研究,提出在 Halsted 术式基础上进一步切除胸小肌,被认为是 Halsted 术式的 Willie Meyer 改良术式。可以认为,Halsted 乳腺癌根治术(又称 Halsted-Mayer 乳腺癌根治术)在 19 世纪末得到确立,开创了乳腺癌外科手术治疗的新纪元,使乳腺癌术后复发率从 80% 降低到 20%,并明显提高长期生存率,成为乳腺癌手术的经典术式,很快被普及并持续应用了 70 多年,至今仍有重要影响。

二、乳腺癌扩大根治术

至 20 世纪 50 年代,学者们认识到乳腺癌的淋巴转移除了腋窝淋巴途径外还存在其他淋巴结途径,如内乳淋巴结也是乳腺癌转移的第一站,锁骨上和纵隔淋巴结则为第二站。而 Halsted 和 Mayer 提出的乳腺癌根治术虽然切除范围较大但并没有包括锁骨上淋巴结和内乳淋巴结,达不到根治的目的,于是乳腺癌扩大根治术应运而生。1907 年,Halsted 报道了对 119 例患者进行锁骨上淋巴结清扫后,在 44 例锁骨上淋巴结转移患者中,5 年生存者只有 2 例。1927 年,William Handley 开始关注内乳淋巴结转移,特别对于腋窝淋巴结肿大患者,提出切除内乳淋巴结的乳腺癌扩大根治术(extensive radical mastectomy)。第二次世界大战以后,Jerome Urban 和 Owen Wangensteen 提出了切除纵隔和颈部淋巴结的超级根治术(supraradical mastectomy)。乳腺癌扩大根治术和超级根治术由于手术创伤巨大、并发症多且严重且并未带来良好的生存获益,很快就被人们所摈弃。

三、乳腺癌改良根治术

1937 年,伦敦外科医生 Geoffrey Keyness 提出了较小的乳腺癌根治术(less radical mastectomy)加放疗可以获得与传统根治术一样的疗效。但直到二战结束时,传统的根治术仍然是乳腺癌手术治疗的标准术式。1948 年,两篇关于乳腺癌手术方式改变的报道终于撼动了传统根治术的统治地位并逐渐为人们所接受。一篇是伦敦德尔塞克斯医院外科医生 D.Patey 和 W.Dyson 提出的改良乳腺癌根治术(modified radical mastectomy)概念,即在 Halsted 乳腺癌根治术基础上保留胸大肌,切除胸小肌,保持胸壁外形和功能,便于行乳房重建,称为 Patey 乳腺癌改良根治术;另一个是爱丁堡大学 R.McWhirter 提出的单纯乳房全切术(simple mastectomy)加放疗的概念。随之有许多临床研究证明单纯乳房全切术、根治术、改良根治术加或不加放疗对乳腺癌患者的生存率影响基本相近。乳腺癌改良根治术由于在功能和美容整形方面有明显优越性,且疗效良好,很快被人们广泛接受及普及,从而使 Halsted 乳腺癌根治术使用率不断下降。据美国外科医师协会调查显示,从 1950 年到 1981

年的 30 年间,Halsted 乳腺癌根治术所占手术比例从 75% 下降至 3%,而乳腺癌改良根治术则从 5% 上升至 72%,取代前者成为当时乳腺癌患者外科治疗的标准手术方式。目前我们临床上提及的改良根治术主要是指 Patey 乳腺癌改良根治术。

(陈凯　胡婷婷　宋尔卫)

第二节　后 Halsted 时期理论及手术范式

后 Halsted 时期,乳腺癌的外科治疗依然以根治术或改良根治术为主,但局部治疗的范围开始有缩小的趋势。这种趋势并非基于对乳腺癌肿瘤生物学的了解,而是源于放疗技术的发展及在乳腺肿瘤治疗中的应用,以及某些"先锋女性"对美的渴望而强烈要求保留乳房。于是,开始出现了以放疗为主要辅助手段的保留乳房的肿瘤局部切除术。

来自德国法兰克福的妇科医生 Hirsch J. 可能是全世界最早采用单纯乳房切除 + 间质放疗治疗乳腺癌患者的医生(1927)。Geoffrey Keynes 也早在 1932 年提出"镭"可以作为乳腺癌的治疗手段之一。1937 年至 1953 年间,巴黎 Francois Baclesse 着力研究乳腺癌局部切除联合放疗的疗效,发现Ⅰ、Ⅱ期乳腺癌患者行乳腺癌局部切除术加放疗的疗效与根治术相当,这应该是最早提倡"保留乳房(简称保乳) + 放疗"这一基本策略的研究。同样,1943 年,美国医生 Frank E Adair 回顾了 7419 例乳腺癌手术患者,发现局部切除术加或不加放疗与单纯切除乳房相比 5 年生存率无显著差异,即便如此,Frank 仍认为应该对这些患者选择切除乳房,因为该结果可能是因为选择偏倚造成的:保乳的患者肿瘤分期较早,本身预后就比较好。现在看来,Frank 当时可能已经非常接近事实的真相了,但是缺少前瞻性随机对照临床试验设计,这一问题在当时无法得到正确的解答。此外,当时 Halsted 的理论基础影响仍广泛,更是不容易对该结果进行正确解读。

因此,在后 Halsted 时期,局部治疗的范围缩小并非基于对肿瘤生物学的进一步了解,而是因为放疗的成功应用,使乳腺癌手术范围的缩小成为可能。另一方面,当时越来越多乳腺癌患者开始注重生活质量,而乳腺癌根治术引起的外形变化及上肢水肿对年轻乳腺癌患者的生活产生了严重影响,许多乳腺癌患者并不愿意接受根治术,个别"先锋"女性患者对术后美学要求特别高,甚至宁愿放弃治疗也不愿意切除乳房,这些实际情况使缩小乳房手术范围成为一种趋势,于是乳腺癌局部切除加放疗渐渐为人们所接受。

(陈凯　胡婷婷　宋尔卫)

第三节　保 乳 前 期

在后 Halsted 时期,"保乳 + 放疗"的治疗模式已经逐渐成型,但这些保乳手术并不是真正意义上的保乳手术。当时,关于乳腺癌的疾病理解及治疗的观念仍停留在肿瘤是局部疾病、遵循有序转移的理论基础上,当时的部分乳房切除术、腋窝淋巴结清扫、辅助放疗,只是一种治疗方式的尝试,而不是一种疾病治疗理念的更新。但不可否认的是,当时那些强烈要求保乳的"先锋"女性及放疗的发展为保乳手术的建立提供了良好的基础。

在 Halsted 的肿瘤有序传播理论为主流观点的后 Halsted 时期,美国匹兹堡大学外科医生 Fisher 已开始通过自己的研究揭示了新的肿瘤传播基础,这段时期我们称之为"保乳前期"。Halsted 假说认为肿瘤细胞之所以"有序播散"是因为无论是通过淋巴结还是血管发生转移的肿瘤细胞,都将被其遇到的第一个器官如淋巴结或者肝、肺等器官的毛细血管床所阻挡,直到肿瘤细胞在该部位生长分化破坏了该部位的正常结构时,肿瘤细胞才可以继续往更远处的器官播散。1965 年,Fisher 使用 ^{51}Cr 标记肿瘤细胞作为示踪材料,观察到肿瘤的细胞随着淋巴液引流并不会被淋巴结阻挡,而是可以穿过淋巴结,最终汇入胸导管,进入颈部的静脉系统,成为血源性播散的肿瘤细胞。在兔子的掌垫中注射 ^{51}Cr 标记的肿瘤细胞,或者是在足部淋巴结的输入系统低压注入该肿瘤细胞,都可以很快地看见标记的肿瘤细胞在全身淋巴系统的引流。这些现象提示淋巴结并不像之前认为的那样有阻隔作用,不是肿瘤细胞播散的屏障。此外,Fisher 通过颈静脉和门静脉注射 ^{51}Cr 肿瘤细胞,并观察到肿瘤细胞并不会停留在首个经过的器官,不会阻滞在肺和肝。进一步的定量研究发现,肿瘤细胞的量会在穿过首个器官以后,按照所经过的器官顺序依次递减,而脑、淋巴结和内分泌器官的肿瘤细胞分布则没有差异。因此,Fisher 提出肿瘤细胞的扩散有两套系统:淋巴系统和血管系统,两者之间有交通且密不可分,这在一定程度上解释了 Halsted 的局部播散理论所无法解释的异常灶出现的原因。Fisher 认为肿瘤的播散是无序的,淋巴系统的局部播散不是唯一的途径。

　　Halsted 假说的有序播散理论认为肿瘤细胞的播散是机械性的。与此相比,Fisher 提出 Alternative 假说(备择假说)认为肿瘤的播散是无序的(表 1-1)。肿瘤并不是一个局部疾病,在早期即可通过血液播散至全身,是一个系统性的疾病。

　　此外,Fisher 对肿瘤区域淋巴结的作用进行了系统的研究。他们在动物模型中观察到肿瘤区域淋巴结在肿瘤免疫的启动及维持中都发挥了重要的作用。区域淋巴结对肿瘤细胞

表 1-1　Fisher 的"系统性疾病"与 Halsted 有序播散理论的区别

Halstedian Hypothesis（1894）	Alternative Hypothesis（1968）
肿瘤的播散是有序的,以解剖学的机械转移为原则	肿瘤的播散是无序的
肿瘤细胞可通过直接侵犯经淋巴管穿过淋巴结,因此肿瘤的切除应当遵守完整切除原则	肿瘤细胞可以以瘤栓的方式穿过淋巴结,挑战了肿瘤完整切除这一原则
阳性淋巴结提示肿瘤发生播散,并且将成为远处器官转移的播散源	阳性淋巴结提示了肿瘤细胞与宿主之间的交互作用下,宿主免疫系统无法抑制肿瘤且适合于肿瘤生长
区域淋巴结是肿瘤播散的屏障	区域淋巴结作为肿瘤播散的屏障作用不明显
区域淋巴结具有重要的解剖学意义	区域淋巴结具有重要的生物学意义
血道播散在肿瘤的转移中不重要	血道播散在肿瘤的转移中非常重要
肿瘤的生长独立于宿主	肿瘤与宿主间存在复杂的交互作用关系,会影响到疾病的每一个方面
可手术乳腺癌是一个局部区域性疾病	可手术乳腺癌是一个系统性疾病
手术的范围和操作细节是影响患者治疗预后的重要因素	局部治疗的差别很难对生存有实质性的影响
未考虑过乳腺内的多中心性乳腺癌	多中心性的隐匿病灶不一定就是临床期乳腺癌的前期

可能具有一定的杀伤作用,不同患者、不同部位的淋巴结的免疫反应能力不同。使用氚^{3}胸腺嘧啶(tritiated thymidine,3HT)对不同乳腺癌患者的区域淋巴结的分布进行观察,低位的淋巴结比高位的淋巴结有更多的 3HT 聚集,提示这跟肿瘤抗原导致的免疫反应有关,但是低位淋巴结中滤泡的分布与 3HT 聚集没有显著相关性。此外,骨髓来源的细胞毒性巨噬细胞的肿瘤杀伤毒性在没有区域淋巴结存在时会显著下降,进一步提示了区域淋巴结可引发一系列生物学反应起到对肿瘤细胞的杀伤作用。因此 Fisher 等认为,淋巴结的功能并非在解剖学上发挥肿瘤转移屏障的功能,而是具有重要的生物学功能;区域淋巴结可通过一系列的生物学事件影响肿瘤细胞的生长,反之肿瘤细胞的生长也能影响机体的免疫生物学功能。在动物模型中,过快生长的肿瘤可降低骨髓来源巨噬细胞的肿瘤杀伤能力。

综上所述,Fisher 通过系列研究表明肿瘤细胞会与宿主机体的免疫系统发生交互作用。正是这些生物学作用而非解剖学相互作用(机械阻挡)决定了转移的发生。对于同时伴有淋巴结和远处器官转移的情况,Fisher 的 Alternative 假说认为并非一定是肿瘤细胞先在淋巴结生长然后远处播散到其他器官,而是肿瘤能在淋巴结发生转移这一事件寓示着该患者机体免疫能力无法抑制肿瘤细胞生长,因此该患者其他远处器官也可出现转移。

关于肿瘤细胞复发的可能机制,Fisher 等也做了一定的探索,发现在肿瘤中存在"冬眠细胞"(dormant tumor cell),且手术后的伤口应激创伤是启动这些冬眠细胞的诱因。在 3 种不同的动物模型中,他们都发现肿瘤细胞可以在创口上种植。当时 Fisher 就认为局部复发并非真的复发,可能是远处的"冬眠细胞"或血中的循环肿瘤细胞通过血液循环系统再次"重定植"(re-seeding)在手术区附近。当时为分子生物学手段所限,这一全新的复发转移机制并未获得广泛认可;直到最近,来自美国 Sloan Kettering 癌症中心的 Joan Massague 团队采用了各种现代化的动物成像技术与荧光标记技术,发现 IL-6、IL-8 等细胞因子可以吸引侵袭性的循环肿瘤细胞定植于原发肿瘤所在器官。这一现象在乳腺癌、结肠癌及黑色素瘤中都存在。

为进一步验证 Alternative 假说,Fisher 开展了一系列临床研究。首先,Fisher 证明了患者的预后与淋巴结的转移个数有关,与切除的淋巴结个数无关。然后,Fisher 回顾了美国国家乳腺癌肠癌计划外科辅助治疗研究项目(National surgery adjuvant breast and bowel project,NSABP)研究中的患者,发现肿物的位置与患者的预后没有关系。这些研究结果,都进一步证实了 Alternative 理论的正确性,给 Halsted 假说提出了挑战。Fisher 进一步关注局部治疗程度上的差异是否能影响患者的生存,于 1971 年开始了 NSABP B-04 试验。该研究入组 1765 例可手术乳腺癌患者,按临床淋巴结阴性或阳性随机分为两组;临床淋巴结阴性组(1079 例):1/3 行改良根治术,1/3 行乳房全切术 + 放疗,1/3 行单纯性乳房全切术;临床淋巴结阳性组(586 例):1/2 行改良根治术,1/2 行乳房全切术 + 放疗。放疗范围包括胸壁、腋窝、锁骨上区域及内乳淋巴结区域。25 年的随访结果显示,临床淋巴结阴性组的局部复发率(local recurrence)和区域复发率(regional recurrence)在 3 种局部治疗方式上有差异,但在远处转移(distant metastasis)、无疾病生存率(disease free survival,DFS)和总生存率(overall survival,OS)方面都没有显著差异。由此可见,最大范围的外科局部治疗(改良根治术)并没有显示出生存优势,在临床淋巴结阴性组腋窝淋巴结无论是进行清扫还是放疗,都不会带来额外的生存获益。至此,Fisher 以其系统的基础研究、动物学实验、临床数据验证及规范的大型多中心随机对照研究证实了 Alternative 假说的正确性。凭借着对乳腺癌肿瘤生物学的全新认识(Alternative 假说),Fisher 等开启了乳腺癌外科治疗历史上的一次重大革命—保乳手术。

(胡婷婷　陈凯　宋尔卫)

第四节　保　乳　期

上文提及,Fisher 通过大量基础、临床前研究提出了著名的 Alternative 假说,并在 NSABP B-04 这一大型前瞻性多中心临床试验中初步验证了这一革命性的理论,证明了局部治疗的范围(程度)不影响患者的长期预后,因此 Fisher 等认为已有充足理由开展进一步的研究 NSABP B-06。该研究的开展,标志着保乳手术正式步入历史的舞台。在之后的 20 年间,全球共开展了 6 项关于保乳手术与乳房切除手术疗效对比的随机对照试验。这些研究的结论都显示了早期乳腺癌患者保乳手术与乳房切除手术可获得相同的总生存率。本节将对这 6 项研究做详细介绍,并讨论这些试验中存在的主要问题。

一、Institut Gustave Roussy(IGR)临床研究

欧洲著名的癌症研究机构—法国 Gustave-Roussy 研究所,于 1970 年最早开展了一项Ⅱ期前瞻性研究,对比保乳手术联合术后放疗与改良根治术(保留胸大小肌)术后复发率和生存率的区别。该研究共纳入 1970-1982 年间 179 例患者,随机分为保乳术组(88 例)和改良根治术组(91 例)。当时的纳入标准为肿瘤直径≤2cm 的 T1aN1a/bM0 浸润性乳腺癌患者。保乳术的范围包括肿瘤组织及其周围 2cm 的正常组织。两组患者均清扫至少 7 个低位腋窝淋巴结,术后病理淋巴结阳性的患者再次随机分为淋巴结放疗组和观察组,该研究不采用术后辅助化疗或内分泌治疗。复发事件包括远处转移、局部复发和对侧乳腺癌,其中局部复发的事件包括同侧乳腺、胸壁及区域淋巴结的复发。10 年的长期随访结果发现,两组患者的总生存率、局部复发率、对侧乳癌发生率和远处转移率均没有差异。虽然保乳术组的局部复发率略高于改良根治术组,但没有达到统计学差异,研究者认为这可能与保乳术组接受了术后乳房放疗有关。虽然该研究纳入的患者数目小,统计学效能较低,但作为最早开展的保乳手术与乳房切除手术对比随机对照试验,这项研究仍然具有重要的历史意义。

二、Milan Ⅰ期临床研究

1969 年,世界卫生组织(World Health Organization,WHO)批准一项随机对照研究比较传统乳腺癌根治术(Halsted 根治术)与保乳术在复发率及总生存率上是否存在差异。该研究由意大利米兰癌症研究所 Veronessi 领导开展。该研究共纳入 1973-1980 年间 701 例术前检查原发肿瘤直径 <2cm 且腋窝淋巴结阴性的 T1N0M0(Ⅰ期)乳腺癌患者。其中 349 例患者随机纳入乳腺癌根治术组,另外 352 例位患者随机纳入保乳术组。保乳术的术式为"象限切除术",即包括肿瘤所在象限的乳腺(包括肿瘤周围 2~3cm 内的正常乳腺组织连同覆盖的皮肤和深部的胸筋膜及胸小肌,具体方法学参考本书相关章节),同时完全清扫腋窝淋巴结;保乳术后的患者接受同侧乳房辅助放疗,剂量为 50Gy 追加 10Gy。1973-1975 年间,术后病理发现腋窝淋巴结阳性的患者,无论是对照组还是试验组,都再次随机分为 2 组,一组接受锁骨上淋巴结及内乳淋巴结放疗,另一组随访(图 1-1)。1976 年后入组研究的患者(图 1-2),

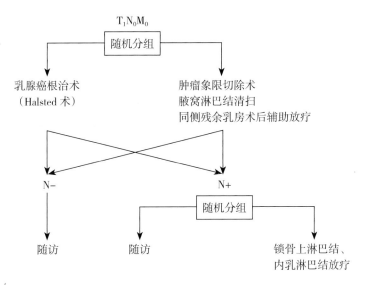

图 1-1　Milan Ⅰ 期研究分组（1973-1975 年）

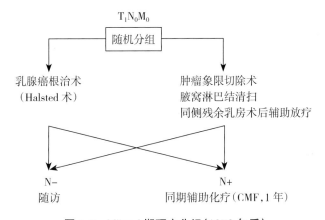

图 1-2　Milan Ⅰ 期研究分组（1976 年后）

术后发现腋窝淋巴结阳性的,行乳房辅助放疗期间予以 CMF 方案同期化疗。

该研究的主要研究终点为局部复发率和总生存率。局部复发定义为手术瘢痕(真性复发)及同侧残余乳腺组织发生的肿瘤(ipsilateral breast tumor recurrence, IBTR);次要研究终点包括对侧乳房乳腺癌发生率及远处转移率。1981 年,该研究公布了首次随访结果,保乳术组的患者在局部复发率和总生存率上与根治术组患者相比没有显著统计学差异;2002 年,该研究更公布了 20 年的随访结果,保乳术组患者的复发率明显高于根治术组(保乳术:8.52%,30/352;根治术:2.29%,8/349),但两组患者的总生存率及乳腺癌特异总生存率均无差异。此外,两组患者对侧乳房的乳癌发生率和远处转移率也没有差异。研究结果提示,保乳术加腋窝淋巴结清扫辅以同侧乳房放疗可以成为替代乳腺癌根治术的一种手术方式。

三、NSABP B-06 临床研究

1976 年,Fisher 等开展了一项 NCI 资助的Ⅲ期临床多中心随机对照研究——NSABP

表 1-2　NSABP B-06 事件发生率随访结果

首发事件	随访时间								
	5 年			8 年			20 年		
	TM (%) n=586	LM (%) n=632	LM+XRT (%) n=625	TM (%) n=590	LM (%) n=636	LM+XRT (%) n=629	TM (%) n=589	LM (%) n=634	LM+XRT (%) n=628
首次治疗失败	99 (16.9)	106 (16.8)	80 (12.8)	187 (31.7)	239 (37.6)	184 (29.3)	219 (37.2)	269 (42.4)	214 (34.1)
局部复发	27 (4.6)	25 (4.0)	4 (0.6)	48 (8.1)	46 (7.2)	7 (1.1)	60 (10.2)	56 (8.8)	17 (2.7)
区域复发	18 (3.1)	20 (3.2)	14 (2.2)	23 (3.9)	46 (7.2)	28 (4.5)	27 (4.6)	55 (8.7)	34 (5.4)
远处转移	52 (8.9)	59 (9.3)	62 (9.9)	111 (18.8)	139 (21.9)	143 (22.7)	132 (22.4)	158 (24.9)	163 (26.0)
多部位	/	/	/	3 (0.5)	5 (0.8)	3 (0.5)	/	/	/
部位未知 n	2 (0.3)	2 (0.3)	/	2 (0.3)	3 (0.5)	3 (0.5)	/	/	/
第二肿瘤*	14 (2.4)	21 (3.3)	16 (2.6)	15 (2.5)	14 (2.2)	17 (2.7)	93 (15.8)	88 (13.8)	108 (17.2)
非乳腺癌引起死亡	9 (1.5)	6 (0.9)	7 (1.1)	15 (2.5)	12 (1.9)	16 (2.5)	59 (10.0)	51 (8.0)	69 (11.0)
生存者	464 (79.2)	499 (80.0)	522 (83.5)	373 (63.2)	371 (58.3)	412 (65.5)	218 (37.0)	226 (35.6)	237 (37.7)

注：* 第二肿瘤包括对侧乳腺肿瘤，在第 20 年的随访数据中，对侧乳腺癌在 3 组中的发病情况分别为：TM：50 (8.5%)；LM：56 (8.8%)；LM+XRT：59 (9.4%)；TM. total mastectomy；LM. Lumpectomy；LM+XRT. Lumpectomy + irradiation

B-06。该研究纳入 1976-1984 年间 1851 例 I~II 期乳腺癌患者。患者随机纳入以下 3 组：乳腺癌根治术组（Halsted 根治术）、乳腺肿物切除术组（segmental mastectomy/lumpectomy）和乳腺肿物切除术加术后同侧乳腺放疗组。与 Milan I 期相比，B06 的入组条件放宽，包括肿瘤最大径≤4cm 且与皮肤、胸筋膜组织及胸壁之间活动度良好，腋窝淋巴结阴性或淋巴结阳性但活动性好的 T1/2N0/1M0 患者。保乳手术也较 Milan I 的"象限切除术"保留了更多正常组织。B06 的"肿物切除术"范围包括肿瘤组织和保证边缘阴性的最少周围正常组织，保留了胸筋膜、胸大小肌及肿瘤表面皮肤。3 组患者都接受腋窝淋巴结清扫，其中保乳术组的患者要求至少清除腋窝第 I、II 级淋巴结，保乳术后病理发现边缘阳性的患者接受根治术。3 组中所有淋巴结阳性的患者都接受术后 MF 方案（Melphalan+5-FU）全身化疗。

B06 的主要研究终点为 DFS、无远处疾病生存率（distant disease free survival, D-DFS）和总生存率。DFS 的事件包括术后局部复发、区域复发和远处转移。局部复发定义为保乳术后胸壁或手术瘢痕上的肿瘤发生，而术后残余乳房发生的乳腺癌（乳腺内复发）不被认为是局部复发，因为根治术组的患者切除了整个乳腺，故不存在这种"复发"的可能性，两组间没有可比性。乳腺内复发在 B06 研究中被定义为美容失败而不算作局部复发纳入分析，这点一直存在较大争议。此外，区域复发定义为内乳淋巴结、锁骨上淋巴结或同侧腋窝淋巴结肿瘤复发，其他部位的肿瘤复发定义为远处转移。DFS 的事件包括局部或区域复发、远处转移、第二肿瘤（包括对侧乳房乳腺癌）及非癌症原因引发的死亡。

NSABP B-06 分别在第 5、8、12、20 年公布了随访结果（表 1-2、表 1-3）。2002 年公布的 20 年的研究结果表明，三组患者的 OS、DFS 和 D-DFS 没有差异；无论患者的年龄、肿瘤大小和腋窝淋巴结状态如何，与单纯保乳术相比，术后乳房放疗均降低了同侧的乳腺癌复发率；

表 1-3　NSABP B-06 研究的生存率随访结果

生存率和治疗组	随访时间		
	5 年	12 年	20 年
DFS（%）			
TM	66	50	36
LM	63	47	35
LM+XRT	72	49	35
D-DFS（%）			
TM	72	60.4	49
LM	70	55.6	45
LM+XRT	76	59.7	46
OS（%）			
TM	76	60	47
LM	85	58	46
LM+XRT	85	62	46

注：DFS. 无疾病生存率；D-DFS. 无远处疾病生存率；OS. 总生存率；TM-total.mastectomy；LM.Lumpectomy；LM+XRT. Lumpectomy + irradiation

当考虑到乳腺癌引起的死亡时，保乳术后乳房放疗较单纯保乳术能降低死亡率。

四、NCI 临床研究

基于 NSABP B-06 的研究，美国国家癌症研究所（National cancer institute，NCI）随后于 1979 年也开展了一项单中心随机对照前瞻性研究，进一步证实了保乳术加术后同侧乳腺放疗在 I～II 期乳腺癌中的地位。该研究纳入 1979~1987 年间 237 例患者，随机分入乳腺癌根治术组（Halsted 乳腺癌根治术）和保乳术（肿瘤切除术）加放疗组，所有患者均清扫腋窝淋巴结，术后腋窝淋巴结阳性患者接受辅助化疗。试验设计与 B06 有以下几点不同：①入组条件是所有 T1/2N0/1M0 患者，即肿瘤≤5cm 者；②不要求初次手术肿瘤切缘阴性；③该研究还采用放疗内照射（boost）；同时术后病理证实淋巴结阳性的患者同时照射锁骨上淋巴结，化疗方案为环磷酰胺加阿霉素，1985 年以后化疗方案中增加内分泌治疗。

该研究的主要研究终点为总生存率和无疾病生存率。总生存的事件包括所有死亡事件，无疾病生存事件定义为局部复发和区域复发，但乳内复发后（IBTR）被挽救性乳房切除手术控制的患者不被计入无疾病生存事件中。因此，在早期数据分析时，NCI 与 B06 一致的是 IBTR 不被计算在无疾病生存事件内，在该研究的 5 年、10 年、18 年随访结果均表明保乳术组患者的总生存率、无疾病生存率、对侧乳腺癌发生率和第二肿瘤发生率与根治术相当。而最近 25 年的随访结果中，作者认为 IBTR 已被广泛证实与长期生存有关，因此应将 IBTR 纳入无疾病生存事件中进行分析。NCI 研究的 25 年 IBTR 为 23.2%，显著高于 NSABP B-06 研究 20 年的 14.3%、Milan 研究 20 年的 8.8% 和 IGR 研究 15 年的 9%。研究者认为造成这些显著差异的原因有：①NCI 研究没有采用严格的边缘评估方法，保乳后肿瘤残瘤率偏高；②入组标准中对肿瘤大小没有严格要求（肿瘤≤5cm）；③更长时间的随访，研究者观察到部分 IBTR 事件发生在术后 20 年以后；④对侧乳腺癌发生率为 11%，因此 IBTR 中真性复发率实际可能要低一些。因为纳入了 IBTR，NCI 研究 25 年结果累积疾病事件风险保乳手术组（56.4%）也显著高于乳房切除组（29%），但在远处转移、第二肿瘤及总生存率方面两组相当。

五、DBCG-82TM 临床研究

丹麦乳腺癌研究组于 1983 开展了一项 III 期随机对照前瞻性研究—DBCG-82TM 临床研究。试验的纳入标准包括：①可切除的原发性乳腺癌；②年龄 <70 岁；③切除肿瘤和周围部分正常组织后能达到美容效果；④肿瘤局限于单侧乳腺，触诊或乳腺 X 线检查证实非多灶性；⑤无远处转移的临床证据。试验的排除标准包括：①Paget 乳腺病；②IIIb 期和 IV 期乳腺癌；③曾患过或目前合并其他恶性疾病者，除外皮肤癌和宫颈原位癌。与其他临床试验不同的是，该研究对肿瘤大小和腋窝淋巴结状态没有要求。纳入的 793 名受试者，随机分为保乳术组（lumpectomy 术）和改良根治术组，保乳术要求大体上肿瘤边缘阴性。两组患者在术后是否进行辅助治疗取决于疾病风险评估。低危组定义为：肿瘤最大径≤5cm 并无皮肤及胸筋膜侵犯，且腋窝淋巴结阴性。出现以下任意一项定义为高危组：肿瘤最大径 >5cm；侵犯皮肤或深部胸筋膜；腋窝淋巴结阳性。保乳术后患者均接受同侧乳房放疗，高危组患者还接受区域淋巴结放疗；根治术组的低危患者术后不接受放疗，高危患者术后接受胸壁及区域淋巴结放疗。两组的高危患者术后均接受 CMF 方案辅助化疗。

DBCG-82TM 的主要研究终点为总生存率和无复发生存率（recurrence-free survival，RFS）。

2008 年公布的最新随访结果显示,两组患者的 10 年 RFS 分别为 57.4%(保乳术组)和 58.4%(根治术组),差异没有统计学意义($P=0.94$)。两组患者的 20 年总生存率在保乳术组为 53.7%,根治术组为 49.1%,差异也没有统计学意义($P=0.24$)。

与其他几大研究不同的是,DBCG-82TM 关注了术后复发和转移的模式,并区分了局部真性复发和新发肿物。该研究中术后复发和转移的分布特点在两组中没有显著性差异。在保乳术组 22 例出现局部复发的患者中,有 13 例(59%)为新发肿瘤,只有 8 例(36%)为真性复发;在乳房切除组 25 例患者中,绝大部分患者(20 例,80%)为真性复发。

六、EORTC 10801 临床研究

1980 年开展的多中心 EORTC 10801 研究比较了改良根治术和保乳术患者在总生存率、局部控制率、远处转移时间和生活质量上的区别。入组条件是肿瘤最大径≤5cm、淋巴结阳性或阴性的 I~II 期乳腺癌患者。与以上几个研究不同,EORTC 10801 主要研究对象是 II 期患者(81%),80% 的患者肿瘤最大径 >2cm,46% 的患者腋窝淋巴结阳性。排除标准包括年龄 71 岁以上、机能状态 Karnofsky 指数小于 80、多中心性乳腺癌、肿瘤侵犯肌肉等原因导致保乳术操作性差及乳房相对肿瘤较小不能达到美容效果者。其他排除标准还包括既往恶性肿瘤史(除外皮肤基底细胞癌和宫颈原位癌)和情绪心理因素影响保乳术的患者。保乳治疗包括保乳手术加腋窝淋巴结清扫、术后同侧乳腺放疗并追加瘤床增量。

局部复发(local failures)定义为所有手术区域范围内的肿瘤复发,包括胸壁、残余乳腺和腋窝。随访 6 年的结果表明两组患者的总生存率和局部复发率没有区别。分层分析显示,在保乳术组患者中,肿瘤直径大的(2~5cm)较直径小的(≤2cm)局部复发率高;当中位随访时间至 13.4 年时,保乳术组较改良根治术组患者的 10 年局部复发率明显增高(12% *vs.* 20%),但总生存率和远处转移率没有区别。此后极少出现局部复发事件,因此在 2012 年 EORTC10801 研究公布了最新的 20 年随访结果时,仅探讨保乳术组患者较高的局部复发率是否对长期总生存率和远处转移风险产生影响。单因素和多因素分析都显示两种手术方式不影响患者的总生存率和远处转移率。

尽管以上 6 项经典临床试验在入组条件、手术、放疗的技术方法和系统治疗方案上存在着一定的差异,但长期的随访结果均表明保乳术与根治术或改良根治术相比,其远处转移的风险和总生存率都没有显著差异。虽然部分研究结果表明保乳术后的局部复发率较根治术或改良根治术组高(如 Milian I 期研究和 EORTC 10801 研究),但并没有对长期的总生存率造成影响(关于此问题及相关争议在本书相关章节有进一步探讨),保乳手术组的患者获得了更好的美容效果和生活质量。因此,保乳手术在 20 世纪 90 年代以后被 NIH 共识确定为早期乳腺癌的标准治疗模式。

早期乳腺癌临床试验协作组(Early Breast Cancer Trialists' Collaborative Group,EBCTCG)成立于 1985 年,每 5 年集中整理一次其收集到的所有关于早期乳腺癌治疗的随机试验数据,并进行基于患者的荟萃分析(individual patient based meta-analysis)。早在 1995 年,EBCTCG 开展了一项基于患者个体数据的荟萃分析共纳入来自 78 项随机研究的 42 000 例,结果显示较大范围的手术(传统乳腺癌根治术)与范围相对较小的手术(保留胸大肌的改良根治术组、保留胸大小肌的改良根治术组和保乳手术组)相比,10 年复发率(大范围手术 48.8% *vs.* 小范围手术 50.3%,风险比 0.98 ± 0.05)与总生存率无差别(大范围手术 48.0% *vs.* 小范围手

术 50.1%，$P>0.05$）；同时，对比改良根治术组与保乳手术 + 放疗组发现，两组的总死亡率（两组均为 22.9%，$P=0.35$）与局部复发率（风险比 0.96 ± 0.08）均没有明显差异。在 10 年以后（2005 年），EBCTCG 的数据更新进一步证实了这一结果，研究显示，在未行放疗的情况下，保乳 + 腋窝清扫相比乳房切除 + 腋窝清扫具有更高的 5 年局部复发率；都加入放疗后，保乳 + 腋窝清扫组的 5 年局部复发率明显降低至与乳房切除 + 腋窝清扫组相近；亚组分析显示淋巴结阳性患者的放疗获益较淋巴结阴性的更明显（表 1-4）。

表 1-4   手术方式对局部复发的影响

		5 年局部复发率（%）		
		保乳 + 腋窝清扫	乳房切除 + 腋窝清扫	绝对差异
无放疗	淋巴结 −	36.5	10.9	25.6
	淋巴结 +	52.1	18.9	33.1
有放疗	淋巴结 −	5.2	5.7	−0.5
	淋巴结 +	8.0	4.2	3.9

（胡婷婷   陈凯   宋尔卫）

第五节   保乳手术的循证医学研究

保乳手术作为早期乳腺癌的标准外科治疗模式之一，目前已有许多循证医学相关的研究。EBCTCG 成立于 1985 年，每 5 年集中整理一次其收集到的所有关于早期乳腺癌治疗的随机试验数据，并进行基于患者的荟萃分析。分析的内容包括早期乳腺癌治疗的各个方面如手术、放疗、化疗、内分泌治疗等。本节主要讨论 EBCTCG 关于早期乳腺癌手术和放疗相关的荟萃分析结果。

一、放疗的局部获益和生存获益

EBCTCG 在 1995 年、2000 年、2005 年、2010 年和 2011 年先后探讨了乳腺癌外科治疗加或不加放疗对早期乳腺癌患者的影响，主要从局部获益和生存获益两方面来讨论。保乳术后放疗的主要范围是患侧乳房，改良根治术术后放疗的主要部位包括腋窝、锁骨上淋巴结、胸壁以及内乳区淋巴结。

（一）放疗的局部获益

1995 年，EBCTCG 关于放疗的报道主要纳入了 1985 年以前的 36 个临床试验，涉及28 405 例乳腺癌患者，随访截至 1990 年。荟萃分析及其根据不同手术方式的亚组分析的结果，均显示放疗组的总复发率（放疗组 38.1%，未放疗组 45.9%，风险比 0.76 ± 0.02，$P<0.01$）和局部复发率（放疗组 6.7%，未放疗组 19.6%，风险比 0.33 ± 0.03，$P<0.01$）明显较无放疗组低，并且结果与腋窝手术类型、淋巴结状态及诊断时年龄均无关。研究结果初步提示了放疗能够降低早期乳腺癌患者的复发率。

2000 年，EBCTCG 在 1995 年的研究基础上又纳入了一些新的研究，并就已有的研究获得了更长时间的随访数据，主要纳入了 1990 年以前的 40 项随机对照研究，随访至 1995 年，涉及约 20 000 例乳腺癌患者。荟萃分析结果显示,放疗降低了 10 年与 20 年的总复发率(20 年总复发率:放疗组 54.4%,未放疗组 61.5%)以及局部复发率,且局部复发率的下降达到了 2/3(20 年局部复发率:放疗组 7.3%,未放疗组 22.7%),进一步证实了放疗的局部控制作用。

2005 年,EBCTCG 进一步扩充了纳入研究的数目,纳入了始于 1995 年以前的 78 项随机对照研究,随访至 2000 年,涉及约 42 000 例乳腺癌患者。其中改良根治术术后放疗只在高复发风险患者中进行(如:淋巴结 ≥4 个)。在接受保乳手术患者中,加入放疗可使 5 年局部复发率降低 18.6%(放疗组 7.3%,未放疗组 25.9%),按照淋巴结阳性与否进行分层分析也得出了一致的结论,在淋巴结阳性亚组中 5 年局部复发的绝对获益更大(淋巴结阴性组 16.1%,淋巴结阳性组 30.1%);在乳房切除的患者中(包括仅乳房切除、乳房切除 + 腋窝清扫 / 活检),加入放疗可以降低 5 年局部复发率,并且淋巴结阳性组比淋巴结阴性组降低得更明显。

2011 年,EBCTCG 研究主要纳入了 2000 年以前的 17 项随机对照研究,随访至 2005 年,涉及 10 801 例乳腺癌患者。研究的主要内容是保乳手术加与不加放疗对早期乳腺癌患者的影响,结果显示,放疗组的 10 年总复发率降低了 15.7%(放疗组 19.3%,未放疗组 35.0%),降低的总复发以局部复发为主,占 65%~75%,提示保乳手术后加入放疗能够加强局部控制。ER 阳性并且进行了他莫昔芬治疗的亚组较 ER 阴性的亚组复发率降低的更多(60% *vs.* 35%),淋巴结 ≥4 个阳性的亚组较淋巴结 1~3 个阳性亚组复发率降低的更多(21.7% *vs.* 19.9%)。

2010 年,EBCTCG 发表了专门针对导管原位癌行保乳手术加与不加放疗区别的研究,结果显示放疗能够降低 10 年的同侧乳房内复发率,绝对获益是 15.2%(放疗组 12.9%,未放疗组 28.1%);结论不受诊断年龄、保乳手术范围、他莫昔芬的应用、DCIS 的发现方法、边缘状态、肿瘤大小及分期等各个因素的影响。放疗使得同侧乳房内复发率降低的这种趋势在老年患者中更加明显,在 ≥50 岁组的绝对获益为 17.0%(放疗组 10.8%,未放疗组 27.8%),而在 <50 岁组的绝对获益为 10.6%(放疗组 18.5%,未放疗组 29.1%);并且在边缘阴性与低分级的患者中,放疗使得 10 年的同侧乳房内复发率的绝对获益也达到了 18.0%(放疗组 12.1%,未放疗组 30.1%)。放疗对于导管原位癌的局部复发率的控制发挥了重要作用。

EBCTCG 的系列研究都提示,放疗能够降低早期乳腺癌的局部复发率,并且放疗的局部控制效果对于淋巴结阳性患者所发挥的作用更大。那么,放疗所带来的局部获益能否转化为生存获益呢? EBCTCG 的系列研究也就此问题进行了探讨。

(二) 放疗的生存获益

1995 年,EBCTCG 对非乳腺癌死亡率进行分析发现,无论是总的结果还是亚组分析的结果,放疗组均稍高一些(放疗组 7.7%,未放疗组 5.7%),两组的风险比是 1.24 ± 0.08(95% 置信区间 1.09~1.42,$P=0.002$),提示放疗可能在一定程度上增加了副作用及其相关死亡率,这种趋势在老年患者(≥60 岁)中更明显(放疗组 15.3%,未放疗组 11.1%)。在乳腺癌特异性死亡率方面,放疗组虽然有所下降(放疗组 34.1%,未放疗组 36.9%),但并无统计学意义的差异。在全因死亡率方面,放疗与否也未带来显著差异(放疗组 40.3%,未放疗组 41.4%)。乳腺癌特异死亡率与全因死亡率一样,在放疗组已经有降低的趋势,但差异并没有统计学意义,作者指出需注意这些阴性结果可能是随访时间不足所致。

2000 年,EBCTCG 有了长达 20 年的随访数据,仍显示放疗对早期乳腺癌患者的总生存率影响甚微(放疗仅降低 3.9% 的死亡风险),但可显著降低 8.9% 的乳腺癌特异性死亡率,同时带来了 18.3% 的非乳腺癌相关死亡风险的提高。这样的结果提示如果能采用更为先进的放疗技术,避免放疗相关的死亡影响,也许能更好地体现放疗给患者带来的生存获益。还有一个值得注意的现象,对于老年患者来说,非乳腺癌特异死亡率(尤其是心血管死亡率)升高明显(20 年非乳腺癌特异死亡率的绝对获益:<50 岁 0.90;50~59 岁 0.75;60~69 岁 0.50),意味着对于老年低风险患者进行放疗有可能带来负获益。

2005 年,EBCTCG 的研究发现放疗使 15 年乳腺癌特异性死亡率降低 5.4%(放疗组30.5%,未放疗组 35.9%);按照淋巴结阳性与否进行分层分析也得出了一致的结论,在淋巴结阳性亚组中乳腺癌特异性死亡率的绝对获益更大(淋巴结阴性组 5.1%,;淋巴结阳性组7.1%,)。放疗对全因死亡率的影响类似于其对乳腺癌特异性死亡率的影响。但针对一些旧的、技术较为落后的放疗方案进行分析发现,此种放疗带来了对侧乳腺癌发生率的升高(风险比 1.18,)以及非乳腺癌特异性死亡率的升高(风险比 1.78)。

2011 年,EBCTCG 的研究与 2005 年得出的结论类似,放疗使 15 年乳癌特异死亡率低了3.8%(未放疗组 25.2%,放疗组 21.4%)。此研究未探讨放疗对非乳腺癌死亡率与全因死亡率的影响。在 2010 年 EBCTCG 发表的专门针对导管原位癌行保乳手术加与不加放疗区别的研究中,放疗对 10 年的导管原位癌特异性死亡率、非乳腺癌特异性死亡率还是全因死亡率都没有明显的影响。

综上所述,放疗对局部控制的作用是肯定的,并且可以在一定程度上转化为乳腺癌相关生存率的获益。但不能忽视放疗引起的非乳腺癌相关死亡率的上升,如何更好地降低放疗的副作用是未来的重要课题。

二、手术范围大小的局部获益和生存获益

1995 年,EBCTCG 研究发现较大范围的手术(传统乳腺癌根治术)与范围相对较小的手术(保留胸大肌的改良根治术组、保留胸大小肌的改良根治术组和保乳手术组)相比 10 年复发率(大范围手术 48.8% vs. 小范围手术 50.3%,风险比 0.98 ± 0.05)和总生存率无差别(大范围手术 48.0% vs. 小范围手术 50.1%,P>0.05);同时,对比改良根治术组与保乳手术 + 放疗组发现,两组的总死亡率(两组均为 22.9%,P=0.35)与局部复发率(风险比 0.96 ± 0.08)均没有明显差异。研究结果进一步证实了 Fisher 的备择假说理论:乳腺癌是系统性疾病,局部的手术切除范围不一定能对生存率有显著性影响。

2005 年,EBCTCG 研究同样对比了更大范围的手术组与更小范围的手术组对局部复发和生存获益的研究。在未行放疗的情况下,保乳 + 腋窝清扫组相比乳房切除 + 腋窝清扫组具有更高的 5 年局部复发率;在都加入放疗后,保乳 + 腋窝清扫组的 5 年局部复发率明显降低至与乳房切除 + 腋窝清扫组相近;亚组分析显示淋巴结阳性患者的放疗获益较淋巴结阴性的更明显(表 1-5)。当比较保乳 + 腋窝清扫 + 放疗组与乳房切除 + 腋窝清扫组时,无论淋巴状态如何,5 年的局部复发率相近(表 1-6)。综上所述,单纯保乳手术比乳房切除手术有更高的局部复发率,当保乳手术联合术后放疗时,局部复发率与单纯乳房切除手术相当。因此放疗是保乳治疗的重要组成部分。

至此,EBCTCG 的数据都显示局部外科治疗范围的大小及术后放疗的使用可显著影响局部控制率。因此,研究者们开始关注任何原因(放疗或扩大手术范围)引起的局部控制获益能否转化为长期生存获益。在 2005 年的 EBCTCG 研究中,研究者将纳入的研究根据其局

表 1-5 手术方式对局部复发的影响

| | | 5 年局部复发率（%） | | |
		保乳 + 腋窝清扫	乳房切除 + 腋窝清扫	绝对差异
无放疗	淋巴结 −	36.5	10.9	25.6
	淋巴结 +	52.1	18.9	33.1
有放疗	淋巴结 −	5.2	5.7	−0.5
	淋巴结 +	8.0	4.2	3.9

表 1-6 乳房切除 + 腋窝清扫对比保乳 + 腋窝清扫 + 放疗对局部复发的影响

| | 5 年局部复发率（%） | | |
	保乳 + 腋窝清扫	乳房切除 + 腋窝清扫	绝对差异
淋巴结 −	8.6	5.3	3.3
淋巴结 +	4.7	7.9	−3.1

部获益的程度不同分成三大类（<10%，10%~19%，≥20%）。在第一类局部控制获益 <10% 的研究中，5 年平均获益约为 1%，这部分研究的 15 年乳腺癌特异生存率仅获益 0.1%。而对于第二类和第三类研究，5 年的平均获益约为 19%，这部分研究的 15 年乳腺癌特异生存率获益达 5%。这就是著名的 4∶1 理论，即局部控制的获益能否转化为长期生存获益取决于局部控制的获益程度。当 5 年局部控制获益 <10% 时无法转化为长期生存获益；只有 5 年的局部控制获益达 20% 时才可以转化为 15 年的 5% 的总生存获益。

尽管如此，上述的 4∶1 理论目前仍存在较多争议：①5 年局部控制获益程度与 15 年的乳腺癌特异生存率获益都是研究结果，两者之间未必存在明确的因果关系，目前亦无任何直接证据；②针对个体患者而言，局部控制获益转化为生存率的获益还取决于该患者自身的局部复发风险的高低。对于局部复发风险高的患者而言，虽然在接受局部治疗时，其局部获益较局部复发风险低的患者更明显，但因其远处转移及乳腺癌特异死亡的风险都较后者更高，因此高风险患者的局部获益所转化的长期生存获益可能会被其更多的远处转移风险所抵消，无法转化为生存获益。Danish 82b 与 82c 的研究恰好证明了这一点，该研究显示，在阳性淋巴结数较少并且 ER 阳性的乳腺癌患者中（局部复发风险低），良好的局部控制可以转化为生存获益；③局部控制获益可能来源于更大范围的手术治疗，或者来源于放疗。我们应当注意，不同生物学亚型的乳腺癌对放疗的反应不一样，放疗可以降低 ER 阳性的肿瘤的局部复发率，却对于 ER 阴性的三阴乳腺癌效果不佳。因此放疗所带来的局部控制与手术所带来的局部控制对长期生存率的影响也存在着重要的区别，不能一概而论。

综上所述，要论证局部获益是否能转为长期生存获益这个问题，需要针对不同人群、不同亚型、不同系统治疗方法进行分析。如何使得局部治疗提高局部获益并更好地转化为长期生存获益，仍需要我们进行更加深入的研究。

（胡婷婷　陈凯）

第六节   保乳手术与乳房切除手术的预后对比

本文相关章节已讨论了 6 大随机对照试验,证明了保乳手术与切乳手术的预后无差异。在过去的 10 年里,基因组学和分子生物学的发展促使我们对乳腺癌有了更深入的了解,人们开始知道乳腺癌有多种分子分型,不同分型有不同的治疗反应性及预后(临床工作中常常采用 ER、PR、HER2 受体的免疫组化检测结果进行近似的分子分型),6 大随机对照试验的结果在每一种分子亚型中是否仍成立目前尚不清楚。其中值得注意的是三阴性乳腺癌[ER(−),PR(−),HER2(−)],该亚型占全部乳腺癌的 20%,分化差且增殖较快。三阴乳腺癌的治疗方法有限,不少研究都显示相比非三阴性乳腺癌,三阴性乳腺癌的局部复发率偏高,OS 较低。因此,有学者提出对于三阴性乳腺癌是否需要更为广泛的局部切除以提高预后? 对于这部分患者是否还能进行保乳治疗? 本书中相关章节已探讨了三阴性乳腺癌保乳治疗的可行性和安全性。然而这些研究却几乎都观察到了一个出人意料的结果:三阴性乳腺癌患者接受保乳手术的临床预后优于乳房切除手术。

Adkins 在 2011 年首次发表了回顾性研究结果,在中位随访时间 62 个月的 1325 例早期三阴乳腺癌患者中,与乳房切除的患者相比,接受保乳手术的患者,无局部复发率、无转移率和 OS 在单因素分析中有显著优势。Abdulkarim 对 Cross 癌症中心从 1998 年 1 月到 2008 年 12 月收治的早期(T1-2N0)三阴乳腺癌患者根据肿瘤大小配对(T1 和 T2)继而进行回归配对分析,共纳入 768 例乳腺癌患者,辅助化疗和淋巴脉管浸润(lymphovascular invasion,LVI)也纳入分析。多因素分析提示局部治疗方法(保乳 vs. 乳房切除)是最重要的预后因素,而乳房切除是局部复发的独立风险因子,相比保乳手术的患者,进行乳房切除的患者其局部复发风险较高。然而来自 Zumsteg 团队 1242 例三阴性乳腺癌患者的回顾性研究中未观察到类似结果,但该研究至少证明接受保乳手术的患者预后不比接受乳房切除手术的患者差。

保乳手术优于乳房切除手术的情况是否仅局限于三阴性乳腺癌呢? 目前也有很多基于现实世界数据库的研究对该问题进行了探讨。2013 年,Hwang 团队首次利用大型肿瘤登记数据库进行回顾性研究,研究者从加州癌症注册中心获得了 112 154 例乳腺癌患者的相关资料,回顾性分析显示不考虑分子分型的情况下,保乳手术也可以提高 OS,这种获益在年龄 ≥50 岁且激素受体为阳性或者年龄 <50 岁且激素受体阴性的乳腺癌患者中更为显著。随后,Agarwal 团队利用覆盖美国 1/3 肿瘤人口的美国国家癌症中心检测的美国流行病监督及最终结果(Surveillance,Epidemiology and End Results,SEER)数据库进行回顾性分析,共纳入 1998~2008 年的 132 149 例患者,该研究同样显示接受保乳手术的患者肿瘤特异性生存率较高。基于肿瘤登记系统的回顾性分析研究存在患者选择偏倚的问题,为了避免由于患者自身条件的原因所导致的术式选择偏倚,孙逸仙纪念医院乳腺肿瘤中心与美国 John Hopkins 团队合作,纳入美国国家癌症数据库 NCBD 记录内的 160 880 例乳腺癌患者,通过排除存在并发症的患者,发现对于 N0-N1 的患者,保乳手术依然优于乳房切除手术。一项来自加拿大的纳入 14 939 例患者的研究同样发现,对于 Ⅱ/Ⅲ 期的乳腺癌患者,保乳手术联合放疗较乳房切除手术预后更好。另一项来自美国的单中心研究纳入 5335 例患者,结果提示保乳手术联合放疗相比乳房切除手术可以提高患者约 7.3% 的 10 年生存率。来自挪威的另一项研究也得出相似的结论。关于这个话题的讨论一直层出不穷,2016 年一项基于荷兰肿瘤登记人群

的研究共纳入 37 207 例患者,随访 9.8 年后发现,在不同分期亚组中,保乳手术患者 10 年总生存率均高于乳房切除患者。这些大型回顾研究虽然都没有涉及保乳与分子分型的关系,但是它们通过不同的方法和角度,在不同的数据分析中都观察到保乳对比乳房切除有生存优势。这种优势是来源于三阴性乳腺癌这一特定的亚型,还是广泛存在于各类亚型当中,目前尚不清楚。

然而从循证医学证据等级而言,上述回顾性研究都未达到一个理想的证据等级高度。那么,如何辩证地看待回顾性研究中保乳手术优于乳房切除手术这一结果?我们知道,在当前发表的回顾性数据分析中,几乎都没有记录患者的社会经济学背景及基础疾病情况,包括是否有放疗禁忌证、系统性红斑狼疮,是否存在不适合放疗的基础心脏疾病,以及其他可能会影响到乳腺癌局部治疗决策的疾病。由于经济能力较差或者存在严重基础疾病的患者经济背景或者一般情况本身就较差,倾向于选择乳房切除,因此带来了不可避免的研究偏倚。并且,回顾性研究无法通过分层分析来排除这个偏倚存在的可能,因此,我们应当理性看待这些研究结果。回顾 NSABP B06 这一前瞻性研究时不难发现,保乳手术组在其第 5 年的 DFS 数据统计学上也显著优于乳房切除组,但这一优势并未在更长时间(8、12、20 年)的随访中出现。如果保乳手术真的能带来比乳房切除手术更好的预后,原因或许在于保乳术后辅助放疗技术的进展,通过改善防护措施以及应用加速部分乳腺放疗(accelerated partial breast irradiation,APBI)减少放疗相应并发症,提高 OS。而乳房切除术后伤口愈合过程中可能会释放某些生长因子进而促进局部复发,而小剂量的 APBI 可以减少生长因子的分泌,降低乳腺癌的局部复发率。同时,较小的手术范围可能也是获得较好预后的原因之一,一项结肠癌的前瞻性随机对照研究通过对比腹腔镜与开放手术预后,首次证实较小的手术范围与更好的预后相关。

总而言之,目前尚不足以认为保乳手术相比乳房切除手术具有更为显著的生存优势。但据已有的大样本量的回顾性研究分析结论而言,这一现象值得我们关注。事实上,自 20 世纪 90 年代以来,再也没有出现过类似 6 大临床试验那种随机对照比较保乳与乳房切除预后的研究。而这近 20 年来放疗技术的发展是否能给保乳治疗带来更多的生存优势,以及在不同分子亚型中保乳对比乳房切除的生存优势如何,目前都缺乏足以令人信服的高级别循证医学证据。只有设计良好的多中心随机对照临床试验才能给我们最终答案。

(欧阳倩 谭璐媛)

第七节 保乳手术的病灶切除程度

前文已讨论了保乳手术的安全性和有效性,但有一个重要的概念需要澄清:保乳手术获得阴性切缘并不等同于完全清除了乳腺内的肿瘤负荷,而仅仅代表着剩余的乳腺内肿瘤负荷可以被辅助治疗所控制,因此不需要扩大切除范围以追求最大程度的残余病灶清除。

事实上,许多研究均显示,对于术前评估为单灶性病灶且适宜进行保乳手术的患者,40%~60% 在保乳术后残留乳房内仍有显微肿瘤病灶存在。1985 年,Holland 等最早对这一问题进行了研究,入组 282 例适宜保乳的浸润性乳腺癌患者(排除标准包括:肿瘤 >5cm、组织学定义为弥漫性浸润癌、临床及影像学发现肿瘤特点为多灶性、肿瘤累及皮肤或胸壁、隐匿性乳癌),对这些患者行乳房全切术,术后的乳房标本采用 Egan 法进行全乳组织切片分析。

结果显示：当肿瘤≤2cm 时，若切除肿瘤周围 2cm 肉眼下正常组织，病理评估有 42% 患者有残余病灶，其中 14% 为浸润性癌；若切除范围扩大至肿瘤周围 3cm 正常组织，则仍有 17% 的患者有残余病灶，其中 8% 为浸润性癌；若切除范围再扩大至 4cm，则 10% 患者有残余病灶，其中 5% 为浸润性癌。以上分布规律与原发肿瘤大小无关。并且，Holland 认为切除范围包括 4cm 肿瘤周围组织时，相当于进行了象限切除（quadrantectomy），此时 90% 的患者可切除原发病灶及分布其周围的残余病灶。考虑到"90% 的局部复发都在原发肿物象限"这一现象，作者认为 IBTR 主要原因为手术未将肿瘤切除干净所致。

　　Vaidya 等于 1995 年采取了更准确的方法得到了不同的结论。该研究纳入了 30 例适宜保乳的患者，均行乳房切除术，采用 Egan 法分析标本。该研究的创新之处在于使用了 3 种不同的方法评估残余病灶的分布规律。首先，作者采用与 Holland 一样的方法，只考虑肿物切缘的大小，得出与 Holland 相似的结果，即：当切除肿瘤外 2cm、3cm、4cm 正常组织时，分别有 47%、33%、20% 的患者仍有残留病灶。再者，Vaidya 发现原发肿物多分布于患者乳房的外上象限，然而残余病灶的分布却未见集中分布于外上象限，提示残余病灶未必如 Holland 所推断的位于原发肿瘤所在象限。最后研究者测量了切除标本体积占全乳房体积的百分比与残留肿瘤负荷的关系，结果发现：当切除体积分别为 10%（相当于行 lumpectomy）、25%（相当于行 quadrantectomy）或 50% 时，分别有 60%、50%、23% 的患者存在残留病灶。因此，Vaidya 研究显示即便做象限切除术，也会残余 50% 的肿瘤负荷。Vaidya 认为其结果与 Holland 的不同之处在于后者仅从一维角度描述残余病灶的位置（如距原发肿瘤 2cm、3cm、4cm），未将患者乳房体积考虑在内。

　　由 Vaidya 的研究可知，50% 的可行保乳手术的乳腺癌患者在手术（象限切除）后仍有癌残留于乳房内，但 90% 的局部复发都位于原发肿瘤所在象限。可能的原因是局部复发来源于手术中未能切除干净而残余的原发肿瘤细胞，或原本就存在于循环系统内的肿瘤细胞再定植。因此，保乳手术本身不足以完全清除乳房内所有的肿瘤负荷，术后放疗或系统治疗对残余病灶的控制是十分必要的。需要特别注意的问题是，这不并意味着保乳手术可以不需要追求阴性边缘。阴性边缘并不是残留乳房内没有肿瘤细胞，而是提示残余乳房内的残余病灶可以被辅助治疗所控制。其中的原因可能是原发肿瘤与乳腺内的残余肿瘤具有不同的生物学特性，切缘阳性意味着原发肿瘤未被完全清除，会带来局部复发风险的提高；切缘阴性则代表原发肿瘤已完全清除，但乳房内仍有可被辅助治疗所控制的残余病灶。

（陈凯　胡婷婷　谭璐媛）

第八节　保乳手术的现状

一、全球保乳率概况

　　从 20 世纪 70 年代开始，大量多中心、随机对照研究证实了保乳手术在早期乳腺癌外科治疗当中的地位，极大地鼓舞了外科医生和乳腺癌患者。纵观全球，乳腺癌保乳率呈现出一个整体上升的趋势。来自加拿大一项关于保乳率变化的报告很好地反映了全球保乳率的变化情况：1981~2000 年间保乳率有两次快速上升期，第一次是 1984~1985 年，NSABP B-06 及米兰试验第一个 5 年的数据发表，第二次是在 20 世纪 90 年代初期美国 NIH 会议达成了保乳手术作为早期乳腺癌标准治疗的共识。近十年来,各国的保乳率都稳定在一个平台上。在美国,2000~2006年间SEER数据显示保乳率为55%~60%,NCI官方数据则显示1998~2008年间保乳率为40%~50%。在新西兰,保乳率与肿瘤大小相关,T1(≤2cm)的保乳率为62%,T2(2~5cm)为34%。针对T1的肿瘤,50岁以下的患者,保乳率接近70%,而其他年龄段都有不同幅度的上升。

欧洲地区保乳率可在欧洲乳腺癌专科学会(European Society of Breast Cancer Specialists,EUSOMA)组织的官方数据中得到反映。2003~2010年来自20多个通过EUSOMA认证的欧洲地区乳腺癌治疗中心数据显示保乳率为75%~80%。EUSOMA更是将保乳率作为过度治疗的评价指标之一:一个乳腺癌治疗中心对于<3cm的早期乳腺癌保乳率最低要达到70%,理想达到80%。

在20世纪80年代,由于语言的障碍,在西方国家的大型临床试验结果未能有效影响亚洲地区,日本的保乳率仅为0.4%。直至20世纪90年代以后才发生了较大的变化,保乳率达到26.4%。2002年后呈现第二个增长期。马来西亚、新加坡及韩国报道的保乳率约为10%~40%。中国的保乳率在亚洲范围内都偏低,张保宁教授等最近报道了中国7家大型肿瘤医院近10年的乳腺癌抽样调查研究结果显示保乳率为1%~12%,虽然有上升趋势但仍发展较慢。复旦大学附属肿瘤医院乳腺外科统计了从1990年到2005年这16年间的数据,保乳手术的比例在2000年才开始突破10%并稳定上升。2010年在复旦大学附属肿瘤医院进行乳腺癌手术的患者中,接受保乳手术或保腋窝手术的患者分别占15%和20%。香港大学2008年报道了在符合保乳标准的684例患者中有149例(21.8%)保乳成功;495例(72.4%)保乳失败,失败的主要原因是无法获得阴性切缘,另有80.4%(218/271)的患者直接拒绝了保乳而主动要求乳房全切。中山大学孙逸仙纪念医院乳腺中心(以下简称我中心)于2005~2015年间,保乳率稳步上升,近5年稳定在50%左右。

二、保乳率变化的原因

前文已述及,NSABP B-06试验和Milan试验的结果极大地增强了患者和医生对保乳手术的信心,从20世纪80年代开始,保乳手术率呈现出整体上升的趋势,尤其从2001年起,保乳率迅速提高,2008年达高峰,之后保乳率趋于平稳甚至出现轻微下降。保乳手术和乳房切除手术相比,长期生存率无显著差异,但保乳手术创伤小,术后乳房外观较满意,患者生活质量较好。此外,保乳手术的开展还有赖于其他因素的促进。

(一)放射治疗技术的发展

放射治疗是保乳治疗的重要组成部分,保乳术后全乳照射放疗可以降低局部复发率,提高远期生存率。近年来,放射治疗也有新进展:加速部分乳腺照射(accelaterated partial breast irradiation,APBI)、调强适形放疗(intensity modulated radiation therapy,IMRT)等新技术的出现,使得乳腺癌术后和放疗疗效提高,减少了对侧乳腺的散射剂量,降低了心肺受照射剂量,减轻了放射性皮炎等急性放射反应,因而更有力地为乳腺癌保乳治疗提供保障,推动了保乳手术的开展。在经济不发达地区,放疗设备也同样欠缺,这些地区的保乳手术很难开展。

(二)新辅助化疗的发展促进保乳率的提高

术前新辅助化疗可以通过对肿瘤降期从而提高可手术乳腺癌保乳成功的机会,适用于肿瘤较大(>5cm)或腋窝淋巴结有转移的局部晚期乳腺癌患者,以及部分具有强烈保乳愿望的早期乳腺癌患者。NSABP B-18 临床研究比较了可手术乳腺癌术前化疗和术后化疗,结果显示虽然术前化疗与术后化疗的无疾病生存率和总生存率均无明显差异,但新辅助化疗比术后化疗的患者能获得更多的保乳机会(67.8% *vs.* 59.8%)。

(三) 早期筛查工作的普及

早期筛查工作的普及提高了乳腺癌的早期诊断率,在一定程度上也促进了保乳手术的开展,我国许多地区保乳率偏低,一个重要的原因就是缺少合适的早期筛查工作,导致许多乳腺癌患者在确诊时分期都偏晚,肿块较大或侵犯皮肤,失去了保乳的机会。

(四) 日益强大的全身药物治疗

日益强大的全身药物治疗如内分泌、化疗及靶向治疗等也可显著降低保乳手术的术后复发率,给患者和医生更多信心以选择保乳手术。NSABP B-14 研究观察到 Tamoxifen 可使保乳术后的 10 年复发率从 14.7% 下降至 4.3%。NSABP B-13 研究则观察到 CMF 化疗方案将保乳术后 10 年的复发率从 13.4% 下降至 2.6%。同样,在应用曲妥珠单抗的研究中也观察到靶向治疗可降低保乳手术的术后复发率。

(五) EUSOMA 及 NABPC 标准

欧洲乳腺癌专科学会(EUSOMA)以及美国的美国乳腺专科建设项目(National accreditation program for breast centers,NABPC)均希望通过统一的标准,构建质量均一的、可提供规范优质服务的乳腺诊断中心。这两个组织都明确规定了保乳率是衡量一个规范化乳腺癌治疗中心的医疗质量规范指标之一。许多乳腺疾病治疗中心为通过 EUSOMA 或 NAPBC 的认证,都努力提高早期乳腺癌的保乳率,一定程度上促进了保乳手术的开展。

(六) 保乳率的"理性回归"现象

2005 年以后,美国的保乳率开始趋于稳定并有轻微下降,该现象被称为保乳率的"理性回归",究其原因可能有以下几点。

1. 乳房重建技术的发展　对于有中高危险因素不适于或不愿接受保乳治疗的患者,乳房切除手术仍是重要的术式选择。随着乳房重建技术的发展,很多患者愿意选择乳房切除手术加乳房重建,既能较好地控制局部复发,又能达到满意的美容效果。部分患者由于不适合保乳,或者担心保乳后局部复发,或者担心放疗的并发症等原因选择乳房全切术加术后重建的方法,一定程度上造成了保乳率的降低。

2. 基因检测技术普及　对于有家族遗传性乳腺癌风险的患者,预防性乳房全切术可能是更好的选择。例如,人类乳腺癌易感基因(breast cancer susceptibility gene,BRCA)*BRCA1* 或 *BRCA2* 突变者无论是同侧乳房复发率还是对侧乳腺癌的发生率均高于未突变者,随着基因检测技术的普及,越来越多的患者选择进行基因检测,提高了 *BRCA1* 或 *BRCA2* 突变者的发现率,对保乳率也有一定影响。

3. 医生对指征的把握　近年来,随着保乳手术的开展,越来越多的外科医生开始关注是否存在部分不适宜进行保乳手术的高危患者。例如,以往认为肿瘤 <4cm 可进行保乳手术,但越来越多的外科医生开始关注肿瘤与乳房的体积比,以追求更好的术后美容效果。又如年轻乳腺癌、多中心性 / 多灶性乳腺癌等情况,有研究提示保乳会带来一定的复发风险的提高,因此部分外科医生会放弃保乳治疗。事实上,这些情况是否适合保乳存在一定争议,但近几年来对这些指征的要求日益宽松,具体讨论详见本书相关章节。

4. 患者更多参与医疗决策　当前,患者可轻易从网络及媒体获取相关信息,加之患者受教育程度日益提高,对疾病的治疗有着更多自主的意见。在强调患者与医生合作共同决策的医疗模式里,越来越多的患者认为保乳手术后的辅助放疗及对肿瘤复发的担心会影响生活质量,因此选择放弃保乳。

三、我国尚未广泛开展保乳手术的原因

中国乳腺癌的总体发病率迅速上升,但是我国保乳治疗起步晚、发展慢,保乳率较低。中国的保乳水平仍较为落后的主要原因有以下几点。

1. 国内医生对保乳理论和研究了解的欠缺 尤其是在基层医院,乳腺癌患者的首诊医生往往是普外科医生,他们对保乳治疗的认识和理解不足,造成患者治疗过度。而保乳率的高低主要与诊断时乳腺癌的分期有关,早期乳腺癌的诊断率与保乳率呈正相关,发现乳腺癌时分期越早,接受保乳手术的机会越大,预后也越好。我国由于早期筛查工作不足,造成诊断时的分期较晚,因此失去了保乳手术的机会。另外,保乳率还与地区差异、文化和医疗水平、收入及医保政策等有关。

2. 国内医生对保乳技术的实践不足 保乳治疗的成功开展需要一个实践的过程。国内较多采取的是乳房全切术,其中有部分过度治疗会给患者带来生理上的创伤和生活质量下降,更会在心理上带来无法挥去的阴影。在我国的三级医院和(或)教学医院有强大的乳腺外科团队,保乳治疗开展较多,保乳手术实践多、经验丰富;而在基层医院,乳腺癌的手术治疗仍停留在乳房全切术阶段,缺少保乳实践。

3. 国内医院对辅助科室重视程度不够,缺少多学科合作 保乳治疗的成功实施离不开乳腺外科、影像科、放疗科、病理科和整形外科等多个学科的有效合作。而在国内大多数医院,各个科室间缺少积极的沟通和合作,使保乳治疗无法顺利高效地开展。

4. 科普、宣传教育工作不足 科普、宣传教育工作不足会造成多数患者未能充分了解乳房全切手术与保乳手术的区别。在患者科普及乳腺癌疾病相关教育方面,我国医生仍然任重道远。

(胡婷婷 陈凯)

第九节 早期乳腺癌术式选择的影响因素

在临床实际工作中,许多适宜进行保乳的患者并未选择保乳治疗,是什么影响着这些临床决策的选择? 医生和患者的顾虑有哪些? 事实上,在全球范围内,影响手术方式选择的因素大致相似,包括年龄、种族、社会经济因素、地域因素(城市或乡村)、受教育程度、患者了解保乳或乳房切除的全面程度、BRCA 基因突变状态、外科医生的推荐、放疗设施状态及术前是否应用乳腺 MRI 等。在我国(内地),除沿海大城市部分三甲医院以外,其他大多数医院或地区社会经济因素和外科医生的建议是影响患者手术方式选择的最主要因素。经济不发达地区缺少放疗设备,同时又缺少病理医生的配合,常会导致保乳手术无法开展。不仅是我国,在美国和欧洲(如西班牙),社会经济因素也在一定程度上影响术式的选择,享受医疗保险或高收入的患者相比无保/低保或低收入的患者会更多倾向于选择保乳手术,这或许与保乳术后需接受放疗有关,因为术后放疗也需要一笔费用。

此外,外科医生的推荐(选择保乳或乳房切除)会影响患者的手术方式选择。JAMA 上

一项关于近 2000 例患者的调查发现,美国外科医生的建议直接影响患者的术式选择。同样,中国也有研究显示当外科医生推荐保乳术时有 79% 的患者选择保乳,当外科医生并未进行任何术式建议时仅有 37% 的患者选择保乳。作为对医学知识不甚了解的患者,易受各种信息的干扰从而对保乳手术产生疑惑和担忧,对保乳后的乳腺内复发的害怕往往会促使患者放弃保乳治疗,因此需要外科医生与患者进行充分的沟通。EUSOMA 工作组认为对于适宜进行保乳治疗的乳腺癌患者,如果仅是因为"害怕复发"而放弃保乳治疗,则属于医患之间沟通不充分的表现。因此,外科医生本身对于保乳手术的理解和观念对患者的术式选择的影响也至关重要,我们需要使更多的乳腺外科医生全面掌握保乳和乳房切除手术的指征和利弊。

此外,患者的有效参与在手术方式的决策过程中也十分重要。何为有效参与?虽然医生会向患者说明保乳和乳房切除的利弊,但是否所有的患者都能在短期内理解医生表达的信息? Sepucha 等发现只有 53% 的患者了解早期患者保乳(+ 放疗)和乳房切除的生存率无差异,仅 45% 的患者真正理解局部复发相关概念。因此,乳腺科医生需要在手术方式抉择过程中尽量提高患者的有效参与。怎样提高患者的有效参与? 耐心、细心的沟通最重要,向患者提供更多全面、科学的信息。荟萃分析显示,某些决策辅助工具(decision aid)如书面的介绍册或介绍保乳 / 乳房切除术的录影 / 录音能帮助提高保乳手术率。其中,E.Dale Collins 等于 2005 年在中国香港开展的一项关于决策帮助工具的研究发现,通过使用决策帮助工具,更多患者可以充分了解保乳手术,理解医生建议,选择同样安全但更为美观的保乳手术,因此这类决策助手的运用也能提高患者的有效参与,我们应该在今后的临床工作中应提高对这方面的重视。

(陈凯　胡婷婷　谭璐媛)

第十节　保乳手术术后的生存质量

大多乳腺癌患者都是"闻癌色变",确诊为乳腺癌对女性来说是改变人生的大事。围绕以手术为主的综合治疗,破坏了女性第二性器官的完整性,使患者面对保留生命和女性性征遭受破坏二者择其一的艰难抉择,继而导致患者与身边亲朋好友之间认知、情感和行为的转变,最终影响到生活质量。乳腺癌的外科治疗策略在过去一个世纪中发生了巨大的变化。从 19 世纪 Halsted 建立的"乳腺癌根治术"逐渐演变成现在的"保乳根治术 + 前哨淋巴结活检术",外科治疗的理念发生了从"最大可耐受治疗"到"最小有效性治疗"的转变。随之发生改变的也包括患者术后的生活质量。乳腺癌患者的生活质量应包括 4 方面的健康:①社会健康(家庭和角色的关系良好、获得社会支持、财务负担不重、就业问题不大);②精神健康(对疾病正确的理解、有宗教信仰、对生活充满希望和期待);③心理健康(心理情绪良好、没有焦虑或抑郁、对复发不会过度担忧、能获得合理的情感支持);④身体健康(职业技能不受影响、工作有活力、睡眠和生育良好、没有骨质疏松 / 各种疼痛 / 上肢水肿)。创伤较小的保乳手术的发展无疑对于患者以上四方面都有巨大的好处。

一、保乳手术的术后生存质量

关于保乳根治术及乳房全切术在乳腺癌患者的社会、情感和性功能方面的影响的研究已有较多报道。虽然不同的研究结论不尽相同,但目前基本认为:乳房切除可能给患者带来焦虑、压抑、无望、内疚或羞愧感。患者还会感到身体形象受损、自我价值缺乏、女性特点丧失、性吸引和性功能受损、恐惧复发、被遗弃感和接近死亡感等。而接受保乳手术的患者自我形象感觉更好,对性生活更满意,总的适应能力更强。有意思的是,理论及以往的研究认为接受保乳手术的患者术后对肿瘤复发相关的恐惧显著高于接受乳房切除手术的患者,从而在一定程度上影响患者的术后生存质量。但来自于 Moyer 等的一项荟萃分析(涉及 40 多个研究)显示,保乳手术患者术后对肿瘤复发相关的恐惧并不高于乳房切除手术的患者;并且,在一项长期随访的研究中提示,不同术式对远期(2~5 年)生活质量影响没有显著差异。综合看来,我们认为接受保乳手术的患者术后生活质量优于接受乳房切除手术的患者。

二、提高术后生存质量的生物学获益

提高患者的术后生存质量是乳腺癌综合治疗的重要目的之一,同时也可能是改善预后的重要手段之一。不少研究都提示诸如应激、性格及社会支持等社会心理学因素与肿瘤疾病进展相关。在乳腺癌方面,Anderson 等的研究显示应激水平较高的乳腺癌患者 NK 细胞对 IFN 的反应性及溶解细胞的能力均下降。应激也会降低外周血淋巴细胞对相关单克隆抗体的增殖反应性。对乳腺癌患者进行心理学干预,减少应激水平,可改善 T 细胞的增殖能力,减少皮质激素水平,促进混合淋巴细胞反应(mixed lymphocyte reaction,MLR),提高 NK 细胞毒性。目前尚不清楚乳腺癌患者的精神心理学状况具体通过哪个分子或通路影响免疫学系统,细胞因子的分泌是一种可能的机制。Blomberg 等研究了乳腺癌的术后生活质量与外周血单核细胞分泌的某些细胞因子之间的关系,结果提示焦虑及负性情绪会伴有 IL-2 分泌的下降,良好的生活质量与 TNF-α 的水平相关。另一方面,应激状况也可能通过激活 HPA 轴(下丘脑-垂体-肾上腺轴)对体内免疫系统进行调控,来自内源性或外源性的刺激通过促进下丘脑释放促性腺激素释放激素调控体内糖皮质激素水平,从而下调细胞免疫反应。由于此类研究观察时间限制,目前仍不清楚心理应激对体内免疫系统的影响是否长期存在,以及是否能最终影响到患者的生存预后。

三、如何协助提高患者术后生存质量

在临床工作中,医生如何才能协助乳腺癌患者改善术后生存质量呢? 首先,外科医生有必要引导适合进行保乳的患者接受保乳手术。保乳手术可通过改善患者的自我形象提高自信心及改善性生活体验,从而提高术后生活质量。在充分尊重患者自主权的基础上做好沟通,让患者理解保乳手术对改善术后生活质量的重要性。此外,保乳手术的美容技术也十分重要,Waijee 等研究发现保乳手术的术后美容效果对术后患者的社会心理状态及生活质量有显著影响,保乳术后双乳显著的不对称与术后不良的社会心理状态相关。外科医生需要努力提高自身保乳手术过程中的各种美容技术,也应当尽可能在术前识别那些术后美容效果不佳的患者,在术前谈话及术后随访时加以适当的心理干预。

此外,我们还要理解的是,乳腺癌患者术后社会、精神、心理方面的健康更多是取决于患者自身的精神、心理状况,而不是具体的医学问题。平时乐观开朗、或治疗过程有陪伴的患者在术后随访中的社会、精神、心理方面的生活质量也相应较好。因此,在协助提高患者术后生活质量方面,除了医学的决策优化,我们要更多的关注非医学相关事宜,在术前诊断时就应对患者的基线生活质量、社会、精神、心理方面特征进行初步评估,对有精神、心理相关困难的患者应当及早进行干预。

（陈凯　胡婷婷　谭璐媛）

参 考 文 献

1. Halsted WS. The results of radical operations for cure of cancer of the breast. Ann Surg, 1907, 46:1.

2. Patey DH. Dyson WH.The prognosis of carcinoma of the breast in relation to the type of operation performed. Br J Cancer, 1948. 2(1):7-13.

3. M arkham R.The value of simple mastectomy and radiotherapy in the treatment of cancer of the breast. Br J Radiol, 1948. 21(252):599-610.

4. Frank EA. The role of surgery and irradiation in cancer of the breast. JAMA, 1943, 121(8):553-559.

5. Fisher B, Fisher ER. Experimental evidence in support of the dormant tumor cell. Science, 1959, 130(3380): 918-919.

6. Kim MY, Oskarsson T, Acharyya S, et al. Tumor self-seeding by circulating cancer cells. Cell, 2009. 139(7): 1315-1326.

7. Fisher B, Jeong J H, Anderson S, B, et al. Twenty-five-year follow-up of a randomized trial comparing radical mastectomy, total mastectomy, and total mastectomy followed by irradiation. N Engl J Med, 2002, 347(8):567-575.

8. Dewar JA, Arriagada R, Benhamou S, et al. Local relapse and contralateral tumor rates in patients with breast cancer treated with conservative surgery and radiotherapy (Institut Gustave Roussy 1970-1982). IGR Breast Cancer Group. Cancer, 1995, 76(11):2260-2265.

9. Sarrazin D, Le MG, Arriagada R, et al. Ten-year results of a randomized trial comparing a conservative treatment to mastectomy in early breast cancer. Radiother Oncol, 1989, 14(3):177-184.

10. Veronesi U. Conservative treatment of breast cancer:a trial in progress at the Cancer Institute of Milan. World J Surg, 1977, 1(3):324-326.

11. Veronesi U, Saccozzi R, Del Vecchio M, et al. Comparing radical mastectomy with quadrantectomy, axillary dissection, and radiotherapy in patients with small cancers of the breast. N Engl J Med, 1981, 305(1):6-11.

12. Veronesi U, Cascinelli N, Mariani L, et al. Twenty-year follow-up of a randomized study comparing breast-conserving surgery with radical mastectomy for early breast cancer. N Engl J Med, 2002, 347(16):1227-1232.

13. Fisher B, Bauer M, Margolese R, et al. Five-year results of a randomized clinical trial comparing total mastectomy and segmental mastectomy with or without radiation in the treatment of breast cancer. N Engl J Med, 1985, 312(11):665-gh 673.

14. Lichter AS, Lippman ME, Danforth DN, et al. Mastectomy versus breast-conserving therapy in the treatment of stage I and II carcinoma of the breast:a randomized trial at the National Cancer Institute. J Clin Oncol, 1992, 10(6):976-983.

15. Jacobson JA, Danforth DN, Cowan KH, et al. Ten-year results of a comparison of conservation with mastectomy in the treatment of stage I and II breast cancer. N Engl J Med, 1995, 332(14):907-911.

16. Poggi MM, Danforth DN, Sciuto LC, et al. Eighteen-year results in the treatment of early breast carcinoma with mastectomy versus breast conservation therapy:the National Cancer Institute Randomized Trial. Cancer, 2003, 98(4):697-702.

17. Simone NL, Dan T, Shih J, et al. Twenty-five year results of the national cancer institute randomized breast conservation trial. Breast Cancer Res Treat, 2012, 132(1):197-203.

18. van Dongen JA, Bartelink H, Fentiman IS, et al. Factors influencing local relapse and survival and results of salvage treatment after breast-conserving therapy in operable breast cancer: EORTC trial 10801, breast conservation compared with mastectomy in TNM stage I and II breast cancer. Eur J Cancer, 1992, 28A (4-5): 801-805.

19. Litiere S, Werutsky G, Fentiman IS, et al. Breast conserving therapy versus mastectomy for stage I-II breast cancer: 20 year follow-up of the EORTC 10801 phase 3 randomised trial. Lancet Oncol, 2012, 13 (4): 412-419.

20. Early Breast Cancer Trialists' Collaborative Group. Effects of radiotherapy and surgery in early breast cancer. An overview of the randomized trials. N Engl J Med, 1995, 333 (22): 1444-1455.

21. Early Breast Cancer Trialists' Collaborative Group. Favourable and unfavourable effects on long-term survival of radiotherapy for early breast cancer: an overview of the randomised trials. Lancet, 2000, 355 (9217): 1757-1770.

22. Clarke M, Collins R, Darby S, et al. Effects of radiotherapy and of differences in the extent of surgery for early breast cancer on local recurrence and 15-year survival: an overview of the randomised trials. Lancet, 2005, 366 (9503): 2087-2106.

23. Correa C, McGale P, Taylor C, et al. Overview of the randomized trials of radiotherapy in ductal carcinoma in situ of the breast. J Natl Cancer Inst Monogr, 2010, 2010 (41): 162-177.

24. Darby S, McGale P, Correa C, et al. Effect of radiotherapy after breast-conserving surgery on 10-year recurrence and 15-year breast cancer death: meta-analysis of individual patient data for 10,801 women in 17 randomised trials. Lancet, 2011, 378 (9804): 1707-1716.

25. Kyndi M, Overgaard M, Nielsen HM, et al. High local recurrence risk is not associated with large survival reduction after postmastectomy radiotherapy in high-risk breast cancer: a subgroup analysis of DBCG 82 b&c. Radiother Oncol, 2009, 90 (1): 74-79.

26. Sorlie T, Perou CM, Tibshirani R, et al. Gene expression patterns of breast carcinomas distinguish tumor subclasses with clinical implications. Proc Natl Acad Sci U S A, 2001, 98 (19): 10869-10874.

27. Perou CM, Sorlie T, Eisen MB, et al. Molecular portraits of human breast tumours. Nature, 2000, 406 (6797): 747-752.

28. Adkins FC, Gonzalez-Angulo AM, Lei X, et al. Triple-negative breast cancer is not a contraindication for breast conservation. Ann Surg Oncol, 2011, 18 (11): 3164-3173.

29. Abdulkarim BS, Cuartero J, Hanson J, et al. Increased risk of locoregional recurrence for women with T1-2N0 triple-negative breast cancer treated with modified radical mastectomy without adjuvant radiation therapy compared with breast-conserving therapy. J Clin Oncol, 2011, 29 (21): 2852-2858.

30. Zumsteg ZS, Morrow M, Arnold B, et al. Breast-Conserving Therapy Achieves Locoregional Outcomes Comparable to Mastectomy in Women with T1-2N0 Triple-Negative Breast Cancer. Ann Surg Oncol, 2013. 20 (11): 3469-3476.

31. Hwang ES, Lichtensztajn DY, Gomez SL, et al. Survival after lumpectomy and mastectomy for early stage invasive breast cancer: the effect of age and hormone receptor status. Cancer, 2013, 119 (7): 1402-1411.

32. Agarwal S, Pappas L, Neumayer L, et al. Effect of breast conservation therapy vs mastectomy on disease-specific survival for early-stage breast cancer. JAMA Surg, 2014, 149 (3): 267-274.

33. Chen K, Liu J, Zhu L, et al. Comparative effectiveness study of breast-conserving surgery and mastectomy in the general population: A NCDB analysis. Oncotarget, 2015, 6 (37): 40127-40140.

34. Fisher S, Gao H, Yasui Y, et al. Survival in stage I-III breast cancer patients by surgical treatment in a publicly funded health care system. Ann Oncol, 2015, 26 (6): 1161-1169.

35. Onitilo AA, Engel JM, Stankowski RV, et al. Survival Comparisons for Breast Conserving Surgery and Mastectomy Revisited: Community Experience and the Role of Radiation Therapy. Clin Med Res, 2015, 13 (2): 65-73.

36. Hartmann-Johnsen OJ, Karesen R, Schlichting E, et al. Survival is Better After Breast Conserving Therapy than Mastectomy for Early Stage Breast Cancer: A Registry-Based Follow-up Study of Norwegian Women Primary Operated Between 1998 and 2008. Ann Surg Oncol, 2015, 22(12): 3836-3845.

37. van Maaren MC, de Munck L, de Bock GH, et al. 10 year survival after breast-conserving surgery plus radiotherapy compared with mastectomy in early breast cancer in the Netherlands: a population-based study. Lancet Oncol, 2016, 17(8): 1158-1170.

38. Fisher B, Redmond C, Poisson R, et al. Eight-year results of a randomized clinical trial comparing total mastectomy and lumpectomy with or without irradiation in the treatment of breast cancer. N Engl J Med, 1989, 320(13): 822-828.

39. Fisher B, Anderson S, Bryant J, et al. Twenty-year follow-up of a randomized trial comparing total mastectomy, lumpectomy, and lumpectomy plus irradiation for the treatment of invasive breast cancer. N Engl J Med, 2002, 347(16): 1233-1241.

40. Pignol JP, Rakovitch E, Olivotto IA. Is breast conservation therapy superior to mastectomy for women with triple-negative breast cancers? J Clin Oncol, 2011, 29(21): 2841-2843.

41. Belletti B, Vaidya JS, D'Andrea S, et al. Targeted intraoperative radiotherapy impairs the stimulation of breast cancer cell proliferation and invasion caused by surgical wounding. Clin Cancer Res, 2008, 14(5): 1325-1332.

42. Lacy AM, Garcia-Valdecasas Jc, Delgado S et al. Laparoscopy-assisted colectomy versus open colectomy for treatment of non-metastatic colon cancer: a randomised trial. Lancet, 2002, 359(9325): 2224-2229.

43. Qualheim RE, Gall EA. Breast carcinoma with multiple sites of origin. Cancer, 1957, 10(3): 460-468.

44. Gallager HS, Martin JE. Early phases in the development of breast cancer. Cancer, 1969, 24(6): 1170-1178.

45. Shah JP, Rosen PP, Robbins GF. Pitfalls of local excision in the treatment of carcinoma of the breast. Surg Gynecol Obstet, 1973, 136(5): 721-725.

46. Schwartz GF, Patchefsky AS, Feig SA et al. Multicentricity of non-palpable breast cancer. Cancer, 1980, 45(12): 2913-2916.

47. Holland R, Veling SH, Mravunac M, et al. Histologic multifocality of Tis, T1-2 breast carcinomas. Implications for clinical trials of breast-conserving surgery. Cancer, 1985, 56(5): 979-990.

48. Vaidya JS, Vyas JJ, Chinoy RF, et al. Multicentricity of breast cancer: whole-organ analysis and clinical implications. Br J Cancer, 1996, 74(5): 820-824.

49. Habermann EB, Abbott A, Parsons HM, et al. Are Mastectomy Rates Really Increasing in the United States? Journal of clinical oncology, 2010, 28(21): 3437-3441.

50. Kluetz PG, Slagle A, Papadopoulos EJ, et al. Focusing on Core Patient-Reported Outcomes in Cancer Clinical Trials: Symptomatic Adverse Events, Physical Function, and Disease-Related Symptoms. Clin Cancer Res, 2016, 22(7): 1553-1558.

51. Siesling S, van de Poll-Franse LV, Jobsen JJ, et al. Explanatory factors for variation in the use of breast conserving surgery and radiotherapy in the Netherlands, 1990-2001. The Breast, 2007, 16(6): 606-614.

52. Del Turco MR, Ponti A, Bick U, et al. Quality indicators in breast cancer care. Eur J Cancer, 2010, 46(13): 2344-2356.

53. 张保宁, 张斌, 唐中华, 等. 中国乳腺癌手术治疗 10 年的发展与变迁. 中华肿瘤杂志, 2012, 34(08): 582-587.

54. Rastogi P, Anderson SJ, Bear HD, et al. Preoperative chemotherapy: updates of National Surgical Adjuvant Breast and Bowel Project Protocols B-18 and B-27. J Clin Oncol, 2008, 26(5): 778-785.

55. Fisher B, Dignam J, Bryant J, et al. Five versus more than five years of tamoxifen for lymph node-negative breast cancer: updated findings from the National Surgical Adjuvant Breast and Bowel Project B-14 randomized trial. J Natl Cancer Inst, 2001, 93(9): 684-690.

56. Fisher B, Dignam J, Mamounas EP, et al. Sequential methotrexate and fluorouracil for the treatment of node-negative breast cancer patients with estrogen receptor-negative tumors: eight-year results from National Surgical Adjuvant Breast and Bowel Project (NSABP) B-13 and first report of findings from NSABP B-19 comparing methotrexate and fluorouracil with conventional cyclophosphamide, methotrexate, and fluorouracil. J Clin Oncol, 1996, 14(7): 1982-1992.

57. Romond EH, Perez EA, Bryant J, et al. Trastuzumab plus adjuvant chemotherapy for operable HER2-positive breast cancer. N Engl J Med, 2005, 353(16): 1673-1684.

58. Morrow M, Jagsi R, Alderman AK, et al. Surgeon recommendations and receipt of mastectomy for treatment of breast cancer. JAMA, 2009, 302(14): 1551-1556.

59. Lam WW, Fielding R, Ho EY, et al. Surgeon's recommendation, perceived operative efficacy and age dictate treatment choice by Chinese women facing breast cancer surgery. Psychooncology, 2005, 14(7): 585-593.

60. Sepucha K, Ozanne E, Silvia K, et al. An approach to measuring the quality of breast cancer decisions. Patient Educ Couns, 2007, 65(2): 261-269.

61. Waljee JF, Rogers MA, Alderman A K. Decision aids and breast cancer: do they influence choice for surgery and knowledge of treatment options? J Clin Oncol, 2007, 25(9): 1067-1073.

62. Moyer A. Psychosocial outcomes of breast-conserving surgery versus mastectomy: a meta-analytic review. Health Psychol, 1997, 16(3): 284-298.

63. Andersen BL, Farrar WB, Golden-Kreutz D, et al. Stress and immune responses after surgical treatment for regional breast cancer. J Natl Cancer Inst, 1998, 90(1): 30-36.

64. Patil R, Clifton GT, Holmes JP, et al. Clinical and immunologic responses of HLA-A3+ breast cancer patients vaccinated with the HER2/neu-derived peptide vaccine, E75, in a phase I/II clinical trial. J Am Coll Surg, 2010, 210(2): 140-147.

65. Schedlowski M, Jung C, Schimanski G, et al. Effects of behavioral intervention on plasma cortisol and lymphocytes in breast cancer patients. Psycho-Oncology, 1994, 3(3): 181-187.

66. van der Pompe G, Duivenvoorden HJ, Antoni MH, et al. Effectiveness of a short-term group psychotherapy program on endocrine and immune function in breast cancer patients: an exploratory study. J Psychosom Res, 1997, 42(5): 453-466.

67. Blomberg BB, Alvarez JP, Diaz A, et al. Psychosocial adaptation and cellular immunity in breast cancer patients in the weeks after surgery: An exploratory study. J Psychosom Res, 2009, 67(5): 369-376.

68. Dhabhar FS, McEwen BS. Enhancing versus suppressive effects of stress hormones on skin immune function. Proc Natl Acad Sci U S A, 1999, 96(3): 1059-1064.

69. Dhabhar FS. Stress-induced augmentation of immune function——the role of stress hormones, leukocyte trafficking, and cytokines. Brain Behav Immun, 2002, 16(6): 785-798.

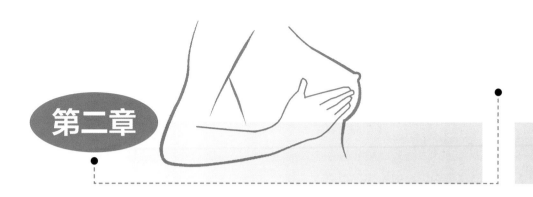

第二章

保乳手术的外科问题

第一节　保乳手术的确切指征

一、概述

保乳手术是早期乳腺癌患者的标准外科治疗手段。当前关于早期乳腺癌患者是否可以接受保乳手术考虑的基本原则有：①能否获得阴性边缘；②能否获得满意的美容效果。目前没有任何共识或指南对保乳手术的适应证进行规定。然而对于保乳手术的禁忌证则在众多共识或指南里有明确规定。虽然这些内容也一直争议不断，但作为乳腺外科医生，我们需要对指南规定的保乳手术的禁忌证有所了解。下面就一些主流指南中禁忌证的描述予以摘录和总结。

（一）2017 版美国国立综合癌症网络（National Comprehensive Cancer Network，NCCN）指南（2017 NCCN Guideline）

1. 绝对禁忌证

（1）妊娠期间的放疗；

（2）弥漫可疑的癌性微钙化灶；

（3）病变广泛，不可能通过单一切口的局部切除达到切缘阴性且不影响美观；

（4）广泛阳性病理边缘；

（5）ATM 基因纯合体突变的。

2. 相对禁忌证

（1）既往做过乳腺或胸壁放疗；

（2）累及皮肤的活动性结缔组织病（尤其是硬皮病和狼疮）；

（3）肿瘤 >5cm（2B 类）；

（4）病理阳性边缘；

（5）已知存在或可疑家族遗传倾向的妇女。

　　保乳手术后同侧乳腺癌复发或发生对侧乳腺癌的风险增加可以考虑预防性双侧乳腺切除以降低风险。

(二) 中国抗癌协会乳腺癌诊治指南与规范(2015版)

1. 适应证

(1) 临床Ⅰ期、Ⅱ期的早期乳腺癌:肿瘤大小属于T1和T2分期,尤其适合肿瘤最大直径≤3cm,且乳房有适当体积、肿瘤与乳房体积比例适当、术后能够保持良好的乳房外形的早期乳腺癌患者;

(2) Ⅲ期患者(炎性乳腺癌除外):经术前化疗或术前内分泌治疗降期后达到保乳手术标准时也可以慎重考虑。

2. 绝对禁忌证

(1) 妊娠期间放疗者;

(2) 病变广泛或确认为多中心病灶,广泛或弥漫分布的可疑恶性微钙化灶,且难以达到切缘阴性或理想外形;

(3) 肿瘤经局部广泛切除后切缘阳性,再次切除后仍不能保证病理切缘阴性者;

(4) 患者拒绝行保留乳房手术;

(5) 炎性乳腺癌。

3. 相对禁忌证

(1) 活动性结缔组织病,尤其硬皮病、系统性红斑狼疮或胶原血管疾病者,对放疗耐受性差;

(2) 同侧乳房既往接受过乳腺或胸壁放疗者;

(3) 肿瘤直径 >5cm 者;

(4) 靠近或侵犯乳头(如乳头 Paget 病);

(5) 影像学提示多中心病灶;

(6) 已知乳腺癌遗传易感性强(如 *BRCA*1 突变)、保乳后同侧乳房复发风险增加的患者。

(三) 卫生部乳腺癌诊疗规范(2011 年版)

　　保乳手术适用于有保乳意愿、乳腺肿瘤可以完整切除、达到阴性切缘并可获得良好美容效果者。年轻不作为保乳手术的禁忌,但不超过35岁的患者有相对高的复发和再发乳腺癌的风险,在选择保乳时应向患者充分交代可能存在的风险。

1. 保乳手术的绝对禁忌证

(1) 既往接受过乳腺或胸壁放射治疗;

(2) 妊娠期需放射治疗;

(3) 病变广泛,无法完整切除,最终切缘阳性。

2. 保乳手术相对禁忌证

(1) 肿瘤直径 >5cm;

(2) 累及皮肤的活动性结缔组织病,尤其是硬皮病和红斑狼疮。

(四) 美国放射学会对于Ⅰ、Ⅱ期乳腺癌患者保乳手术 + 放疗的相关指南(2008 年或 2011 年)

1. 保乳治疗的禁忌证及原因

(1) 妊娠(终末期妊娠除外):放疗的绝对禁忌证。但对于妊娠第三阶段的妇女可以先接受保乳手术,然后生产后再接受放射治疗(2008 年和 2011 年)。

（2）既往接受过乳腺或胸壁放射治疗：因为这种情况会提高乳腺组织的累计放疗剂量，从而增加相关并发症，并影响术后美观效果（2008年和2011年）。

（3）结缔血管组织病史：如：狼疮、硬皮病。有学者视为绝对禁忌证，而大多数学者认为它是相对禁忌证。因为有结缔血管组织病史的乳腺癌患者接受放疗后可能会产生非常严重的急性或者晚期并发症（2008年和2011年）。

（4）相同乳房发生两个或以上非关联原发病灶：也是保乳治疗的相对禁忌证。一方面是因为这些患者的术后美观性较差，另一方面是因为这种情况会增加患者的残留癌灶负担，从而增加复发风险。因此多中心病灶（如钼靶可见的弥漫癌性微钙化灶）是保乳治疗的禁忌证（2008年和2011年）。

2. 其他

（1）皮肤凹陷或者乳头内陷不是保乳治疗的禁忌证（2008年）；

（2）乳晕下肿瘤不是保乳治疗的禁忌证（2008年）；

（3）乳腺癌家族史不是保乳治疗的禁忌证（2008年和2011年）；

（4）乳房假体植入后不是保乳后放疗的禁忌证（2008年）。

由以上指南的保乳治疗禁忌证描述可以看出，有些情况是所有指南都认可的绝对禁忌证或者相对禁忌证，而有些情况则仍然存有争议。因此需要大型的前瞻性研究进一步探索这些问题。在实际的临床工作当中，保乳的适应证是很宽广的，越来越多以往被认为是禁忌证者都渐渐被认为可以进行保乳（例如多灶性乳腺癌的保乳）。因此，许多指南并不会给出所谓的保乳适应证或禁忌证。

二、年龄

在选择保乳治疗时，年龄是否需要纳入考虑范围一直都是争论的焦点。可以明确的是，年轻患者相比年长患者肿瘤的恶性程度较高，复发转移风险较大，无论是乳房切除的患者还是保乳的患者均如此，即使纠正了淋巴结浸润、ER阴性、广泛导管内成分（extensive intraductal component，EIC）这些因素在不同年龄组间的差别，年轻乳腺癌组（<35岁）与大龄乳腺癌组（≥35岁）相比，仍然存在前者保乳术后生存率降低、复发率增加的现象，许多的大样本量研究也证实了这一点。Colak等的研究曾报道年轻和年长患者乳腺癌基因表达谱存在显著不同，特别是 *Myc*、*PI3K/Akt* 和 *NF-κB* 等调控信号通路的关键基因。

然而，年轻患者容易复发并不意味着其不适合保乳，因为对于乳房切除手术的患者而言，发病年龄低同样也是乳房全切术后预后差的相关因素。在行乳腺癌根治术治疗的患者中，年龄 <40岁的患者局部复发率相比年龄 >40岁的患者也会增加。因此，要科学地研究"年龄是否是保乳禁忌证"需要纳入"乳房切除组"作为对照。Voogd等回顾了20世纪80~90年代欧洲的两大前瞻性研究——EORTC和DBCG的亚组分析数据，针对I/II期的乳腺癌患者，随机接受保乳治疗和改良根治术。亚组分析显示，年轻乳腺癌患者（≤35岁）接受保乳治疗，其局部复发率为35%，而接受改良根治术的患者此数据仅有7%；同时对于其他年龄组的乳腺癌患者，两种治疗方式的局部复发率没有明显差别。因此，保乳相较乳房切除高出的局部复发率极有可能集中于年轻乳腺癌组。然而，无论是该研究，还是B-06、Milan研究都提示了保乳组的局部复发率虽高于乳房切除组，但二者的总生存率（overall survival，OS）没有统计学差异。因此，我们既不能仅依据年轻乳腺癌患者保乳组的局部复发率高于乳房切除组而完全否定保乳治疗在年轻乳腺癌患者中的应用,也不能认为年轻就是保乳的禁忌证,从而忽视了保乳带来的美容和心理方面的优势。

2017 年,EUSOMA 和多个乳腺中心联合发表了年轻女性乳腺癌国际共识指南第三版,其中提到,由于保乳治疗与乳房切除治疗的总生存率相同,故早期乳腺癌年轻患者手术治疗应与老年患者无差异,如果符合适应证,保乳手术应作为首选。2013 年的 St.Gallen 会议的投票结果也显示 89.6% 的医生认为年轻(年龄≤35 岁)不应作为保乳治疗的绝对禁忌证,60.9% 的医生认为年轻甚至不应成为保乳治疗的相对禁忌证。而且"NCCN 乳腺癌临床实践指南(中国版)"也表示对于"已知存在人类乳腺癌易感基因(breast cancer susceptibility gene,BRCA)1/2 突变的绝经前妇女和≤35 岁的妇女,有相对较高的复发和再发乳腺癌风险。因此在选择保乳手术时,医生应向患者充分交代可能存在的风险。关于接受保乳治疗的早期乳腺癌患者的一些研究发现,年龄较小是保乳手术后同侧乳腺癌复发增加的预测因子,年轻乳腺癌患者接受保乳治疗和全乳切除的生存结果相似。同时"中国抗癌协会乳腺癌诊治指南与卫生部乳腺癌诊疗规范指南"中也指出,年轻不作为保乳手术的禁忌,≤35 岁的患者有相对高的复发和再发乳腺癌的风险,在选择保乳时,应向患者充分交待可能存在的风险。

考虑到辅助治疗(放疗、化疗、内分泌治疗)在乳腺癌治疗中愈益突出的重要地位,越来越多的高级别临床证据已经提示化疗、内分泌治疗和靶向治疗都有助于减少局部复发,并且,不断更新换代的放疗技术同样可以减少复发的可能。而 Voogd 等所分析的人群年代较为久远,无论是系统治疗还是局部的辅助放疗与今天都不能同日而语,因此,年轻患者在现代强大规范的辅助治疗的作用下保乳是安全有效的。

三、多发肿物的保乳问题

多发性乳腺癌的保乳问题涉及很多方面,包括多灶性乳腺癌、多中心性乳腺癌、双侧乳腺癌及良性病灶与乳腺癌并存等。本节将分别进行阐述在这些情况下是否仍适合保乳。

(一) 多灶性、多中心性乳腺癌

1. 多灶性、多中心性乳腺癌的定义和临床特点　多灶性乳腺癌(multifocal breast cancer,MF)是指在同一象限内有 2 个及以上浸润性肿瘤病灶。如果不同象限内存在 2 个及以上浸润性肿瘤病灶则称为多中心乳腺癌(multicentric breast cancer,MC)。乳腺磁共振的使用大大提高了多灶性乳腺癌的检出率。多灶性及多中心乳腺癌的发病率在 6%~38%。相比单病灶乳腺癌,多灶性及多中心性乳腺癌有以下几个特点:①病理分期更晚;②临床测量肿瘤直径较大;③肿瘤病理类型不同:多灶性及多中心性乳腺癌中只有 58.5% 的病理类型是浸润性导管癌(invasive ductal carcinoma,IDC),其余的为浸润性小叶癌或是 IDC 合并浸润性小叶癌,而单病灶乳腺癌中 81.7% 是 IDC。

2. 多灶性、多中心性乳腺癌可否保乳　在前些年,因其局部复发率显著高于单病灶乳腺癌,许多专家认为多灶性、多中心性乳腺癌不适合行保乳手术。Kurtz 等的研究纳入了 525 例单一病灶乳腺癌和 61 例多发性乳腺癌(包含多灶性、多中心乳腺癌),所有患者接受保乳治疗(含放疗),71 个月后随访结果显示:多发性乳腺癌局部总复发率比单一病灶乳腺癌高(25% vs.11%,P≤0.005),其中切缘阴性比切缘阳性或切缘不确定的复发率低,结果具有统计学差异(分别为 5%、25%、41%,P≤0.01)。该项研究虽然样本量较少,但对于多发性乳腺癌的高复发率进行了较为全面的分析,并没有完全否定将保乳治疗应用于多发性乳腺癌的可

能性。之后的一系列针对于多发性乳腺癌的研究进一步发现,并非所有多发性乳腺癌都是保乳手术的禁忌证。因为即使实施了乳房切除手术治疗,多灶性/多中心性乳腺癌依然是胸壁复发的风险因素之一。多灶性/多中心性乳腺癌是否合适保乳,要看这部分患者保乳对比乳房切除的复发率情况。

Lim 等研究 478 例多灶性乳腺癌患者,其中保乳 147 例,乳房切除 331 例,比较其 5 年 OS(93.38% vs.94.53%)、DFS(89.08% vs.91.88%)、LR(2% vs.0.9%),均无统计学差异;同时与 930 例行保乳手术的单病灶乳腺癌比较术后局部复发率(2% vs.1.3%),两者间无统计学差异。Chung 等比较 164 例多灶性乳腺癌与 999 例单灶性乳腺癌保乳术的预后,中位随访 10 年,虽然 LR、DFS 及 OS 单灶性乳腺癌患者均明显优于 MF 患者,但 MF 患者行保乳手术的 LR 仍处于较低水平(6.1%),这个结果是可接受的。上述两个研究均表明多灶性乳腺癌患者可以接受保乳治疗。

在多中心性乳腺癌保乳治疗方面,Xiudong Lei 等报道单中心研究的结果,共纳入 3722 例 I、II 期乳腺癌患者,根据发病部位分为多灶性(N=673)、多中心性(N=233)和单病灶性(N=2816)乳腺癌,根据局部治疗策略的不同分为保乳治疗组、单纯乳房切除治疗组、乳房切除并术后放疗组。平均随访 52 个月发现:多灶性、多中心性和单病灶性乳腺癌的 5 年局部复发控制率无明显统计学差异(分别为 99%、96%、98%,P=0.44);在不同的局部治疗策略中,5 年的局控率同样无统计学差异(保乳治疗:P=0.67,单纯乳房切除:P=0.37,乳房切除并术后放疗:P=0.29)。因此该研究认为多灶性或者多中心性并非局部复发的独立预测因子。

无论是单中心性还是多中心性乳腺癌,目前仍缺少可靠的大型前瞻性研究结果提供高质量的证据。中国抗癌协会乳腺癌诊治指南与卫生部有关乳腺癌诊疗规范(2015 年)里也明确提出病变广泛或多中心性乳腺癌,难以达到完整切除及阴性切缘的,是保乳手术的绝对禁忌证。而对于多灶性乳腺癌并没有明确规定。与此相比,美国的指南相对宽松,2017 年 NCCN 指南关于这个问题的说法是"无法通过单一切口进行局部切除而保证满意外观效果的广泛性病灶"是保乳的绝对禁忌证,并没有指明多灶性或多中心性病灶。2017 年 St Gallen 国际共识会议关于"超过 2 个病灶在一个象限内(多灶性)的保乳(切缘阴性 + 术后放疗)"这一做法,有 97.1% 的专家赞同。对于多中心性病灶的保乳(切缘阴性 + 术后放疗)有 60.6% 的专家表示赞同。

我们认为,对于病灶相对集中,可通过单一切口将肿瘤完整切除并取得阴性切缘,同时还能保持较好的美容效果的多灶性病灶,可以考虑保乳。对于病灶较广泛或难以通过一个切口切除获得阴性边缘及较好美容效果的多灶性或多中心性乳腺癌是保乳的相对禁忌证。但在经充分检查发现肿物足够小、可获得边缘阴性及患者保乳意愿特别强烈时,仍可以谨慎进行保乳尝试。

在多灶性或多中心性保乳的外科技术方面,Patani N 等的大量研究也讨论了不同类型技术细节,并提出可以接受保乳治疗的多灶性或多中心性患者的基本要求:①获得充分的阴性边缘;②可获得满意的美容效果;③接受术后放疗;④接受术后辅助系统治疗;⑤预后良好。建议下面几种情况的多灶性或多中心性患者尽量避免保乳治疗:①炎性乳腺癌;②皮肤浸润;③具有放疗禁忌证;④患者拒绝保乳治疗;⑤肿瘤复发;⑥具有遗传倾向或家族史。

在进行保乳手术切口设计时,需要参考以下因素:①乳房的大小和形状;②乳晕大小;③病灶分布和大小;④活检位置;⑤是否需要处理腋窝淋巴结;⑥乳房重建技术;⑦术者技术。其中,病灶的分布是最为重要的因素,因为它直接影响肿瘤移除率和良性组织保留率。当两个病灶位置较为接近时,一次象限切除手术或区段切除手术(单一切口)即可完成手术;当两个病灶位置均接近象限中心交点时,则进行中央区切除(central resection),可以选择保留或者不保留乳房乳晕复合体。当两个病灶位置相距较远时,则需针对每个病灶进行一次广泛肿物切除手术(wide local excision),即需要两个切口才可以完成手术。

(二) 双侧乳腺癌

1. 定义　澳大利亚皇家外科学院(royal Australasian college of surgeons)对双侧乳腺癌(bilateral breast cancer,BBC)有如下定义:若双侧乳腺癌的诊断间期≤90 天,诊断为同时性双侧乳腺癌(synchronous bilateral breast cancer,sBBC);若诊断间期 >90 天,诊断为异时性双侧乳腺癌(metachronous bilateral breast cancer,mBBC)。

2. BBC 的发病率及预后　来自瑞典国家癌症注册中心的数据显示,1970~2000 年共诊断 123 757 例乳腺癌患者,其中 6550 例为 BBC(sBBC 为 1893 例,mBBC 为 4657 例)。1970~1987 年,sBBC 发病率增长了 40%,后呈平稳发展趋势;而自 1970 年至今,mBBC 发病率约下降了 30%,这或许是因为辅助治疗的影响。此外,sBBC 患者的乳腺癌特异性死亡率高于单侧乳腺癌患者的乳腺癌特异性死亡率(10 年累积乳腺癌特异性死亡率为 45% *vs.* 33%,$P<0.001$);对于 mBBC,两次乳腺癌的发生间期越长,乳腺癌相关死亡率越低。

K.R. Beckmann 等的一项大型多中心性队列研究纳入了 1997~2007 年在澳大利亚首都特区(Australian Capital Territory)或南东部新南威尔士州(South Eastern New South Wales)治疗的 2423 例乳腺癌患者,其中 2336 例为单侧乳腺癌,52 例为 sBBC,35 例为 mBBC。研究提示双侧乳腺癌相较单侧乳腺癌患者而言,更易表现为以下特点:为浸润性小叶癌($P=0.046$)、具有乳腺癌家族史($P=0.025$)和特殊的城市居住环境($P=0.006$)。而肿瘤分期、发病年龄、激素受体状态、辅助治疗方式在单、双侧乳腺癌患者中未见明显统计学差异。此外,双侧乳腺癌的患者相较单侧乳腺癌而言,更倾向于接受乳房切除治疗($P=0.001$)及腋窝淋巴结清扫($P=0.010$),其中 sBBC 患者比 mBBC 患者更倾向于接受乳房切除治疗($P=0.025$)。双侧乳腺癌相较单侧乳腺癌而言,其 5 年生存率较低(mBBC、sBBC、单侧乳腺癌 5 年生存率为:79.3%、87.7%、93.7%,$P<0.001$)。

事实上,许多研究都采用历史队列或者基于人口的队列人群比较双侧和单侧乳腺癌的预后,存在不可纠正的偏倚。Irvine T 等采用配对队列的方式,对纳入的 68 例 sBBC 患者予之配对 128 例单侧乳腺癌患者,配对因素包括年龄、月经状况、诊断时间、组织学类型、组织学分级、激素受体状态及淋巴结状态。发现两组乳腺癌患者的生存率和 DFS 无明显统计学差异,且 sBBC 中较大的肿物的临床病理参数同预后直接相关,而其余肿物的状态与预后无明显关联。因此,对于双侧乳腺癌患者,参照肿物(reference lesion)是一个重要的概念,指的是两侧乳腺癌中分期较晚或直径较大的肿物。而双侧乳腺癌的总体预后与参照肿物预后相同。

3. 双侧乳腺癌可否接受保乳治疗　目前,关于双侧乳腺癌可否接受保乳治疗的资料仍然缺乏,多为回顾性研究。基于人口调查的数据发现双侧乳腺癌患者更倾向于接受乳房切除治疗。但双侧乳腺癌也并非保乳治疗的禁忌证,Heaton KM 的研究纳入了就治于 M. D. Anderson 肿瘤中心的 1328 例保乳术后患者,其中 63 例发生对侧乳腺癌,这些患者中,87% 的对侧乳腺癌接受保乳治疗,相较首发乳腺癌,对侧乳腺癌接受保乳治疗后的复发率未见明显增加($P=0.47$)。因此,保乳治疗是双侧乳腺癌的合适和理想的治疗方式。Yamauchi C 等的研究纳入了 17 例双侧乳腺癌患者,均接受双侧保乳治疗及全乳放疗,95 个月随访结果发现,没有局部复发或远处转移事件,未见严重的远期并发症,术后美观效果较为满意(35% 患者美容评分为很好,59% 评为良好,6% 评为可接受)。该研究采用的放疗技术是对向切线野照射,双侧乳房总剂量为 50Gy,以 2Gy 等分,总时间超过 5 周,此研究特别提出 CT 模拟切线放疗野的重要性,尤其对于 mBBC 患者,CT 模拟可以很好的减少两次乳房放疗的重合区域,从而减少放疗引起的术后并发症。因此,关于双侧乳腺癌保乳术后的放疗,重点在于两次放疗时要尽量避免中线重叠放疗区域。此外,Thilmann C. 等提出适型调强放疗方法(intensity modulated radiotherapy,IMRT)或能较传统切线野放疗更安全,副作用更小。IMRT 可以通过 CT 模拟成像设计最适合肿瘤形状的放射剂量强度图形,以最大幅度地增加肿瘤的放射剂量,并减少周围正常组织(如,心、肺)的放疗剂量,从而提高放疗效率,降低放疗并发症。

综上所述,双侧乳腺癌不是保乳手术及术后全乳放疗的禁忌证,术后放疗可以采用 IMRT 提高效率,降低对周围组织不必要的损伤,同时注意通过放疗前的 CT 模拟放疗野,避免两次放疗的重叠区域。

(三) 良性病灶与乳腺癌并存

临床上常常遇到的情况是乳腺癌患者(单一病灶或多发病灶)在同侧乳房内伴有良性病灶共存,因此对于此类"多发肿物"或者肿物范围较大的患者,建议术前进行穿刺活检,以对各个病灶或者对同一病灶的各个部位有更准确的了解。如果通过术前穿刺活检明确只有一个病灶为恶性肿瘤,其余病灶为良性病变,则可以采用真空旋切手术或开放手术切除良性病灶,然后切除恶性肿瘤病灶,尝试保乳。

四、中央区肿瘤

中央区乳腺癌(centrally located breast cancer,CLBC),又称作乳头乳晕区乳腺癌,是指肿瘤距乳头乳晕复合体(nipple areola complex,NAC)2.0cm 以内的乳腺癌,占乳腺癌总数的 5%~20%。

既往认为中央区乳腺癌不适宜进行保乳手术治疗,原因有:①中央区乳腺癌可能累及多个导管系统从而存在多中心、多灶性风险,行保乳手术难以保证切缘阴性;②中央区乳腺癌不易保留 NAC,无法达到满意的美容效果,常规乳腺组织的病理学检查中就有发现超过 30% 病例癌灶波及了 NAC;③既往研究显示中央区乳腺癌保乳手术的边缘阳性概率及内乳淋巴结转移概率均较大,腋窝的淋巴结转移概率高,5 年、10 年生存率都较其他部位相比更低。鉴于以上原因,包括 NSABP B-06 在内的多个大规模随机对照研究均排除累及 NAC 的中央型乳腺癌患者,许多外科医生建议采用乳腺癌根治术治疗中央区乳腺癌。中央区乳腺癌曾一度被认为是保乳手术的禁忌证。

然而,一些非随机对照的临床研究提示对中央区乳腺癌行保乳治疗同样能获得良好的肿瘤控制及美学效果。Haffty 等对 98 例癌灶距离 NAC<2.0cm 的早期乳腺癌患者行保乳手术,其中 88 例保留了 NAC,平均随访 111 个月仅 6 例出现局部复发,与肿瘤距离 NAC>2.0cm 的乳腺癌患者相比,中央区乳腺癌患者的 10 年实际生存率及无复发生存率均无显著差异。Csaba Gajdos 等研究同样显示了中央区乳腺癌进行保乳手术联合术后放疗的安全性和有效性,仅 6% 的患者出现局部复发,这与其他区域的乳腺癌复发几率相当;若不给予局部放疗,则局部复发率增加 2 倍。因此,当前研究提示中央区乳腺癌同样可行保乳手术治疗,既不影响患者的预后,并且能获得更好的美容效果。

事实上,中央区乳腺癌病灶并非一定会侵犯 NAC,肿瘤位于乳晕下方的患者也仅 5.6% 合并有 NAC 的隐性浸润,因此多数患者在保乳手术中仍有可能在保证切缘阴性的前提下成功保留 NAC。林舜国等对 80 例中央区乳腺癌患者进行保乳手术,其中有 64 例肿瘤距离 NAC1.0~2.0cm,术中切缘冰冻病理检查证实仅 3 例有 NAC 浸润,需切除 NAC;另有 10 例肿瘤距离 NAC<1.0cm 的患者,虽然切除了 NAC,但病理均未提示有肿瘤浸润。即使是保乳术中为保证切缘阴性而需要同时切除 NAC(如肿瘤紧邻 NAC 或术中冰冻病理检查证实 NAC 受浸润)的中央区乳腺癌患者,依然可以采取切除 NAC 的保乳手术。只要手术保留了乳房的基本形态,都可以进行即时或二期的 NAC 再造术,美观和微创程度常优于乳房切除或一般乳房切除术后再造者。C. Tausch 对 43 例患者进行了切除 NAC 的保乳手术联合同时进行乳房整形重建术,中期随访 51 个月,有 6 例患者出现远处转移,无一患者出现局部复发;术后乳腺美容效果良好。因此与切除乳房相比,许多患者更愿意接受这种保乳术式。事实上,oncoplastic 整形保乳技术也可以用于中央区的乳腺癌保乳手术。各种不同的术式都能见报道,包括 Fitzal F. 等报道的 Hall Findlay 缩乳术,Huemer GM. 等报道的直接切口、倒 T 型切口、环乳晕 Benelli 型切口、改良 Grisotti-flap 切口和乳房下入路隆乳切口入路的 oncoplastic 整形保乳术。

早些时候,如我国 2011 年版《中国抗癌协会乳腺癌诊治指南与规范》,将肿瘤位于乳腺中央区及乳头 Pagets 病列为保乳手术的相对禁忌证。但在 2015 年版的《中国抗癌协会乳腺癌诊治指南与规范》当中则作了显著的修订,变更为"靠近或侵犯乳头的中央区乳腺癌并不是保乳的禁忌证,只要达到切缘阴性就可以保乳,是否能保留 NAC 需术中检查明确其是否有受累,可分别采用保留 NAC 或切除 NAC 的整形保乳手术达到良好的美容效果。"

五、淋巴脉管浸润是否可以保乳

淋巴脉管浸润(lymphovasular invasion,LVI)是指肿瘤细胞侵犯淋巴管和(或)血管,病理切片可在癌组织的淋巴管和(或)血管中见到癌栓。其发生率的报道为 5%~50%。LVI 与许多因素相关,包括患者人群、诊断标准和方法的使用及分辨困难的血管等。LVI 的诊断必须和组织间隙中存在的癌细胞巢相鉴别以防止误诊或漏诊,这种间隙是在切片制备过程中组织断裂或脱水而人为造成的。使用 D2-40、CD34、CD31 标记进行免疫组化检查可以增加诊断的准确率。

肿瘤细胞侵犯淋巴管和(或)血管是实体肿瘤转移的一个重要步骤。肿瘤组织中出现 LVI 提示患者可能容易出现淋巴结转移甚至远处转移,影响患者预后,那么 LVI 是否是一个预后相关的因素呢?许多研究显示,LVI 常与年龄较轻(<35 岁)、肿瘤较大、组织学分级高、淋巴结阳性等高危因素相关,并且无论是在腋窝淋巴结阳性还是阴性的患者中,LVI 的存在都提示了较差的临床预后。最近,Ejlertsen 等报道了 16 172 例患者的登记注册研究将患者分为高危/低危人群,只要包含以下任一风险因素:年龄 <35 岁、肿瘤 ≥2cm、组织学分级Ⅲ级、激素受体阴性、淋巴结阳性就定义为高危人群,不包含以上风险因素的定义为低危人群。在高危人群中,LVI 阳性的患者无浸润癌生存期及 OS 明显较 LVI 阴性的患者低;而在低危人群中,LVI 阳性与无浸润癌生存期、OS 无明显相关性。研究者认为 LVI 只在高危人群中有预测预后的作用。

由于 LVI 与乳腺癌不良预后相关,LVI 也成为保乳治疗中需要考虑的重要因素之一。Freedman 等对 1478 例早期乳腺癌接受保乳及放疗治疗的患者进行研究发现,与 LVI 阴性的乳腺患者相比,LVI 阳性的患者的 5 年和 10 年局部复发率明显升高,但多因素分析均显示 LVI 并不是局部复发或生存的一个独立预测因子。美国国立卫生研究院(National Institutes of Health,NIH)曾在 1991 年提及某些争议性的临床病理特征,如 EIC、LVI 或年龄较小(<39 岁)等,当时 NIH 的共识认为具备这些病理特征的患者进行保乳手术要慎重,可能会造成患者保乳术后复发风险的提高。但此后的各国指南包括 NIH 的共识在内,均没有把 LVI 阳性视为保乳手术禁忌证;目前对于 LVI 观点一般认为它是与预后不良相关,无论是在乳房全切还是保乳患者中,LVI 阳性都提示患者局部复发风险较高,但 LVI 不能作为独立的预测因子,单纯 LVI 阳性不足以将患者归入高危组。目前并没有一个前瞻性的随机对照研究对比 LVI 阳性患者接受全乳切除及保乳术的预后,因此,LVI 阳性并不是保乳的禁忌证。本中心认为对于 LVI 阳性的患者只要切缘阴性仍可以行保乳手术。

六、乳腺导管原位癌

乳腺导管原位癌也称导管内癌(ductal carcinoma in situ,DCIS),是最常见的一种非浸润性乳腺癌。其包括一组异质性病变,乳腺导管上皮细胞增生显著,细胞异型性从轻微到明显,有发展为浸润性乳腺癌的倾向。乳腺钼靶广泛普及后,DCIS 的检出率显著增加。据估计通过钼靶检出的乳腺癌中有 20%~25% 为 DCIS。由于 DCIS 不是一种单一病变,而是包括导管上皮的一系列异质性病变,因此,单独采用任何一种病理分型方法都不能很好地对其分类。传统的分型方法以病变细胞形态、结构、核分级及坏死存在与否为基础。Silverstein 提出应把 DCIS 分成 3 型:高级别、非高级别伴粉刺样坏死及非高级别不伴粉刺样坏死。目前国际共识没有推荐任何分类方法为最佳,但推荐病理报告必须包括以下信息:核分级、坏死、极化以及结构类型。临床上较为常见的分法还有 Allred 提出的以下分类:

1. 粉刺样　细胞大,形状不规则,进展快,常可形成临床可扪及肿物,伴有中心坏死,常也称为粉刺瘤;

2. 非粉刺样　细胞小,形态较正常,进展慢,常不可扪及,中心不伴有坏死,日后会分化为以下亚型:

(1) 筛状;

(2) 乳头状;

(3) 微乳头状;

(4) 固体状。

DCIS 手术治疗的目标是完全切除肿瘤,其治疗方式的选择是借鉴于浸润性乳腺癌,许多学者认为乳房全切术是最佳的选择,可是,部分病例仍不可避免的出现局部复发,复发率甚至高达 15%;同时也有部分学者选择不同的手术方法。虽然没有一个像 NSABP B-06 那样的随机对照研究直接比较 DCIS 患者行全乳切除及保乳术后加放疗两种方法预后的不同,但借鉴浸润癌的随机研究结果,临床实践中也有学者对 DCIS 患者实施了保乳手术,并获得了良好临床预后。Rosner 等对全美 23 972 例乳腺 DCIS 患者的随访发现,保乳手术的局部控制(局部复发 7% vs. 7.7%)及 5 年生存率(76.1% vs. 76.2%)与全乳切除术相当。随后 Fisher 等对 NSABP B-06 研究中的 DCIS 患者进行分析,同样发现 DCIS 患者接受保乳手术及术后放疗,其局部复发率与全乳切除的相当。因此,DCIS 的患者可以接受保乳治疗。

DCIS 的保乳要求与浸润性癌的一样,要求在保证切缘阴性的条件下保留乳房的外观,具有较好的美容效果。对于多中心性/多灶性或以广泛微钙化为表现的 DCIS 仍是保乳的禁忌证。对于术前评估为非多中心多灶性的 DCIS,在保证切缘阴性的前提下可接受保乳手术的治疗。

DCIS 的患者接受保乳治疗时,手术切缘的病理学评估是至关重要的细节。如果显微镜下看到 DCIS 延伸到染色切缘,则须进一步手术再切。但对于 DCIS 而言,何为安全的阴性切缘宽度则一直存在争议。有研究显示 2mm 阴性切缘宽度复发风险显著小于 1mm 宽度的患者,但进一步扩大切缘并不会有更多的获益。然而,一篇 Network Meta 分析的结果却显示,>10mm 的切缘阴性较 >2mm 切缘阴性相比,更能降低同侧乳房肿瘤复发(ipsilateral breast tumor recurrence,IBTR)的风险,建议外科医生在手术切除时,在保证美容效果的前提下阴性切缘应尽量宽。2016 年,美国三大协会:肿瘤外科学会(Society of Surgical Oncology)、美国肿瘤放疗学会(American Society for Radiation Oncology)和美国临床肿瘤学会(American Society of Clinical Oncology)联合发表共识声明,称 2mm 是建议的切缘宽度,若 <2mm 的阴性切缘则会提高复发的风险,但并不意味着就不合适做保乳手术。没有证据提示比 2mm 更宽的阴性切缘会进一步提高复发风险。因此,我们也建议病理医生在报病理结果时需标明 DCIS 是否累及手术切缘及 DCIS 与手术边缘间的最短距离。

DCIS 保乳术后接受全乳放疗能降低局部的复发风险。NSABP 主持的 B-17 试验是研究 DCIS 的第一个前瞻性、随机对照临床试验,其目的是检测切缘阴性保乳术后放疗降低局部复发率的有效性。15 年的随访结果显示,保乳术后辅以放疗,同侧乳房的浸润性与非浸润性的累积复发率从 35% 下降到 19.8%;而同侧乳房的浸润性复发率则从 19.4% 下降到 8.9%。在此试验中,保乳患者的死亡率仅为 0.67%/ 年,放疗并没有改善患者的生存率,两组的 OS 并没有统计学差异。

那是否有什么指标可以用来协助判断患者对后续治疗的反应性呢? Van Nuys 预测指数(Van Nuys prognostic index,VNPI)是美国南加州大学用于决策 DCIS 患者保乳术后的辅助治疗的最早的一个预测指标。VNPI 结合年龄、DCIS 的程度、病理分级以及切缘宽度这 4 个变量预测患者预后,每个变量总分均为 3 分,得分越高,意味着复发风险越高。Silverstein 等研究显示疾病复发风险低(VNPI 得分 4~6)的患者的 DFS 并不能从放疗治疗中获益;相反,放疗可使疾病复发风险中(VNPI 得分 7~9)的患者的无复发生存率提高 10%~15%;而疾病复发风险高(VNPI 得分 10~12)的患者无论保乳术后是否接受放疗,其局部复发率均是令人难以接受的高。因此,根据 VNPI 得分对患者分层可以更好地对患者进行个体化治疗:低复发风险的患者只需接受保乳治疗,中复发风险的患者需要接受保乳加放疗,而高复发风险的患者需要考虑乳房全切术。除 VNPI 外,斯隆凯特琳纪念癌症中心(Memorial Sloan Katherine Cancer Center,MSKCC)的研究人员同样提出了一个列线图预测 DCIS 患者的长期预后,采用的独立预测因素包括诊断时年龄、乳腺癌的家族史、表现(临床 vs. 影像学)、辅助放疗、辅助内分泌治疗、核分级、坏死、切缘、手术切除的肿物数目、术后的年数。

ESMO 原发乳腺癌临床实践指南中对于 DCIS 的放疗有较全面的建议,它认为 DCIS 保乳术后的全乳放疗能降低局部复发率,但对总生存并没有影响(IA 级证据)。目前对于瘤床追加放疗剂量是否有效的证据仍不足,但对于某些高危复发风险的人群(如年轻患者)仍建议行瘤床追加放疗。所有的 DCIS 亚型均能从放疗中获益,但对于某些低危的患者(肿瘤<10mm,核分级 I/II 级,手术阴性切缘足够大)单行手术切除的复发风险已较低,可免行放疗治疗。

DCIS 的患者可以行保乳手术,但必须达到切缘阴性,并使用 VNPI 得分来区分这部分患者及其预后。由于这种术式保留了大部分的乳房,所以它被认为是最符合女性喜好和提高生活质量的手术方式。虽然对于想保留乳房的 DCIS 患者来说,保乳手术是一种有效和安全的替代全乳切除术的术式,但这部分患者继续存在着同侧乳房复发的风险。约有 19% 接受保乳手术的 DCIS 患者 5 年内会出现复发,而大约有一半的复发是表现为浸润癌。由于 DCIS 患者保乳术后需持续进行临床和影像学监测,使得在随后的诊断评估过程导致患者不必要的恐慌和焦虑,甚至接受了过度治疗。因此,DCIS 的保乳治疗也不是一劳永逸的,外科医生术前应多和患者沟通,共同商量一个性化的治疗方案。

七、小叶原位癌可否保乳

在 70 余年前就有学者对小叶原位癌(lobular carcinoma in situ,LCIS)加以阐述,但目前 LCIS 在筛查、诊断和治疗方面仍然存在诸多困惑。1941 年,Foote 和 Srewart 用 LCIS 这一术语明确描述了这种独特的疾病单元,认为 LCIS 是起源于小叶和末梢导管的非浸润性病变,他们将 LCIS 同导管原位癌进行比较,发现在一些患者中发生 LCIS 的同时可以伴有浸润性小叶癌(invasive lobular carcinoma,ILC),并假定 LCIS 可能是发展为乳腺癌的一个确定步骤即癌前病变,某种意义上类似于 DICS,并且推荐全乳切除。因此之后的 30 年,全乳切除成为临床治疗 LCIS 的标准方法。多年的随访也显示 LCIS 的确是乳腺癌的危险因素。1978 年,Haagensen 等提出,LCIS 患者的患侧与健侧乳腺随后发生乳腺癌的危险大致相同,且危险性都不高,因此他们认为 LCIS 患者不应行全乳切除,并提出应当称 LCIS 为“小叶肿瘤”(lobular neoplasia,LN),而非“癌”,包括从小叶不典型增生(atypical lobular hyperplasia,ALH)到 LCIS 的全部小叶增生性病变。这一观点被主流学界承认并沿用至今,LCIS 患乳腺癌风险与 DCIS 并不一样,LCIS 本质上并不是恶性疾病或癌前病变,单纯 LCIS 一般不需要外科手术治疗。小叶肿瘤是发生于末梢导管小叶单位的异型上皮增生,包含了一组不同组织学特征的小叶疾病。最常见的类型是典型 LCIS,另一种 LCIS 亚型是多形性 LCIS(pleomorphic lobular carcinoma in situ,pLCIS)。与典型的 LCIS 不同,pLCIS 中顶浆分泌在形态学和免疫组化中很常见,这些细胞的黏附更差,小叶中央坏死和钙化更为罕见。pLCIS 常与细胞学相似的浸润性多形性小叶癌(infiltrating pleomorphic lobular carcinoma,IPLC)并存。60%~90% 的 LCIS 表现为 ER 阳性,PR 阳性率略低,典型 LCIS 比 pLCIS 更倾向于阳性表达。在发病年龄方面,LCIS 最常见的诊断年龄为 40~50 岁,比 DCIS 早 10 年。据文献报道,绝经后女性的 LCIS 的发病率正逐年上升,因其并无特殊的大体外观以指导组织取样,LCIS 的诊断常常是在显微镜下观察其他病变的时候时偶然发现的,因此其在人群中的真实发病率不得而知。LCIS 在活检诊断为乳腺良性病变的病例中的发生率约为 0.5%~3.8%。在临床表现方面,LCIS 常隐匿存在,没有可触及肿块,也没有微钙化灶或其他影像学的异常表现。约 50% 的患者为多中心病灶,约 30% 患者病变为双侧 LCIS。

在治疗方面,由于 LCIS 是双侧乳腺癌发生的危险因素,因此诊断 LCIS 后任何的处理策略都应当是为了降低乳腺癌的发病风险。处理策略选择包括密切的乳腺监测、化学预防和

（或）预防性乳房切除。观察是大多数患者可以选择的策略,因为大多数的 LCIS 患者并不发展为浸润性乳腺癌。下面主要讨论我们在日常工作中遇到 LCIS 患者的处理策略。

(一) 手术切除后发现的或存在于保乳手术边缘的 LCIS

由于典型的 LCIS 一般不需要手术治疗,因此常规乳房局部肿块切除或乳房全切术后发现的 LCIS 不需要进一步外科处理。与乳腺导管非典型增生(atypical ductal hyperplasia, ADH)一样,LCIS 手术切缘与患者的局部复发风险无关,因此与边缘残留 DCIS 或浸润性癌的外科治疗不同,保乳手术边缘有 LCIS 存在也不必再扩大切除更多的乳腺组织。但如果边缘有 pLCIS,则在处理上有一定的争议,有观点认为 pLCIS 常与细胞学相似的浸润性多形性小叶癌并存,建议再次切除至切缘阴性,也有观点认为无须再切,观察即可。目前我们尚缺乏长期随访的资料。

(二) 空芯针组织活检的 LCIS 是否需要行手术切除

空芯针活检发现 ADH 需要进一步手术切除病灶。目前空芯针活检发现 LCIS 后行开放切除活检已经成为推荐的标准做法,以便把取样误差、遗漏共存的 DCIS 或浸润性癌的风险减到最小,但这种做法现在也受到挑战,因为有不少研究发现进一步的再切除活检能发现有意义的疾病比例很低。Liberman 等通过大宗病例的回顾性分析,指出空芯针检出的 LCIS 有以下情况推荐进一步手术切除:①组织病理学结果为 LCIS,而影像学结果提示为其他类型乳腺疾病,两者不一致时;②空芯针活检诊断为 LCIS 和 DCIS 不容易区分,或两者组织病理学特征交迭时;③LCIS 伴有其他高位病变时,如放射性瘢痕或 ADH。Middleton 等推荐如果针吸活检为 LCIS 同时伴有肿块者需要手术切除,如果空芯针活检诊断为 pLCIS 的情况需进一步手术切除,因为 pLCIS 的生物学特征与低分级 DCIS 相似。

NCCN 指南认为,对于空芯针活检发现为 LCIS 的患者,在完成体格检查、乳腺 X 线摄片及手术切除活检后,若病理证实为单纯性 LCIS,则首选的治疗方案是随访观察(每 6~12 个月 1 次病史采集和体格检查,每年一次乳房 X 线摄片),但在一些特殊情况下,如 *BRCA1/2* 突变或有明确乳腺癌家族史的妇女,可以考虑行预防性双侧全乳切除联合或不联合乳房重建术。对于侵袭性更强的多形性 pLCIS,考虑到目前尚缺乏其临床治疗转归的相关资料,且该类型 LCIS 所占比例极少,故 NCCN 专家组并未将其作为一种独立的疾病给出治疗建议。

(三) 保乳联合放疗对 LCIS 的可行性

在预防性外科切除方面,局部切除(保乳手术)联合或不联合放疗都是可行的,预防性全乳切除联合或不联合整形重建同样是合理的选择。来自美国 SEER 数据库的资料显示,LCIS 患者无论是接受单纯局部切除(保乳手术)不联合放疗,还是双侧预防性全乳切除术,术后的 10 年长期生存率一样,且高达 91%。因此虽然缺少大规模随机对照试验的证据,但目前仍认为单纯保乳术不进行联合全乳放疗是可行的治疗 LCIS 的方法之一。

(四) 浸润性癌伴有 LCIS 的保乳治疗

研究显示,同时伴有 LCIS 存在的浸润性癌,在保乳治疗后同侧乳腺癌复发的危险性未见增高,因此治疗方面也不需要更多的处理。

八、浸润性小叶癌

乳腺浸润性小叶癌(invasive lobular carcinoma,ILC)是仅次于 IDC 的常见乳腺癌组织学类型,约占乳腺癌发生率的 5%~15%。在过去的 10 年内,ILC 发病率的增加明显高于 IDC,

特别是在绝经后的妇女中。1979~1999 年,ILC 的年增加率为 14.4%,而 IDC 的年增长率仅为 1.4%,这一现象可能与长期的雌激素和孕激素替代治疗有关。

乳腺 ILC 主要浸润乳腺间质,常不破坏乳腺内在的解剖结构且不引起基质的结缔组织反应,因此可不形成可触及的肿物,部分病例只表现为小结节或细颗粒状,临床检查容易漏诊。ILC 的平均患病年龄为 64 岁,稍高于 IDC 的 60 岁。相比 IDC 患者,ILC 更容易发生在中央象限,且肿瘤直径更大,容易出现多中心病灶或双侧乳腺病灶。此外,多数 ILC 患者雌激素受体阳性(高达 90%),约 10% HER-2 阳性,对化疗的敏感性较差。

在外科治疗方面,ILC 与 IDC 相比同样适于保乳治疗。有研究对比了 ILC 和 IDC 保乳治疗的疗效差异,Thao 等的一项研究入组了 I、II 期的 84 例 ILC 和 1126 例 IDC 患者,比较这两类患者保乳术后局部复发、乳腺癌相关死亡率和对侧乳腺癌发生率的差别。结果显示 ILC 患者 5 年和 10 年的局部复发风险分别为 1% 和 7%,而 IDC 患者为 4% 和 9%,二者无明显差别(P=0.70),两组患者的乳腺癌相关死亡率亦无明显差别。因此,ILC 患者接受保乳治疗能获得与 IDC 患者同样的局部控制效果和远期 DFS,ILC 患者行保乳治疗是可行的。其他多位学者的研究也得出类似的结论,详见表 2-1。

表 2-1 ILC 与 IDC 保乳术后局部复发风险比较

作者	研究年限	患者数目		随访时间(年)	局部复发风险		统计学差异
		ILC	IDC		ILC	IDC	
Salvadori	1997	286	1903	10	8.00%	8.00%	无
Molland	2004	182	1612	4	3.90%	5.30%	无
Silverstein	1994	161	1138	6	5.00%	5.00%	无
Winchester	1998	146	1807	5	2.80%	3.30%	无
Peiro	2000	96	1089	10	15.00%	13.00%	无
Vo TN	2006	84	1126	11	6.80%	8.60%	无

注:ILC.invasive lobular carcinoma; IDC.invasive ductal carcinoma

既然 ILC 与 IDC 相比在保乳治疗后局部复发率无差异,那对于 ILC 本身,乳房切除相比于保乳是否会带来更好的预后呢? 这一观点的提出是因为 ILC 本身的临床病理特点有肿瘤直径更大、更容易有多灶性 / 多中心性病灶,且有些小样本的回顾性分析研究也显示了在 ILC 患者中,乳腺全切术较保乳术的局部控制效果更好。然而,更大样本量的研究并不支持这一观点。Holland 等的回顾性研究纳入了 226 例单纯性浸润性 ILC 患者,分别接受保乳治疗和乳房切除治疗,随访结果显示两组患者的局部复发率无显著统计学差异。Chung 等的回顾性研究纳入了 4886 例乳腺癌患者(IDC 或 ILC),其中有 316 例 ILC 患者,按照病理类型(IDC 或 ILC)和治疗方式("保乳"或"乳房切除")分组:"保乳"组患者的 5 年局部复发率为 2.8%,"乳房切除"组为 4.3%;对于 IDC 患者,两种手术方式的 5 年局部复发率分别为 2.5% 和 2.1%。因此,目前基本认为 ILC 患者接受保乳与乳腺全切术能获得相同的局部控制效果,详见表 2-2。

ILC 的癌细散分布于纤维结缔组织中,因其促纤维增生性能力缺失,外科医生很难确定其肿物的边界,理论上会增加切缘阳性的风险。但 Van den Broek 等报道了 416 例 ILC 患者

表 2-2　ILC 保乳与全乳切除局部复发风险比较

作者	研究年限	ILC 患者例数	保乳术后局部复发率（%）	全乳切除术后	统计学意义
Singletary	2005	21 596	3.2%	3.5%	无
Chung	1997	248	2.8%	4.3%	无
Holland	1995	226	8.0%	12.0%	无
Hussien	2003	129	43.0%	5.0%	有
Warneke	1996	111	3.0%	3.0%	无

ILC.invasive lobular carcinoma

中位随访 6 年后,单因素及多因素分析均显示阳性边缘并非局部复发的危险因素。阳性边缘之所以未能增加 ILC 患者的局部复发风险,可能由于 ILC 对放疗高度敏感所致。有临床研究支持这一猜想。尽管如此,在临床实践中,我们仍提倡以切除肿瘤并获得阴性切缘为标准,在具体进行保乳手术时,更加准确地判断肿瘤大小有利于提高 ILC 患者的保乳成功率。前文提到,因 ILC 的促纤维增生能力缺失,术前钼靶及彩超检查会低估肿瘤大小,此时可考虑进行术前 MRI 检查以准确评估肿物大小。不少中心报道的 ILC 保乳手术切缘阳性率高(表 2-3),很可能与术前低估了肿瘤大小有关系。此外,通过肿瘤整形修复术(oncoplastic surgery)的方法可以更大范围切除肿瘤,同样又有利于提高保乳手术的阴性切缘率。

表 2-3　ILC 保乳术后边缘状态

作者	研究年限	边缘阳性或边缘不足比例	最小阴性切缘距离（mm）	T1/T2 所占比例
White	1994	64%	2	66%/?%
Silverstein	1994	59%	1	41%/49%
Moore	2000	51%	2	42%/58%
Hussien	2003	63%	5	78%/14%
Takehara	2004	60%	—	—
Dillon	2006	49%	5	—
Sakr	2011	39%	5	62%/38%

九、广泛导管内成分可否保乳

广泛导管内成分即 EIC,最早由 Schnitt 于 1984 年提出,它是指:①DCIS 在浸润灶中所占的比例≥25%;②DCIS 明显存在丁肿瘤外周的组织中。EIC 在早期乳腺癌中的发生率为 20%~30%,可能与染色体区域 *1q21-23* 等位基因缺失有关,EIC 阳性常伴有 LVI 阳性;此外,EIC 还可能与 Her-2 信号扩增、发病年龄较小有关。EIC 的临床意义在于提示乳房内可能存在广泛导管内散在分布的 DCIS 病灶的风险,如果进行保乳手术,残留肿瘤的几率较高,较难取得切缘阴性。Holland 等回顾分析 66 例 EIC(+)和 151 例 EIC(-)患者全乳切除标本,发现原发肿瘤 EIC(+)在瘤外发现癌细胞的机会明显增加(74% *vs.* 42%),且多数以 DCIS 为主;EIC(+)也能提示距切缘 2cm 内的乳房组织中有浸润病灶的残留。但这些残余病灶能否引起局部复发,能否被当今强大的辅助治疗所控制,目前仍存争议。许多回顾性研究均提示 EIC 与局部复发风险升高有关。也有相反的结果,如 NSABP B-06 试验中并未发现 EIC 与同侧乳腺癌复发相关。在生存率方面各个研究结果基本一致,EIC 并不影响患者的总生存率。虽然 EIC 提示病变范围广,可能超出临床判断,但目前其仍不能作为单一风险因素而影响治疗决策,需综合判断是否存在其他高危因素。目前没有指南、共识和会议认为 EIC(+)不可保乳,因此,只要在广泛切除下能保证切缘阴性者,EIC(+)并不是保乳的禁忌证。

十、Paget 病

Paget 病又称为湿疹样乳腺癌,是发生在乳头乳晕部位的恶性肿瘤,是一种特殊类型的乳腺癌。临床上比较少见,占乳腺癌总数的 1%~3%。1840 年,Velpean 首次描述乳头乳晕的这种肉眼可见的湿疹样改变。1874 年,Paget 报道了 15 例乳腺癌患者同时存在乳头乳晕的湿疹样改变,当时他推测这种皮肤改变是良性病变。直到 1928 年,Pautrier 发现 Paget 细胞是一种恶性细胞,从而奠定了乳腺 Paget 病是恶性病变的理论。Paget 病的临床表现很像慢性湿疹。大多数患者常以乳头局部奇痒或轻微灼痛而就诊,可见患者的乳头、乳晕部位皮肤红斑,轻度糜烂,有渗出时潮湿,有时还覆盖黄褐色鳞屑状痂皮,病变皮肤变硬、增厚,与正常皮肤分界清楚;病变常开始于乳头,并逐步向乳晕区皮肤缓慢蔓延,乳头和乳晕部皮肤湿疹样改变经局部药物处理后,可短期好转,但很快又复发。确诊主要依靠病变部位皮肤的病理组织活检,应做多点的活检取材。典型病例的乳头溢液涂片做病理观察时,可以找到发生恶变的 Paget 细胞。由于 Paget 病在早期与慢性湿疹和接触性皮炎较难鉴别,因此对于乳头、乳晕的慢性皮肤病变,经 2 周以上治疗无明显好转或虽好转但反复发作的患者,应高度警惕本病的可能。

根据是否存在乳腺肿块,可以分为伴或不伴肿块的乳头乳晕病变。对于不伴有肿块的单纯乳头乳晕病变的 Paget 病,病变如果尚未突破基底膜,则属于乳腺原位癌的一种,其治疗效果佳,预后好。这类型占全部 Paget 病患者中的一半。另一半则是伴有乳腺肿块的 Paget 病患,其中大多为浸润性乳腺癌。还有一小部分患者是以乳腺肿块为首发表现,不伴明显乳头乳晕病变,经术后病理学检查才发现乳头有特征性的 Paget 细胞而确诊。

传统观点认为全乳切除术是乳腺 Paget 病的标准治疗模式,然而,随着保乳手术的广泛开展,越来越多的观点认为对乳腺 Paget 病一概而论地进行全乳切除可能存在过度治疗,在保证切缘阴性的前提下,保乳手术也是可以考虑的一种方式。因其发病率较低,不可能进行前瞻随机对照临床试验直接比较保乳联合放疗与乳腺全切术在 Paget 病中的疗效差异,但现有的回顾性临床分析的数据均提示保乳手术在 Paget 病中的安全性。Kawase 等对 104 例乳腺 Paget 病患者进行回顾性分析,发现只要控制好高危因素,保乳与乳房切除组的患者 10 年 OS、DFS 及局部复发率均无差异。2017 年 NCCN 乳腺癌临床实践指南推荐,对于无伴发肿瘤(即无可触及的肿块及影像学异常)的 Paget 病,给予切除全部 NAC 并保证其下乳腺组织切缘为阴性的保乳手术。如乳腺其他部位出现伴发肿瘤,应在确保阴性切缘的情况下切除 NAC 并按保乳手术的标准切除周边的肿瘤病变获得阴性切缘。在保乳术后,放疗是乳腺 Paget 病的必要局部辅助治疗手段之一。Polgar 等对 33 例乳腺 Paget 病患者施行乳头乳晕锥形切除保乳术,术后不加放疗,中位随访6年,结果显示11例局部复发,10例为浸润性癌,其中6例有远处转移。与之相反,EORTC的一项前瞻性研究中,入组乳腺Paget病患者61例,其中93%伴有DCIS,7%不伴DCIS。这些患者均采用切除NAC的手术方式,并确保切缘阴性加术后全乳放疗。随访6.4年,4例局部复发,其中3例为浸润性癌,1例为DCIS,5年局部复发率为5.2%。因此,保乳手术术后的放疗对于Paget病患者必不可少。

十一、遗传性乳腺癌患者可否保乳

遗传性乳腺癌占全部乳腺癌的5%~10%,具有发病年龄早、双侧发生、并发其他器官肿瘤的特点。其诊断标准主要参照目前NCCN指南,具有相关家族病史(表2-4);或者基因检测显示有*BRCA1/2*突变。*BRCA1*是乳腺癌特异性的抑癌基因,参与细胞周期调控、DNA损伤修复及诱导肿瘤细胞凋亡。最常见的*BRCA1*突变为无义和缺失突变,形成截短蛋白,功能缺失,最终导致乳腺癌的发生。*BRCA2*通过BRC Lipide(脂质)与DNA修复因子RAD51结合,参与DNA双链切断时的重组修复。携带*BRCA1*和*BRCA2*基因突变的人群在80岁时患乳腺癌危险度分别为90%和41%。在一般人群中,病理性*BRCA1*突变的携带率约为0.125%(1/800),而在家族性和早发性乳腺癌患者中,*BRCA*的突变率明显升高。据报道,欧

表 2-4　遗传性乳腺癌的判断标准

(参考《NCCN遗传性／家族性高危评估:乳腺癌和卵巢癌指南》)

遗传性乳腺癌的判断标准
家族中有亲属检测为*BRCA1/2*突变
曾有乳腺癌病史,且至少满足以下一项: (1) 乳腺癌诊断时年龄≤45岁 (2) 有两次原发性乳腺癌,且第一次原发性乳腺癌发生时年龄≤50岁 (3) 乳腺癌诊断时年龄≤50岁,且有至少一个近亲患有乳腺癌 (4) 乳腺癌诊断时年龄≤60岁,且为三阴性乳腺癌 (5) 至少有一名近亲诊断为乳腺癌时年龄≤50岁 (6) 至少有两名近亲诊断为乳腺癌 (7) 至少一名近亲诊断为上皮来源性卵巢癌 (8) 至少两名近亲诊断为胰腺癌或侵袭性前列腺癌(Gleason值≥7) (9) 男性近亲诊断为乳腺癌 (10) 具有基因高突变特性的少数民族,如德裔犹太人
曾有上皮来源性的卵巢癌、输卵管癌或原发性腹腔肿瘤病史
曾有男性乳腺癌病史
曾有胰腺癌或侵袭性前列腺癌病史(Gleason值≥7),且两个以上的近亲患有乳腺癌、卵巢癌、胰腺癌或侵袭性前列腺癌(Gleason值≥7)
有下列家族史: (1) 一级亲属或二级亲属符合上述标准 (2) 三级亲属诊断为乳腺癌和(或)卵巢癌,且至少两名近亲诊断为乳腺癌和(或)卵巢癌(至少一位近亲的诊断年龄≤50岁) (3) 临床判断患者有无基因突变可能 (4) 仅在患病家属无法接受基因检测时,才考虑对未患病的个人进行检测

美国家家族性乳腺癌患者的 *BRCA1*、*BRCA2* 突变率分别为 7.1%~26.5% 和 13.0%，日本则有报道为 13.3% 和 18.6%。中国人群的早发性乳腺癌患者的 *BRCA1* 突变率与欧美国家相近，而家族性乳腺癌患者的突变率则低于西方人群。

BRCA 基因突变对进行保乳手术的选择有影响吗？研究显示，进行保乳的 *BRCA* 基因突变者与散发乳腺癌患者相比，原发肿瘤的控制无明显差异。Pierce 等报道了 71 例进行保乳的 *BRCA* 基因突变者的 5 年 OS、DFS、肿瘤控制率分别为 86%、78%、98%，另 213 例配对的散发对照组为 91%、80%、96%，两组无统计学差异。但更长的随访会发现，*BRCA* 基因突变者在保乳手术后，同侧复发的风险会在 5 年后较散发组显著升高，但这些"复发"大多位于与原发肿瘤不同的部位/象限，提示这其实是新发肿瘤。也有观点认为，对于 *BRCA* 突变患者，保乳术后如配合足够的辅助治疗，包括卵巢切除等内分泌治疗、辅助化疗和放疗，也可降低新发乳腺癌的风险。Pierce 等将 655 例 *BRCA 1/2* 基因突变的患者分成两组，分别进行保乳手术和改良根治术。15 年随访两组的局部复发率分别为 23.5% 和 5.5%，绝大多为新发肿瘤而非真性复发。保乳手术联合术后化疗者 15 年的局部复发率降至 11.9%。

另一方面，*BRCA* 基因突变与散发乳腺癌相比，对侧乳腺癌的发生风险同样明显升高。在 Pierce 等的研究中，*BRCA* 基因突变者 10 年和 15 年的对侧乳腺癌发生率达到 26% 和 39%，而散发对照组仅为 3% 和 7%。虽然他莫昔芬治疗可降低 *BRCA* 基因突变者的对侧乳腺癌发生风险，但与散发对照组相比仍有显著的统计学差异。即便是乳房切除组，其对侧乳腺癌的发生风险都超过了 40%，并且与放疗与否没有关系。

因此，对于 *BRCA1/2* 基因突变患者来说，能否保乳是一个相对复杂的问题。对于患侧乳房而言，接受保乳手术的局部"真性"复发率和 OS 与散发乳腺癌患者相比没有差别。但保留乳房后的长期生存时间段内，患者无论是同侧残余乳房还是对侧正常乳房，新发肿瘤的可能性都较正常患者明显升高。虽然在保乳术后加用标准的辅助治疗（内分泌、放疗、化疗等）理论上可以降低新发肿瘤的风险，但目前这一假设仍缺少可靠的证据。对于 *BRCA* 基因突变患者进行保乳手术时，还须充分告知患者相关风险，告知其可选择接受双乳全切术加或不加双乳重建手术。

考虑 *BRCA1/2* 的检测较为昂贵，且中国的 *BRCA* 突变情况与国外存在差异，因此，在我国暂不建议常规推荐使用 *BRCA1/2* 的基因检测进行遗传性乳腺癌的诊断，依靠询问乳腺癌家族史来判断是否为遗传性乳腺癌在我国更具有现实意义。虽然有乳腺癌家族史的妇女是乳腺癌的高危人群，但对于乳腺癌患者来说，家族史并非保乳手术的禁忌证。Brekelmans 等的配对病例对照研究（BORST study）显示，相较无乳腺癌家族史的患者而言，具有阳性家族史的患者的第二原发肿瘤发生率显著升高，对年龄分层后发现，在年龄 <50 岁的亚组中，家族史是第二原发肿瘤的危险因素，而在年龄 >50 岁的亚组并未发现这一相关性。乳腺癌家族史与诊断年龄、肿物大小、边缘状况、肿瘤病理类型、局部复发时间、局部复发位置及保乳手术后的局部复发率方面均未见具有统计学意义的相关性。Vlastos 等的研究（2002）纳入了985 例保乳术后的早期乳腺癌患者，平均随访 8.8 年，具有乳腺癌家族史的患者同无家族史的患者相比，在局部区域复发率、远处转移率、乳腺癌特异性生存率或对侧乳腺癌发生率方面相比较均无明显统计学差异。乳腺癌家族史不是保乳治疗的禁忌证。同样，对于具有乳腺癌家族史的 DCIS 患者，保乳治疗同样不会增加复发或死亡的相关风险。

十二、叶状肿瘤的保乳问题

叶状肿瘤(phyllodes tumor，PT)属于纤维上皮性肿瘤，是由数量占优势的间质成分和上皮成分构成的一种双相性肿瘤。JohannesMuller 于 1838 年首次报道了该肿瘤，并命名为叶状囊肉瘤(cystosarcoma phylloides or cystosarcoma phyllodes)。叶状肿瘤绝大多数表现为良性病变，而"肉瘤"尤其是"良性囊肉瘤"的命名会带来许多困惑甚至造成不必要的过度治疗，因此，WHO 在 1981 年将该肿瘤命名为叶状肿瘤。叶状肿瘤总体发病率较低，占女性所有乳腺肿瘤的 0.3%~1.0%，平均发病年龄为 45 岁。大体观察肿瘤呈结节状，体积常较大，肿物可见坏死或出血，但这与恶性程度无关。镜下观察可将 PT 分为良性、交界性和恶性三类(表2-5)。需要注意的是，三类 PT 均可发生局部复发，乳腺或胸壁的复发肿瘤镜下可见导管结构，但转移瘤中仅可见间质成分。

表 2-5　良性、交界性、恶性叶状肿瘤的病理学区分标准(WHO)

	良性	交界性	恶性
间质细胞异型性	轻度	中度	重度
核分裂象	<4/10HPF	4~9/10HPF	≥10/10HPF
边缘	推挤式边界	推挤或浸润式边界	浸润式边界
间质过度生长	无	无或少见	明显的间质过度生长
间质细胞密度	轻	中	重
异源性成分	罕见	罕见	常见

PT 临床表现多为单侧、边界清楚、活动性较好的质硬肿物。多数肿瘤生长较快，常有短期内迅速增大病史。较大肿瘤表面的皮肤常常变薄、发亮、浅静脉曲张，但很少溃疡。PT 也可双侧或多发。部分巨大的恶性肿瘤可侵犯皮肤和胸壁，也可出现自发性梗死导致血性溢液。PT 的生物学表现差异较大，良性 PT 类似纤维腺瘤，生长较慢，而恶性程度较高的 PT 同样可以发生远处转移。在影像学表现方面，B 超显示常为轮廓光滑，内部回声均匀，后方回声增强；乳腺 X 线可见肿物成像良好，边界光滑，分叶状。肿物周围透亮环常认为是周围正常乳腺被压迫后的继发改变。需要注意的是，随着筛查的普及和人们乳房健康意识的提高，较小的 PT 越来越多地被发现，他们与纤维腺瘤的影像学鉴别往往比较困难；就算采用细针穿刺活检或空芯针活检，同样无法有效地将 PT 与纤维腺瘤进行鉴别。NCCN 乳腺癌临床实践指南中指出，细针穿刺活检根本不能区分两者，空芯针活检在大多数情况下不能区分纤维腺瘤和 PT，因此，只有完整切除肿物后的病理检查才能明确诊断。

我们需要意识到，在外科治疗方面，即便是良性的叶状肿瘤，手术后同样也存在复发的可能性，例如 Barth 等在回顾分析了经局部广泛切除治疗的 PT 患者长期随访后，良性、交界性和恶性 PT 复发比例分别是 8%(17/212)、29%(20/68)、36%(16/45)。因此，PT 组织学的良、恶分型并不能完全区分是否会出现局部复发，此外，PT 术后复发风险与切除范围大小有关。对于明确术式而言(局部广泛切除或全乳切除术)，若病理阴性切缘≥2mm 则局部复发率≤10%；若病理阴性切缘较近(1~2mm)，复发率为 12.5%；若切缘阳性，复发率 >30%(表2-6)。因此，NCCN 指南认为对于局部复发的预测而言，PT 的病理学分类(良性、交界性、恶性)

表 2-6　交界性和恶性 PT 切缘阴性的保乳术后局部复发的病例总结

研究	年份	局部复发病例数 / 总数			中位随访时间(年)	复发中位时间
		交界性 PT	恶性 PT	总计		
Reinfus s et al.	1996	3/15	0/4	3/19	8	<20
De Ross et al.	1998	0/1	0/1	0/2	未描述	—
Zissis et al.	1998	—	0/3	0/3	6.6	—
Holthouse et al.	1999	0/2	0/2	0/4	10	—
Chaney et al.	2000		0/6	0/6	4	—
Kapiris et al.	2001	—	4/14	4/14	9	10
Kok et al	2001	1/3	1/1	2/4	3.1	8
Asoglu et al.	2004	2/3	6/19	8/22	7.5	17
Fou et al	2006	—	4/17	4/17	4.3	14
Abdalla et al.	2006	4/11	2/5	6/16	5	未描述
Taia et al.	2007	0/5	1/6	1/11	8.2	18
Barrio et al.	2007	—	5/40	5/40	8.3	24
Lenhard et al.	2007	2/10	2/6	4/16	7.1	72
总计		12/50 (24%)	25/124 (20%)	37/174 (21%)		

的重要性不如手术切缘阴性重要。与该观点一致,我中心认为应当将 PT 的外科治疗视为一个整体,以探讨 PT 能否进行保乳,而无须进一步细分良性、交界性或恶性 PT 的差别。目前的研究认为 PT 的全乳切除与达到阴性切缘的局部广泛切除在总生存率上并无显著性差异。其中,Macdonald 等对于恶性 PT 是否可以保乳的问题,采用了 SEER 数据库进行研究,纳入了 1983~2002 年期间被诊断为恶性 PT 的 821 例患者,其中 428(52%)例行全乳切除术,393(48%)例行广泛切除或病灶切除术,主要是研究相关临床病理因素对病因特异性生存率(cause-specific survival,CSS)的预测价值,中位随访 5.7 年,显示局部的肿块广泛切除和全乳切除相比都具有相同或更好的 CSS,因此恶性 PT 接受全乳切除并不能带来更好的预后。

　　综上所述,对于未发生远处转移的 PT,当前主要的治疗方案是局部广泛切除(即保乳手术),外科手术切缘应保证宽切缘(肉眼宽度 >1cm)。阴性切缘可以提高 DFS、降低局部复发率。保证切缘阴性的保乳手术是首选的外科治疗方案,若不能保证切缘充分阴性时需行全乳切除术。局部复发一般发生在术后 2 年内,且随着每一次复发,肿瘤细胞恶性度可能会升高。因此对于复发的 PT,可考虑行全乳切除术。相似地,PT 远处转移也好发生在术后 2 年内,几乎可转移至所有内脏器官,但肺和骨骼最常见,腋窝淋巴结转移罕见。基质过度生长是转移的最重要因素。发生远处转移的病例中,绝大多数都在 1~2 年内死亡,极少能长期存活。复发和转移相关因素见表 2-7。

　　因缺少大样本研究数据,目前放疗和化疗对 PT 治疗的作用尚不清楚。

　　有研究显示对于交界性或者恶性 PT,术后放疗虽不能获得生存获益,但可以降低局部

表 2-7　乳腺叶状肿瘤局部复发和远处转移相关因素

局部复发相关因素	交界性或恶性 PT 远处转移相关因素
阳性切缘或切缘 <1cm	间质过度生长
核分裂象较高	间质细胞密度大
肿瘤坏死	间质细胞异型性
肿瘤较大	阳性切缘或切缘 <1cm
	核分裂象较高
	肿瘤坏死
	肿瘤较大

复发率。因此有观点认为，对初发肿瘤直径 >5cm、基质过度生长、核分裂象多、向周围浸润生长的肿瘤可予以放疗。在 M.D.Anderson 癌症中心，仅对切缘接近阳性或切缘阳性的患者进行放疗。对于局部复发的患者而言，虽然证据仍不充分，但 NCCN 指南认为手术后的放疗是需要考虑的，原因主要是如果局部复发后进行二次手术，术后若再次出现局部复发后的治疗难度将会非常大。例如全乳切除后的胸壁复发需要更大的切除范围，包括切除多根肋骨并进行相应重建或肌皮瓣移植等复杂手术，而对于局部复发的 PT 患者行再次手术后联合放疗有助于降低二次复发事件的风险。

化疗比放疗更具争议。目前，对于基质过度生长的患者，尤其是肿瘤直径 >5cm 的患者，因为这些肿瘤有相对较高的远处转移率，可以考虑给予化疗。NCCN 指出化疗方案依据软组织肉瘤的治疗原则。

在内分泌治疗方面，PT 中有不同程度的激素受体表达，但是大多局限于上皮组织，而转移瘤中仅有间质成分，因此内分泌治疗也无助于转移灶的控制。由于缺少更可靠的证据，我们目前不支持使用内分泌手段治疗 PT。

（聂燕）

十三、妊娠期乳腺癌

妊娠相关乳腺癌是指妊娠期和产后一年内发生的乳腺癌，是妊娠期最常见的恶性肿瘤，它在妊娠妇女中的发病率为 1/6000~1/1000。近来其发病率有上升，可能与越来越多的女性推迟生育有关。妊娠期乳腺癌的典型表现是乳房的无痛性肿物。但因为妊娠期间乳房本身存在的一些生理性改变，包括乳房充血、肥大和乳头溢液等，会使妊娠期乳腺癌的诊断变得困难。延迟诊断时有发生，导致妊娠乳腺癌诊断时的分期较晚。因此，妊娠乳腺癌伴随的转移也更多，预后更差。妊娠期间乳房可疑的肿物都应当进行活检，尽管 80% 的肿物是良性的。此外，超声在妊娠期间也是一种安全的诊断手段，是首选的无创性检查，没有辐射，敏感性和特异性都很高。妊娠期进行 MRI 检查的安全性和有效性目前并没有定论，在妊娠期行 MRI 检查要谨慎，尤其在妊娠第一阶段；有研究显示 MRI 的造影剂金钆能通过胎盘屏障进入胎儿血液循环，并在胎儿中富集；金钆在肾功能不全的成年人中可能引起肾源性系统性纤维化，对于 <1 岁的儿童，由于肾功能未发育完全，存在低度的肾源性系统性纤维化的风险。如果妊娠期间需行 MRI 检查，建议使用欧洲药监局和美国 FDA 推荐的造影剂：钆贝葡胺和钆

贝葡甲胺。我中心不推荐在妊娠期间进行双乳钼靶检查,除非患者明确表明要求放弃胎儿。在有创性诊断方面,妊娠期间行局部麻醉下空心针穿刺活检很安全,敏感性高达90%,而且很少发生乳瘘。但不推荐使用细针穿刺活检,因为妊娠和产后激素诱导的乳房生理性增大,会增加细针穿刺活检的假阳性率和假阴性率。

在考虑使用影像学的手段进行分期以评估妊娠期乳腺患者是否有远处转移时,我们认为只有在它的检查结果能改变临床治疗策略时才有必要进行,因为过多的影像学分期检查可能会增加胎儿的射线暴露和器官损害的风险。常规影像学检查认为胎儿接受的辐射剂量<0.01Gy 通常是安全的。而当胎儿接受的辐射量超出了阈值 0.1~0.2Gy 时,则会出现严重的辐射效应(如胎儿死亡、畸形)。因此控制好孕妇的放射暴露很重要,目前尚未有接受了低于阈值的放射暴露而出现器官畸形的报道;此外,反复多次的小剂量辐射暴露所受到的伤害比单次暴露相当总剂量所受到的伤害小。但这对胎儿产生远期影响如何目前仍不清楚。放射科医生和核医学科医生要一起评估患者的累积辐射剂量,为患者选择最准确安全的检查。

乳腺癌最常见的转移灶是肺、骨、肝转移,如果估计转移的几率不高,可以将评估推迟到生产后再进行,这些检查包括胸片、骨 MRI、骨扫描或 PET-CT。

一般来说,妊娠的各个阶段进行手术都是安全的,大部分麻醉药对胎儿都很安全。手术时主要需预防低氧、低血压、低血糖、发热、疼痛、感染或者血栓等会影响胎儿发育的不良事件发生。术中需要胎心监护仪来监测胎儿情况。因为疼痛能诱发早产,所以需要充分麻醉。术后的子宫分娩记力仪可以确定被止痛掩盖的任何子宫活动。而且,除了恶性肿瘤,妊娠也是血栓形成的高危因素,所以推荐用低分子肝素预防血栓形成。妊娠相关乳腺癌患者手术方式的选择原则与非妊娠期患者相同。妊娠相关乳腺癌患者可以选择全乳切除手术或者保乳手术加放疗。有研究显示妊娠相关乳腺癌的术后并发症很少。如果需要乳房重建,可以考虑假体植入,由于妊娠期的生理性改变,自体重建的方法建议分娩后才使用。虽然妊娠期间一般禁止放疗,但是妊娠相关乳腺癌并不是保乳手术的禁忌证。如果放疗可以推迟到分娩后进行,妊娠相关乳腺癌患者也可以选择保乳手术;需要注意的是,如果患者不需要术后辅助化疗,放疗最好不要推迟超过 12 周,而对于需要辅助化疗的患者,则可以先化疗直到分娩后再放疗,以减少局部复发的风险。当然,先接受新辅助化疗后再手术治疗也是可行的。

妊娠期乳腺癌手术后的系统性辅助治疗也有较多需要注意的地方。妊娠期间细胞毒性药物治疗的影响依据暴露于妊娠的不同阶段而不同。妊娠第一阶段禁止化疗;第二和第三阶段主要是胎儿的发育和成熟过程,可予以细胞毒性药物治疗。但是也有报道胎儿生长抑制、宫内或新生儿死亡、早产和造血抑制。化疗方案可以使用标准的方案如 FEC/FAC、EC/AC+T(每周或 3 周的紫杉醇,或者 3 周多西他赛)。暴露于化疗的胎儿出生以后的长期随访资料很少,一项关于母亲妊娠期因血液学肿瘤接受化疗的研究发现,母亲化疗后出生的 84 个孩子经过 19 年的随访没有发现先天性、神经系统、免疫系统或者心理异常。关于 70 例胎儿在子宫内暴露于化疗后的长期随访结果显示,胎儿与普通人群一样健康生长,中枢神经系统、心脏和听力都没有差别。此外,目前不推荐 Her2 阳性的妊娠乳腺癌患者使用曲妥珠单抗。胎儿的肾上皮细胞大量表达 Her2,暴露于曲妥珠单抗的胎儿可能出现肾衰竭甚至死亡。此外,羊水减少也与曲妥珠单抗暴露的疗程有关。在支持治疗方面,一般原则是尽量不用支持治疗的药物,除非有严重指征的药物才可以用于支持治疗。关于刺激白细胞和红细胞的生长刺激因子的妊娠期安全性证据很少,指南对于这些药物的使用也没有参考。甲基泼尼松龙和氢化可的松能在胎盘内广泛代谢所以可以使用于妊娠期,地塞米松和倍他米松能穿过胎盘,如果妊娠前三个月反复使用可增加胎儿注意力困难、大脑麻痹风险和唇裂的发病风险。

综上所述,妊娠相关乳腺癌在孕期接受手术治疗是安全可靠的,而其本身并不是保乳的禁忌证,如果放疗可以在分娩后才进行的患者也是可以行保乳手术的。

十四、隐匿性乳腺癌

隐匿性乳腺癌(occult breast cancer)这一概念最早是由 Halsted 提出的,指以孤立的腋窝淋巴结肿大为首发症状、临床乳房体检及钼靶检查均检测不到原发病灶的一类乳腺癌。它的发生率很低,占乳腺癌的 3%~5%,其临床分期为 "T0N1",临床特征与典型的Ⅱ期乳腺癌相似,因此国际抗癌联盟、美国癌症联合会分期将其归入Ⅱ期。

对于以腋窝肿瘤为首发症状的隐匿性癌首先应认真询问病史,了解患者既往有无肿物活检/手术史,有无恶性肿瘤病史及近期有无自行消退的病灶等;详细的体格检查和表浅病灶的穿刺活检都是必要的。在多数情况下,腋窝孤立性淋巴结肿是良性疾病,而恶性肿瘤中最常见的是淋巴瘤。当穿刺结果为腺癌转移时,首先应考虑是否乳腺来源;此外,其他腺癌来源的还包括甲状腺癌、肺癌、胃癌、胰腺癌和结直肠癌。然而,这些疾病通常不仅有腋窝淋巴结肿大。行胸腹部 CT 检查了解有无其他原发病灶或转移灶很重要;乳房应常规行双侧乳腺彩超及钼靶摄片检查;对常规影像学未能发现原发病灶而病理高度怀疑为乳腺来源时,可考虑行乳房 MRI 检查。研究发现,在隐匿性乳腺癌患者中,MRI 可以检测出乳腺中的早期强化灶,有较高的敏感性,进一步提高病灶的检出率。PET-CT 等对于部分患者可行,但不推荐常规使用。也可对腋窝淋巴结标本的雌激素、孕激素受体的免疫组化进行染色,助力乳腺癌的诊断,其阳性率高达 63.6%。某些乳腺癌特异性表达标记如 GCDFP-15、Mammoglobin 等可通过免疫组化技术检测,亦有助于乳腺癌的诊断。

全乳切除术加腋窝淋巴结清扫是隐匿性乳腺癌最普遍的治疗手段。有研究总结,对于隐匿性乳腺癌患者行乳房切除的标本中有 71% 能发现病灶,其中 66% 为浸润性癌;而对于乳房未行任何治疗的,有 50% 的患者最终会出现乳腺局部复发。因此建议即使临床检查未触及或影像学未发现肿物时,也应当对同侧乳房进行治疗。当然也有研究报道了隐匿性乳腺癌保留乳房的结果,且保留乳房的生存率与切除乳房的相当。针对隐匿性乳腺癌的保乳治疗大致分为以下三类。

1. 仅腋窝清扫同侧乳房不行任何处理(仅行观察) 这种做法因为会带来较高的复发率,目前已基本被摒弃。MD Anderson 肿瘤中心的研究中,29 例乳房未行手术治疗(16 例予行全乳及腋窝放疗,13 例乳房不接受任何治疗仅接受腋窝治疗)接受了放疗治疗的患者的 5 年局部复发率为 17%,而无放疗者为 57%。Merson 等报道了 29 例隐匿性乳腺癌患者保留了乳房,其中 17 例未接受放疗的患者中 9 例出现复发(53%)。可见不行放疗其局部复发率明显过高,全乳放疗可明显降低同侧乳房的复发风险,提示全乳腺放疗可作为替代乳房全切术的另一选择。

2. 腋窝清扫 + 同侧乳房外上象限切除的保乳术 这一治疗方法也不推荐,因为有半数以上的肿瘤发生于其他象限,单纯行外上象限切除会造成肿瘤残留。

3. 腋窝清扫 + 同侧乳房全乳放疗治疗,联合或不联合同侧乳房外上象限切除的保乳术 这种方法是我们推荐的方式,事实上,隐匿性乳腺癌是可以 "保乳" 治疗的,但必须行全乳放疗。至于是否联合同侧乳房外上象限切除的保乳术,需要看具体情况进行具体问题的分析。

十五、Ⅳ期/晚期乳腺癌保乳问题

Ⅳ期乳腺癌又称转移性乳腺癌(metastatic breast cancer,MBC),可以治疗但无法最终治愈。这类患者在癌症治疗中通常会被医生、患者团体及社会大众所忽视。与早期乳腺癌相比,晚期乳腺癌诊治相关证据不足,特别是在一线治疗方面。Ⅳ期乳腺癌患者中位生存时间是2~3年,不同分子分型的Ⅳ期乳腺癌的治疗效果也不同。在Her2阳性的晚期乳腺癌中,抗Her2治疗可显著改善这组患者的生存;比例最多的ER阳性乳腺癌患者近年来的中位生存时间也有了一定的延长;但对于晚期三阴性乳腺癌患者而言,其生存近年来未见明显改善。Ⅳ期乳腺癌是否需要进行局部治疗?局部治疗的策略如何选择(可否保乳,是否需要放疗)?是否可以改善患者生存?这些问题都与临床实践紧密相关。

欧洲肿瘤学院(European School of Oncology)于2005年创建了ABC(advanced breast cancer)协作组,致力于制定可供全球使用的晚期乳腺癌管理国际共识。最新的欧洲乳腺癌大会(EBCC)讨论关于Ⅳ期乳腺癌的治疗问题,制定了最新的ABC3指南,其中针对Ⅳ期乳腺癌手术治疗问题主要关注手术能否带来生存获益,重点讨论了Ⅳ期乳腺癌的手术共识。专家组认为初诊时就伴随有远处转移的Ⅳ期/晚期乳腺癌患者中,除仅有骨转移的患者以外,目前并不认为切除原发肿物可以得到生存获益。但也同时认为,对于局部病情可以通过手术控制的患者,也可以进行局部手术治疗。有研究发现手术(切除乳腺原发灶)对原发Ⅳ期乳腺癌的治疗是有一定的价值的,提倡按照早期乳腺癌的标准进行手术(如切除原发肿物并获得阴性边缘、评估腋窝分期等)。

(一)Ⅳ期乳腺癌原发灶的手术治疗

回顾分析Geneva Cancer Resistry、SEER的多中心数据及MD Anderson的单中心数据都显示,Ⅳ期乳腺癌患者原发灶进行手术,相比未进行手术者可显著增加无疾病进展时间和总生存时间,提示原发Ⅳ期乳腺癌进行乳腺手术治疗可能使患者获益。在此基础上,Neuman团队进一步发现Ⅳ期乳腺癌的局部手术带来的生存获益可能仅局限于激素受体阳性及Her2阳性型乳腺癌患者,在三阴性乳腺癌患者中没有生存获益。最近的一项META分析回顾了12篇转移性乳腺癌的文献,结果显示,原发Ⅳ期乳腺癌手术对比非手术患者总生存的风险比(risk ratio)有明显降低。然而,回顾性研究不可避免地存在一定的选择偏倚,例如一般情况较好、预期生存时间较长、转移灶数量不多、可耐受手术或者对解救化疗反应较好的患者都倾向于接受手术治疗,这部分患者本身预后也较好。因此,哈佛大学B. L. Smith的团队在2008年进行了一些回顾性病例配对分析,对622例有转移的乳腺癌患者按其是否接受原发灶手术分组(未配对),结果显示接受了原发手术的患者生存显著优于未接受手术组;但通过对患者年龄、转移部位、受体情况及接受化疗的情况进行配对分析时,则显示原发灶的手术带来的生存获益显著减小。该团队还指出,相当一部分手术的患者在术后才发现存在转移灶,这部分患者的预后显然优于那些一开始就发现远处器官转移灶的患者。此外,化疗的反应性也有影响,当患者化疗反应不好时外科医生则倾向于保守治疗;相反如果反应性较好,则会倾向于予以手术治疗。该团队的Mehra Golshan在2011年又开展了一项多中心研究,回顾转移性乳腺癌手术治疗的研究,此次排除了手术后才发现转移灶的患者及经过解救化疗获得缓解后才进行手术的患者,以最大程度地减少选择偏倚。最终 54 例入手术治疗组,1∶5 配对 236 例入非手术治疗组(配对因素包括年龄、ER、HER2、转移灶),K-M 生存分析两组预后无明显差异。在根据个别因素(如诊断时间、是否使用赫赛汀治疗、是否出现肺转移)对生存时间校正后,手术组依然没有显示出生存的优势。尽管本研究提示Ⅳ期乳腺癌患者的原发灶手术疗效并非如此前报道的明显,但 Mehra Golshan 还是指出此配对研究存在缺陷,例如大型资料的记录会有许多不全,而在 1997~2004 年的患者,更多倾向于手术,在 2005 年以后,原发Ⅳ期乳腺癌的综合治疗较前改善,患者更倾向于使用内分泌治疗、化疗及靶向治疗,而这些也是可以显著影响患者预后的治疗手段。

　　对于Ⅳ期乳腺癌患者,手术对比非手术治疗是否可以给患者带来获益,只有前瞻性的随机对照试验才能最终回答(表 2-8)。目前,针对Ⅳ期乳腺癌手术获益的前瞻性随机对照试验主要有 TATA 研究、TURKEY 研究及 TBCRC 013 研究。TATA 研究 2005~2013 年共入组 350 例≤65 岁、预期寿命超过一年的Ⅳ期乳腺癌患者,其中 173 例接受局部手术治疗,177 例继续系统治疗,初期结果提示局部原发病灶的手术治疗对生存没有显著影响。2016 年 ASCO 会议有两个前瞻性试验进行了报告,但两个研究得到了相反的初期结果。首先 MF07-01(即TURKEY)研究前瞻性入组 274 例Ⅳ期乳腺癌患者,其中 138 例患者接受局部手术治疗结合后续系统治疗,136 例患者仅接受系统治疗,5 年生存率两组患者有显著差异($P=0.005$),手术组患者为 41.6%,系统治疗组 24.4%,局部手术治疗平均延长 9 个月中位生存期。另一项TBCRC 013 研究目前入组患者 112 例,中位随访时间 54 个月,入组患者先进行一线系统治

表 2-8　现有转移性乳腺癌手术问题前瞻性研究概况

国家	研究机构	开始日期限	研究的注册号	题目	目的
印度	Tata Memorial Hospital	2005-9-12	NCT00193778	Assessing Impact of Loco-regional Treatment on Survival in Metastatic Breast Cancer at Presentation	手术 *vs.* 不接受手术
美国	ECOG+ NCI	2010-11-16	NCT01242800	Early Surgery or Standard Palliative Therapy in Treating Patients With Stage Ⅳ Breast Cancer	姑息性手术 *vs.* 传统手术
土耳其	Federation of Breast Diseases Societies	2007-11-13	NCT00557986	Local Surgery for Metastatic Breast Cancer	手术 *vs.* 不接受手术
荷兰	SUBMIT	2011-7-5	NCT01392586	Systemic Therapy With or Without Upfront Surgery in Metastatic Breast Cancer(SUBMIT)	先手术后系统治疗 *vs.* 先系统治疗后手术治疗
美国	Memorial Sloan-Kettering Cancer Center	2009-7	NCT00941759	Analysis of Surgery in Patients Presenting With Stage Ⅳ Breast Cancer	先系统治疗后手术 *vs.* 单纯系统治疗

疗,经过治疗后有效的患者再根据医生的建议选择是否进行局部手术治疗,最后 39 例患者选择手术治疗,手术患者中位生存期 71 个月,未手术患者 65 个月,两组患者未见明显生存差异。除了以上提到的 3 个临床试验以外,还有荷兰的 SUBMIT 和美国另一项对比姑息手术与传统手术的前瞻性临床试验正在进行,故目前针对Ⅳ期乳腺癌患者是否需要局部病灶手术治疗,哪种手术方式更适合,以及手术治疗与系统治疗的先后顺序等问题,仍需等待各个前瞻临床试验结果提供理论及临床依据。

(二)Ⅳ期乳腺癌原发灶的手术治疗术式选择

关于Ⅳ期乳腺癌原发灶手术治疗效果目前仍有争议,我中心认为在有条件且患者一般情况允许时,应当对Ⅳ期乳腺癌的原发灶进行手术切除治疗。若局部肿物较大,可先行解救化疗后再考虑手术。即便手术治疗未能改善预后,但至少可以减少局部病灶生长引发的溃疡、出血或疼痛等并发症,提高患者的生存质量。手术治疗可根据具体情况选择保乳或乳房切除手术。在 2002 年,Khan 团队通过回顾性分析发现,在原发Ⅳ期乳腺癌患者中,无论是保乳还是乳房切除的患者,只要通过手术可获取阴性边缘,都可相比非手术患者改善第 3 年的生存率。来自 Geneva Cancer Resistry 的数据也显示,只要手术达到阴性边缘,无论乳房切除还是保乳都可改善患者的生存。关于原发Ⅳ期乳腺癌保乳术后的放疗问题,这方面的研究很少,本中心的经验是若患者一般情况较好且无放疗禁忌,可于保乳术后行放疗。

十六、乳腺密度与保乳的关系

钼靶检查是乳腺癌早期筛查与诊断的重要工具之一,但乳腺钼靶的敏感性和特异性受许多因素影响,乳腺密度即为其中一个重要因素。乳腺内不同组织对钼靶 X 线的吸收能力不同,纤维腺体组织吸收较多的 X 线,在钼靶片上形成白色的"致密"区域;脂肪组织吸收 X 线少,则形成黑色的"非致密"区域,因此,乳腺组织的致密程度可以通过钼靶片上白色与黑色区域的比例得到反映。Wolfe 于 1976 年首先提出"乳腺密度"一词,并根据钼靶表现的不同对乳腺密度进行了分类。此外,考虑到我国女性与西方妇女乳腺结构特点的差异,北京市肿瘤防治研究所也提出了一套适合中国人的分类方法。但目前国际上应用较多的还是美国放射学会的乳腺影像数据和报告系统(BI-RADS)分类法,见表 2-9。

乳腺密度受遗传因素影响,与年龄和体重指数(body mass index,BMI)成反比,未产妇比经产妇高。他莫昔芬和促性腺激素释放激素(gonadotrophin-releasing hormone,GnRH)激动剂可使密度减低。通过增加雌孕激素或围绝经期的雌激素替代治疗可使密度升高。有研究

表 2-9 乳腺密度分类

Wolfe 分型	BI-RADS 分型	北京市肿瘤防治研究所分型
1. N1 型:几乎全为脂肪组织	1. 全脂肪型:实质含量 <25%	1. 致密型:以腺体为主,间质较少,皮下脂肪极少
2. P1 型:导管成分较少	2. 散在纤维腺体型:实质含量 25%~50%	2. 透亮脂肪型(退化型):以脂肪和纤维组织为主,腺体组织及导管退化
3. P2 型:导管成分中等~较多	3. 密度不均型:实质含量 50%~75%	3. 索带导管型:腺体组织大部分退化,乳腺导管成条索状增生
4. DY 型:致密型乳腺,结缔组织增生	4. 致密型:实质含量 >75%	4. 混合型:腺体、导管、脂肪组织混合存在

发现,经济收入、社会地位等因素也可影响乳腺密度,而前者已被证实与乳腺癌的发生密切相关。乳腺密度在筛查中十分重要,乳腺高密度是出现第一原发性浸润性乳腺癌或 DCIS 的危险因素,具体的分子生物学基础目前并不明确,可能与激素依赖、调节乳腺组织的生长因子活性有关。致密型乳腺组织由上皮细胞和结缔组织构成(胶原细胞和成纤维细胞),其形成和维持可能是循环血中胰岛素样生长因子在乳腺基质和上皮之间作用的结果。作为乳腺旁分泌的调节者,IGF-1 能刺激乳腺上皮细胞和纤维间质成分生长,促进乳腺组织正常发育。此外,乳腺腺体组织中的金属蛋白酶 3 抑制剂含量及基质中表达的有关蛋白多糖等,均被证明与乳腺密度有关。因此高密度乳腺组织可能提示了微环境中存在相关促进细胞生长的因素,这些因素有可能参与了肿瘤的发生、发展。乳腺密度高不仅会增加乳腺癌发生风险,更会降低钼靶筛查时病灶的检出率,这对于乳腺癌早期筛查而言十分重要。

在乳腺癌患者中,乳腺密度可能与术后的局部复发风险相关,但并不是远处转移和死亡的危险因素。当然也有不同的意见。Hwang 等的研究就认为导管原位癌患者在行乳腺肿物切除术后,乳腺密度与同侧乳腺的复发没有关联。Buist 等报道 17 286 例乳腺癌患者中,高密度者发生第二原发乳腺癌风险大,但局部复发风险没有差别。保乳治疗后乳腺内局部复发的生物学基础还不明确。有人认为是乳腺高密度影响术者对保乳手术切除范围的判断,导致局部治疗不充分,残留微小病灶成为复发的主要成分。但 Nimmi 和 Morrow 等的研究结果均未提示乳腺密度与乳腺癌保乳术切缘阳性之间有联系,认为在行保乳手术时,乳腺密度不能预测切缘情况,因此不应根据乳腺密度评估患者是否适合行保乳手术。另一观点认为,高密度乳腺癌患者的乳腺局部组织微环境在治疗后仍适合肿瘤细胞再生长,因此不应当进行保乳手术,但这种观点缺少可靠的科学证据。乳腺密度能否成为判断乳腺癌预后的可靠指标,是否会影响手术及放疗等局部治疗方式的选择,目前尚无定论。没有足够证据将高密度患者视为保乳手术的禁忌证。有关其与激素受体、HER-2 表达状态等重要病理指标之间的联系,和对化疗、内分泌治疗等全身治疗的影响等诸多问题,有待进一步临床研究证实。

十七、三阴乳腺癌的保乳问题

三阴性乳腺癌(triple negative breast cancer,TNBC)是指免疫组化检测雌激素受体(ER)、孕激素受体(PR)和人表皮生长因子受体 2(Her-2)均为阴性的乳腺癌,约占所有乳腺癌病理类型的 10.%~20.%。TNBC 容易早期出现内脏转移,且常发生肺和(或)肝转移。无论是接受保乳手术还是乳房切除手术,TNBC 患者术后的复发率和远处转移率都显著高于非 TNBC 的患者。Solin 等对 519 例接受保乳手术的患者进行随访研究,发现 90 例 TNBC 患者的 8 年局部复发率较其他亚型乳腺癌明显升高(8% vs. 4%)。Nguyen 等回顾分析了 793 例接受保乳手术的患者,结果显示 89 例 TNBC 患者局部复发率较其他侵袭性低的亚型者明显升高(HR=7.1);且其远处转移风险也明显升高(HR=2.3)。此外,TNBC 在诊断后头 2 年内局部复发率快速升高,2~3 年达到一个高峰,5 年后开始下降;而非 TNBC 复发率波动相对较小。

虽然相比非 TNBC,TNBC 恶性程度高、病情进展快,但并不能就此认为 TNBC 需要更为广泛或更彻底地局部治疗。只有在 TNBC 人群中随机设计比较接受不同程度的局部治疗的患者复发情况,才有助于回答此问题。然而出乎意料的是,现有的回顾性研究显示 TNBC 患者接受保乳手术相比于乳房全切术,能带来更好的预后。Farrell 等对 1325 例接受了保乳或乳房切除治疗的 TNBC 患者进行了回顾性研究分析,随访 62 个月结果显示保乳治疗组局部复发率为 26%,而乳房全切组为 30%;保乳组 5 年无复发生存率、无转移生存率及总生存率均较乳房切除组显著高(分别为 76% *vs.* 71%;68% *vs.* 54%;74% *vs.* 63%)。多因素分析显示肿瘤大小、淋巴血管侵犯、切缘阳性或切缘靠近等与局部复发率升高有关,而手术类型的选择对局部复发率没有影响。因此,认为更广泛、彻底地局部手术无助于改善局部复发率。Abdulkarim 等研究 768 例 TNBC 患者,对比保乳 + 放疗组、改良根治术组和改良根治术 + 放疗 3 组患者局部复发率的差异,发现仅行改良根治术组(不加放疗)其局部复发率较保乳 + 放疗组明显升高,因此建议对于符合保乳手术指征的 TNBC 患者选择保乳手术治疗;对于不适合行保乳手术的患者,在行改良根治术后需要联合放疗来进一步降低局部复发率。如何理解保乳手术在三阴分型中能获得更好的预后这一结果,本书将在相关章节中进行深入探讨。

为了回答三阴性乳腺癌是否适合保乳手术,有研究者尝试从另一个角度回答此问题:在接受保乳手术的人群中分析三阴分型是否为预后不佳的高危因素。Freedman 将 753 例接受了保乳手术 + 放疗的 T1~T2 期乳腺癌患者分成 3 组:第一组为 ER 或 PR 阳性组;第二组为 ER、PR 阴性,HER2 阳性组;第三组为三阴乳腺癌组。随访研究发现,三组 5 年局部复发率没有差别(分别为 2.3%,4.6%,3.2%,$P=0.36$)。Haffty 等的研究结果也显示 TNBC 与非 TNBC 患者相比,局部复发率没有差别。因此,这些研究从另一个侧面提示三阴性乳腺癌亦适合保乳治疗。

总的来说,全球各大指南或共识都不认为三阴性乳腺癌是保乳手术的禁忌或相对禁忌证。相反,据目前仅有的临床证据(回顾性研究为主)而言,保乳手术似乎更适用于三阴性患者,比乳房切除手术能带来更好的预后。但需要更高级别的临床证据(多中心随机对照试验)加以证实。

十八、特殊病理类型乳腺癌的保乳

(一) 黏液癌

黏液癌是一种特殊病理类型的乳腺癌,其发生率约占乳腺癌的 1%~10%。参照 Capella 分类标准,黏液癌可以分为单纯型和混合型。单纯型黏液癌含有大量细胞外黏液,小岛状的癌细胞团漂浮在丰富的细胞外黏液基质中,黏液至少占肿瘤总体积 33%。混合型黏液癌中既有大量细胞外黏液,同时又含有缺乏细胞外黏液的浸润性癌区域,细胞外黏液至少占整个肿瘤的 25%。黏液癌的临床表现与普通型乳腺癌无明显差别。其主要病理特征是大量的细胞外黏液,在镜下可以看到在间质中充盈着大片黏液,形成黏液湖,在黏液湖中漂浮着小簇岛状癌细胞。癌细胞呈圆形、卵圆形或不规则形,胞浆少,胞质嗜酸,少部分含有小滴状黏液空泡,核圆形或卵圆形,深染。与其他普通类型的浸润性乳腺导管癌相比,有以下特点:①癌灶小;②淋巴结转移几率小;③分期低;④ER、PR 高表达;⑤HER2 低表达。因此其预后比 IDC 要好,其中单纯性黏液癌和混合型黏液癌相比,前者的 EIC、淋巴结侵犯概率更小。黏液癌的自然病程较好,可以参照其他类型的乳腺癌进行相似的治疗。黏液癌的保乳是安全的。

(二) 髓样癌

髓样癌是一种特殊病理类型的乳腺癌,其发生率约占乳腺癌的 1%~7%。WHO 将髓样癌定义为"边界清晰的癌,由大片低分化细胞组成,无腺管结构、缺乏基质,有显著的淋巴细胞浸润",虽然髓样癌的生物学标志物表达倾向于高浸润性的组织学特征,但是其预后仍较

IDC 好。髓样癌可分为典型髓样癌和不典型髓样癌,两种不同病理类型髓样癌临床检查较难鉴别。影像学上,典型髓样癌的影像学多表现为边缘整齐、光滑,而不典型髓样癌边缘以锯齿样多见。髓样癌在病理上多为三阴性(即 ER-,PR-,HER2-),较多发生 *BRCA1* 突变,倾向于 CK19 低表达,p53、cyclin E、CK5/6 和 P-cadherin 高表达,因此可以将髓样癌划分为基底样型乳腺癌(basal-like breast cancer)。WHO 制定了典型髓样癌的病理诊断标准:①合体生长的肿瘤细胞所占比例 >75%;②淋巴细胞浸润;③显微镜下可见分界清晰的病灶;④核分级为 2~3 级;⑤无腺样分化。以上 5 条需同时满足方可诊断为典型髓样癌。早期的研究多认为典型髓样癌的预后优于 IDC,但近期的研究则认为两者的预后和局部控制没有明显差别。与黏液癌一样,髓样癌的保乳指征与 IDC 相同。

(三)浸润性微乳头状癌

乳腺浸润性微乳头状癌(invasive micropapillary carcinoma,IMPC)是 IDC 中的少见类型,具有较高淋巴结转移率和淋巴结外侵犯的特点,其发生率报道不一,约占乳腺癌的 0.9%~7.0%。1993 年,Siriaunkgul 等第一次正式提出了 IMPC 的概念;2003 年,WHO 将 IMPC 定义为一种乳腺导管癌的新类型,即一种由位于透明间质内形态类似扩张血管腔的、呈小簇状分布的瘤细胞组成的肿瘤。事实上,微乳头状癌只是一个习惯性名称,其微乳头没有纤维血管轴心,这与真性乳头不同。浸润性微乳头状癌好发于中老年女性,其体检、钼靶、超声与其他浸润性乳腺癌没有明显差异,因此主要依靠病理活检进行诊断。事实上,单纯性微乳头状癌十分少见,大部分情况都是微乳头状瘤混合 IDC 或者其他浸润性癌,如小管癌、乳头癌、黏液癌,甚至浸润性小叶癌,从而被称为混合型微乳头状癌。在病理诊断方面,目前暂无指南明确提出微乳头状癌的成分占多少才能够诊断 IMPC,多数研究则以微乳头状癌的成分 >50% 定义为 IMPC。研究都显示 IMPC 是一种高淋巴管侵袭性和高淋巴结转移能力(转移率 66%~86%)的特殊类型浸润性乳腺癌,倾向于 ER、PR、HER2 阳性,是一种恶性程度极高、需要临床和病理工作者应更加重视的一种病理类型。

在治疗上,因 IMPC 的高侵袭性,许多医生认为其不合适于进行保乳治疗。但事实上,目前没有证据提示 IMPC 不能保乳。Guido Pettinato 等研究认为全乳切除和保乳治疗的预后没有显著统计学差异,但该类型乳腺癌以局部复发快、无病生存期短为特点,平均复发时间为 22.7 个月,复发率 67%,死亡率 42.9%,死亡原因多为广泛的远处转移。Vingiani 等回顾分析了 49 例浸润性微乳头状癌患者,并取 98 例 IDC 患者作为对照,且在年龄、大小、分级、LVI、分子分型、淋巴结阳性数及手术年份方面均进行了配对,发现保乳与乳房切除两组患者在局部复发、远处转移以及总生存方面均无统计学差异。该研究采用配对分析方案,首次提出浸润性微乳头状癌往往与局部晚期肿瘤相关,在预后方面不一定是个独立的预后因素。在国内,许多医生对浸润性微乳头状癌仍持有相对保守的态度,保乳率较低,来自上海的数据显示我国浸润性微乳头状癌的保乳率显著低于 IDC,并且生存率也显著下降。与之相比,美国的 SEER 的数据显示浸润性微乳头状癌与 IDC 预后相似,且两者在美国的保乳率均达到 50%。因此,在治疗模式上,中美医生对于这一疾病有不同的态度。我们认为只要获得阴性切缘,浸润性微乳头状癌是可以保乳的。

(四)乳腺鳞状细胞癌的保乳问题

乳腺鳞状细胞癌(squamous cell carcinoma,SCC)简称乳腺鳞癌,是一种罕见的乳腺恶性肿瘤。根据 NCCN 指南的分类,乳腺鳞癌属于乳腺浸润性癌的一种,WHO 的乳腺癌分类中,将其归入化生性癌。其发生率占乳腺癌肿瘤的比例<0.1%,而原发的乳腺鳞癌更为罕见,其发生率约占乳腺恶性肿瘤的0.040%~0.075%,是一种侵袭性强、预后差的乳腺癌,Julia Grabowski等2009年的研究比较了乳腺鳞癌与乳腺非鳞癌的生存数据,前者1年、5年和10年累积生存率分别是85.6%、68.1%和60.2%,显著低于后者的95.8%、83.9%和77.1%。

在病理诊断方面,如果肿瘤中超过90%的恶性细胞属于鳞状细胞类型即可诊断乳腺鳞癌,而原发性乳腺鳞癌的诊断需要同时具备以下4条标准:①肿瘤中超过90%的恶性细胞属于鳞状细胞类型;②排除由身体其他部位的原发鳞癌转移而来;③排除乳腺皮肤及乳头来源的鳞癌;④标本中不含有其他浸润性癌成分,例如导管癌或间叶成分。

乳腺鳞癌多发生于绝经后女性,一般临床表现为可触及的大肿物(>4cm),且超过50%的肿物为囊性。乳腺超声通常表现为低回声实性占位,伴有混合型囊性成分;钼靶可见钙化;乳腺MRI表现为边界清楚的肿物,中心伴有坏死。与IDC40%~60%的腋窝转移率相比,乳腺鳞癌的腋窝转移率仅为10%~30%,而远处转移率高达30%~33%,故乳腺鳞癌有跨越性转移的倾向,很多学者建议该种乳腺癌患者更适合前哨淋巴结活检而不是直接进行腋窝淋巴结清扫。

目前很多报道提示乳腺鳞癌好发于炎性病变处,例如乳腺脓肿、慢性囊肿或慢性乳腺炎等,这提示了慢性炎症导致的鳞状上皮化生在鳞癌的发生中扮演重要角色。乳腺鳞癌的组织学特点是:多数鳞癌细胞拥有角质化的嗜酸性染色细胞质,细胞间桥、角蛋白碎片及坏死背景,并且肿物化生完全,可以形成角化珠和透明角质颗粒。绝大多数乳腺鳞癌均表现为TNBC(ER−,PR−,HER-2−),且超过85%的乳腺鳞癌过表达EGFR。

目前对于乳腺鳞癌的治疗指南没有给出具体建议,也没有共识。乳腺鳞癌的手术方式包括改良根治术和保乳根治术,尚没有研究比较两者的预后情况。虽然许多其他部位的鳞癌对于放疗是敏感的,如鼻咽癌、食管癌等。但在临床实践中却发现乳腺鳞癌对于放疗不敏感,故有学者认为对于乳腺鳞癌患者,选择保乳根治术时要十分慎重。此外,乳腺鳞癌的腋窝淋巴结转移率较低,故前哨淋巴结活检比直接腋窝清扫更适合。其次,对于化疗而言,目前认为乳腺鳞癌对于传统的乳腺癌化疗方案并不敏感,基于其他部位鳞癌的化疗方案,目前较为推荐以铂类为基础的化疗方案。此外,5-FU+顺铂+阿霉素的方案也可以考虑。最后,由于大部分乳腺鳞癌均过表达EGFR,故可针对EGFR的靶向治疗进行尝试。

(胡婷婷　陈凯)

第二节　技术学习

一、保乳技术回顾

自20世纪80年代以来,乳腺癌扩大根治术已越来越少使用,乳腺癌的改良根治术基本成为了乳腺癌外科治疗的标准术式,术式多采用保留胸大肌、胸小肌的Auchincloss改良根治术,其手术切除的范围有标准化的规定:切除范围包括全部乳腺组织、胸大肌、胸小肌间的淋巴结缔组织、腋窝和锁骨下淋巴结群及其软组织;皮瓣分离的范围上至锁骨,下达腹直肌前鞘,内侧至胸骨外缘,外侧至背阔肌前缘。保乳术也有相应的技术规范,但不同国家或地区采用的技术规范有所不同。本节主要介绍美国NSABP B-06研究和欧洲Milan研究所采用的具体技术规范。

(一) 美国技术(NSABP B-06)

1. 切口的选择及皮肤的切除

(1) 切口的形状:目前的观点认为,无论肿瘤位于任何象限,为了术后的美容效果,均不推荐放射状切口,建议行弧形切口,甚至肿瘤位于外上象限靠近腋窝也建议行弧形切口(图2-1);需特别注意的是,对于乳房下象限肿物也尽量采用弧形切口。但如果因肿物表浅而需切除一定量的皮肤或者皮瓣分离过薄,缝合后乳晕与乳房下皱襞间距则会缩小从而出现所谓的"鸟嘴畸形",此时可选择放射状切口。另外,Fisher建议保乳手术切口与腋窝手术的切口分开,否则切口的疤痕会在放疗后出现牵拉引起乳头向外上象限偏位。值得注意的是在Halsted时代,当时的观点认为乳腺癌患者乳房和腋窝须接受完整(en-bloc)切除,即乳腺癌手术范围应当同时包括乳房与腋窝。乳房和腋窝切口的独立,标志着乳房手术与腋窝手术的分离。

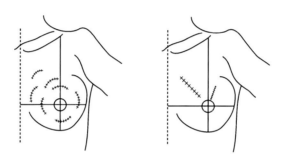

图 2-1　弧形切口与放射状切口(本书编辑组绘制,参考 Bernard Fisher et al,1985,World J. Surg)

(2) 切口的位置:一般来讲,为了确保完整的切除肿物,切口应开于肿瘤的正上方。对于非乳晕旁的肿瘤行乳晕旁切口常难以达到切缘阴性而需行再次或多次切除,因此不建议对非乳晕旁的肿瘤作乳晕旁切口。此外,由于术者在术前均已充分地评估患者是否适于行保乳手术,因此选择切口的位置时无须考虑是否将其包含在传统的全乳切除皮肤的范围内,而对于少数因切缘阳性无法保乳需行全乳切除的,全乳切除的切口应当调整,使其包含保乳的切口。

(3) 皮肤的切除范围:由于保乳手术的指导思想与传统的根治术不同,扩大切除范围并不能达到更好的安全性,并且累及皮肤的患者本身不适合行保乳手术。因此,保乳手术的切除不要求切除皮肤组织,而且切除的皮肤组织越多,美容效果越差。但有时为了提醒病理科医生标本的方位可切除少量的皮肤组织。此外,Fisher还以为保乳手术时最好将(粗针或细针)穿刺活检处的皮肤一并环绕切除,但后续的研究并不支持这一步骤的必要性。

2. 肿瘤的切除

(1) 皮瓣的选择:打开切口以后所面临的第一个问题是皮瓣的选择。皮瓣可分为薄皮瓣(仅皮肤)和厚皮瓣(皮肤和皮下脂肪)。传统的改良根治术往往要求薄皮瓣,而在保乳手术中则相反,厚皮瓣可以更好的维持乳房的外形,避免术后局部皮肤产生凹陷。为避免产生薄皮瓣,分离的方向可与皮肤成45°角。采用手指感觉肿瘤位置以保证球形切除肿物,详见图2-2。

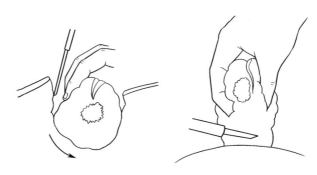

图 2-2   肿瘤的球形切除示意图(本书编辑组绘制,参考
Bernard Fisher et al, 1985, World J. Surg)

(2) 切除的范围:Fisher 认为肿物的位置深浅对切除的方式有着重要影响。肿瘤位于接近浅表的位置时可切除肿物上方宽度 5mm 的椭圆形 / 梭形皮肤,以保证足够的切缘并为病理医生提供方位指示,此时无须分离皮瓣;肿瘤位置较深时,可直接切开至肿瘤上方,无需分离皮瓣。一般情况下无须切除肿瘤下方的胸肌筋膜,但是如怀疑下方胸肌筋膜有受累,可一并切除以达到切缘阴性的目的。但无论何种情况,切除的基本原则和要求是完整切除肿瘤及肿瘤周围足够的正常乳腺组织以达到切缘阴性。Fisher 特别强调,每一个肿瘤周围切除的正常乳腺组织并不总是一个固定的范围,而是根据实际需要,只要切除的正常乳腺组织足够达到切缘阴性即可。

(3) 术中标本的处理:手术中切除的肿物标本分为 6 个面,包括顶面(anterior,靠近皮肤)、底面(posterior,靠近筋膜)、上侧面(superior,头侧)、下侧面(inferior,足侧)、内侧面(medial,胸骨侧)以及外侧面(lateral,同侧上肢方向)。在离开术野前要对标本进行标记,标本的外侧面用长缝线标记,内侧面用短缝线标记,顶面用两条靠近的短缝线标记(图 2-3)。切下来的标本需迅速送到病理医生处,病理医生需及时对标本进行处理,最理想的是病理医生能在手术室里取标本,明确肿瘤的诊断,告知外科医生标本的切缘是否已达到阴性,并取标本进一步行 ER、PR 的检测。虽然有少数情况会出现病理假阴性的结果,Fisher 仍不建议术中多次冰冻切片检查用以排除假阴性;假如术中发现肿瘤离某一部分的切缘较近,则将该处的乳腺

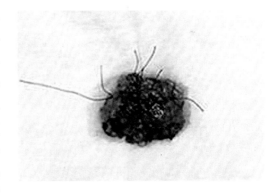

图 2-3   肿物缝线标记
(中山大学孙逸仙纪念医院乳腺肿瘤医学部供图)

及脂肪组织再扩大切除一部分,真正的切缘是再切除组织的边缘到原来切缘的最大距离。

(4) 乳房外形的维持:肿瘤所在的象限也是影响保乳手术方式的重要因素之一。在下象限的肿瘤,特别是切除后缺损范围较大时可采用乳房重建相关技术,通过转移周边的乳腺组织以维持较好的乳房外形。对于上象限肿瘤,往往没有很好的重建技术。Fisher 认为不缝合腔隙,让“死腔”机化产生纤维组织填充的效果更佳。出于同样的理由,保乳术后也无须放置任何形式的引流。但是不能为了产生机化和纤维组织而不注重止血,止血不佳会导致出现质地较硬的血块,给患者带来不安。

（5）伤口缝合：伤口缝合往往采用 5-0 的 Dexon 线进行皮内缝合。Fisher 认为也可采用皮肤钉对和，但要在第 3、4 天拆除。采用尼龙线或丝线进行间断缝合特别是褥式缝合，会造成难以接受的伤疤。

（二）欧洲技术（Milan）

欧洲对保乳手术最著名的研究是 Milan 试验。与美国的 NSABP B-06 研究不同的是，Milan 试验采用的保乳手术方式是象限切除术（quadrantectomy）。其具体步骤如下：如果在术前并未进行高质量的肿物活检，则要先进行肿物切除活检，术中评估是否是癌，以及大小是否 >2cm 等，如果评估符合保乳指征，则进行象限切除术；如果在术前已经进行高质量的肿物活检，则可以直接行象限切除术。采用自乳头向外侧的放射状楔形 / 扇形切口，切缘至少离原活检 / 手术切口 3cm 以上，双侧皮瓣可再分离 2cm，以充分显露肿瘤周围的乳腺组织。根治性切除肿瘤所在的乳房象限，范围包含表面的皮肤及下方胸大肌表面的筋膜，这样可以确保切除标本的侧缘及表面有足够多的正常乳腺组织和皮肤。但对于位置较深的肿瘤，肿瘤距离胸大肌筋膜则可能只有几毫米的距离，因此这种情况下要求切除部分胸肌。对于腋窝的处理，如肿瘤位于外上象限，采用同一个切口，将腋窝组织整块切除；如肿瘤位于下象限则采用不同切口。肿瘤切除后建议进行乳房内的腺体重建，根据患者腺体的厚度分一层或两层进行缝合，关闭残腔。术后常会发生乳晕牵拉乳头的现象，使其向手术方向移位或出现乳头畸形的并发症，为减少这些并发症可分离足够的皮瓣或切断乳晕下的乳管使乳晕与下方的腺体分离。米兰技术不对肿物边缘情况进行检验。

NSABP B-06 及 Milan 试验是保乳手术方面最著名研究，所采用的保乳手术方式分别被誉为"美国技术"和"欧洲技术"，并逐渐被外科医生所接受成为一种标准术式。美国技术的特点是采用肿物表面弧形切口，充分分离皮瓣，探及肿物边缘后沿周围正常乳腺组织将肿物切除；术中需行切缘的病理检查及确保切缘阴性；切除的范围较欧洲技术小，适用于乳房较小的患者。而欧洲技术则是采用放射状楔形 / 扇形切口，将肿物所在象限整块切除，并将乳晕进行移位整形；该技术切除范围较大，容易获得阴性切缘。

（三）欧洲技术对比美国技术

保乳手术的"美国技术"和"欧洲技术"相比，在长期疗效方面如何？

早在 1985 年，欧洲 Veronessi 等已开展 Milan Ⅱ试验比较保乳手术的"美国技术"（肿物切除术、lumpectomy）和"欧洲技术"（quadrantectomy）的疗效差别。试验入组了 705 例早期乳腺癌患者（肿物 <2.5cm），随机分为两组，分别接受象限切除法或肿物切除法，并辅以术后辅助放疗。术后对标本边缘组织进行评估，对于阳性边缘不进行二次再切。术后 2 年随访显示"美国技术"可以带来更好的美容效果；4 年随访"美国技术"的局部复发率（7.0%）相对"欧洲技术"（2.2%）而言稍有升高，在第 8 年随访时差距进一步扩大（"美国技术"vs."欧洲技术"：12.8% vs. 3.3%）。其余无转移生存率、无疾病生存率及总生存率没有显著差别。

因此，Veronessi 主张采用象限切除法作为标准的保乳手术方法，以提高局部控制率。但主张"美国技术"的 Fisher 对这一项究的结果有以下不同看法。

1. Milan Ⅱ研究中对于"美国技术"的肿物切除法的边缘未充分进行评估，对于边缘阳性者亦未做进一步处理，与 NSABP 研究的方案不符。在 NSABP B-06 研究中，明确要求保乳手术需达到切缘阴性，否则需行乳房切除术。Milan Ⅱ试验中的局部复发患者，有 34% 未进行边缘评估。在边缘阴性患者中的局部复发率为 8.6%，与 NSABP B-06 相近。这也恰说明了保乳手术边缘评估的重要性。

2. Milan Ⅱ研究中两种手术方式的术后放疗也不一样。象限切除法组较肿物切除法组接受更高剂量的放疗(50Gy vs.45Gy),且前者接受的是全乳外照射放疗,后者接受的是瘤床间质植入放疗(interstitial implant)。象限切除法组的放疗的剂量较高、范围也较广,因此该组局部复发率必然较低。

3. 不可忽略 NSABP 系列和 Milan 系列研究存在着本质的不同—入组标准不一。Milan Ⅱ研究中 89% 的患者肿物 <2cm,29% 的患者淋巴结阳性。而 NSABP B-06 的入组患者中有 45% 的患者肿物大小 >2cm,40% 的患者淋巴结阳性。

事实上,NSABP B-06 开展年代较早,相比 Milan Ⅱ早了近 10 年,无论在化疗、放疗还是内分泌治疗方面技术都较落后,但其 12 年的累积复发率也仅为 10%,低于 Milan Ⅱ中"美国技术"肿物切除术组的复发率(8 年随访 12.8%)。与 Milan Ⅱ同期开展的其他 NSABP 系列研究,如 NSABP B-13(淋巴结阴性、ER 阴性患者保乳后术后接受放疗及 M-5F 辅助化疗),其 8 年的局部复发率为 2.6%;NSABP B-19 研究与 B-13 相似,但化疗方案改进为 CMF 方案,5 年的随访显示局部复发率为 1.5%;在 NSABP B14 研究中,对 ER+ 患者加入了他莫昔芬治疗,5 年局部复发为 2.1%。这些复发率与 Milan Ⅱ研究中的象限切除法的复发率一致,提示规范的"美国技术"—肿物切除法辅助适当的辅助化疗,相比"欧洲技术"—象限切除法并不明显增高局部复发率。事实上,在 2005 年有一项来自韩国的回顾性研究显示在 1987~2002 年间,分别有 456 例患者接受了"欧洲技术"—象限切除术,351 例患者接受"美国技术"—肿物切除术。术后的辅助治疗策略基本一致。中位随访 72 个月未见两种术式在局部复发率上存在差异。

(四) 保乳手术的"中国技术"

在越来越多的证据提示系统治疗可显著降低局部复发率的今天,局部治疗显然并非越大越好。亚洲女性乳房体积较欧美国家的女性小,因此美国技术相比欧洲技术的保乳术式更适合我国的女性患者。考虑到患者的美容效果、长期预后及国内的医疗实际,中山大学孙逸仙纪念医院乳腺中心(以下简称我中心)以肿物切除术(lumpectomy)为基础,经过多年的临床实践以及总结,提出保乳手术的"中国技术"。

1. 适宜人群 当前业界对保乳手术的适应证的考虑大多是出于肿瘤学安全、外科治疗的耐受性等角度进行的。本中心率先从美容学角度提出保乳手术的美容相对适宜人群。

Bulstrode 等曾报道,保乳手术切除的肿物体积占乳房总体积比超过 20% 时,无论是患者本人、医生还是志愿者都会认为美容效果欠佳。英国肿瘤外科学会(BASO)和整形外科学会(BAPS)在 2007 年的 oncoplastic 手术指引中,也采用 20% 作为传统保乳手术与 oncoplastic 手术的分界点,随后被全球的外科医生所采纳。因此,我中心选择术前估计切除肿物体积占乳房总体积比低于 20% 的患者为美容相对适宜人群。

2. 切口选择 为了术后的美容效果,不推荐放射状切口,建议行弧形切口,甚至肿瘤位于外上象限靠近腋窝也建议行弧形切口;与 Fisher 的观点相同,我们也建议保乳手术与腋窝手术的切口分开,避免放疗后出现牵拉引起乳头向外上象限移位。

3. 切除的范围 进行肿瘤切除时有以下两种情况。

(1) 肿瘤位于接近浅表的位置:当肿瘤位于接近浅表的位置时,可进行薄皮瓣分离,直接沿肿瘤实际边界的外侧约 1cm 完整切除肿瘤。

（2）肿瘤位于深部难以扪及：当肿瘤位于深部难以扪及时，需行术前 B 超或钼靶引导下的定位，初步判定肿物的位置及体表投影。在投影上方入路分离厚皮瓣，探查肿瘤的大致范围，再于其外侧约 1cm 正常的乳腺组织垂直分离至乳房后间隙，此时再从分离的组织中探查肿瘤的实际范围，沿着肿瘤实际边界外侧约 1cm 完整切除肿瘤。

与 Fisher 的"美国模式"不同的是，我们认为无论肿物位置的深浅，切除的深度都应达到乳房后间隙。值得注意的问题是，需重视皮下分离皮瓣的重要性，皮瓣分离的范围常至肿瘤边界外开 2cm 处。

4. 边缘的评估　对于肿物切除后边缘评估的方法，我中心采用的是自主创立的腔周边缘评估法。具体的方法参见本章第三节。

5. 乳头乳晕复合体移位　乳头乳晕复合体移位技术应当成为保乳手术的标准细节之一。据本中心经验，NAC 会在术后放疗结束后因伤口牵拉而出现移位，特别是下象限的伤口牵拉乳头乳晕复合体，易出现"鸟嘴畸形"。因此需要在手术时将 NAC 向背离切口的方向移位，使得放疗后 NAC 向伤口方向移位从而回复到正常的位置（图 2-4）。

6. 残腔的处理　肿物残腔经彻底止血后，对于上象限较高位切口（如靠近锁骨下）的残腔可不予关闭残腔，直接缝合皮肤。对于低位的上象限切口可直接关闭残腔，必要时可采用 oncoplastic 技术进行腺皮瓣转移。

对于内上或外上象限的残腔可游离上象限腺体组织，转移填充残腔组织缺损，并采用 2-0 Dexon 牵拉缝合、尽量关闭残腔。采用 4-0 Dexon 线间断缝合皮下组织，皮内连续缝合关闭伤口，也可采用不可吸收 Prolene 线皮内缝合，一周后拆线。不推荐尼龙线、丝线或皮肤钉。

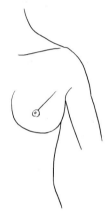

图 2-4　乳头乳晕复合体移位（本书编辑组绘制）

二、特殊情况保乳问题

（一）中央区保乳

前文已述及位于中央区的肿物适合于接受保乳治疗。本节旨在关注中央区肿物保乳的具体技术方法。

首先，术前临床和影像学评估 NAC 是否受累是关键。如术前判断肿瘤累及 NAC 可能性小，则可采用钥匙状切口入路，尝试保留 NAC。在完成肿物切除术后，取乳晕后的组织作为边缘送病理评估，若为阴性则可以保留 NAC。

如果术前判断 NAC 受累，如乳头乳晕区明显糜烂，病理活检有肿瘤侵犯，则在肿物切除时直接将 NAC 切除。结合乳房整形技术可采用如下几种方法。

1. 荷包缝合法　沿乳晕周围作一圆形切口切除乳晕及下方肿瘤及适量肿瘤周围正常乳腺组织，然后残腔直接行荷包缝合（图 2-5）。该方法适用于肿瘤较小而且乳房较大的患者。

2. 楔形切除　做一椭圆形的切口切除乳头乳晕复合体及下方的肿瘤，并将切口向外侧延伸，做一下蒂的腺体瓣转移至缺损处填补。要求充分游离皮下及乳房后间隙组织，使腺皮瓣能有较好的活动度来填补缺损；主要的血供来自外侧的乳腺组织穿支血管（图 2-6）。该方法适用于乳房及肿瘤均较大的患者。

3. 蝙蝠翼形切口法　在乳晕上方沿乳晕周围作一半圆形的切口将肿瘤、乳头乳晕复合

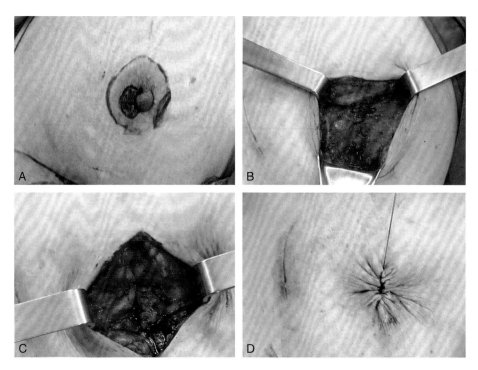

图 2-5   中央区乳腺癌行荷包缝合法（中山大学孙逸仙纪念医院乳腺中心供图）

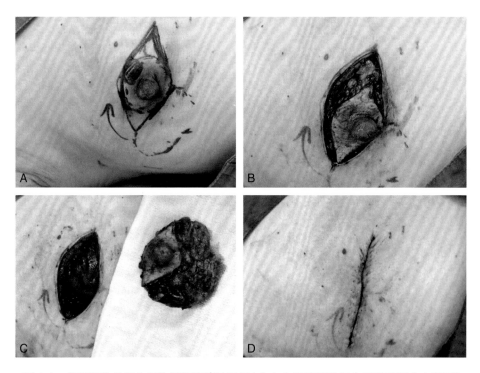

图 2-6   楔形切除并用小腺体瓣转移填补缺损（中山大学孙逸仙纪念医院乳腺中心供图）

体及下方全层腺体组织一并切除,将下方的乳房组织作为一下蒂的腺皮瓣上移,用下方的组织填补修复切除的空隙(图 2-7)。该方法适用于乳房较大并有乳房下垂的患者。

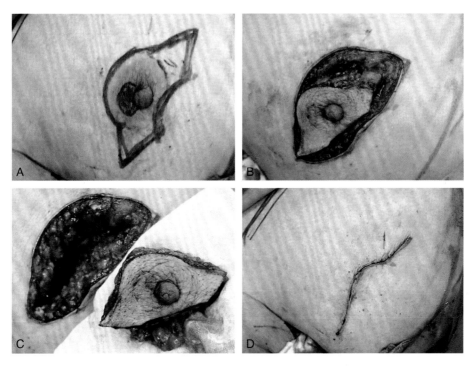

图 2-7 蝙蝠翼形切口法(中山大学孙逸仙纪念医院乳腺中心供图)
A.术前标记手术切口;B.沿手术线切开腺体垂直到胸壁;C.中央区肿瘤及乳头乳晕复合体切除;D.示缺损处关闭残腔,皮下及皮内缝合后的效果

4. Hall-Findlay 技术 按照 Lejour 缩乳术的要求术前画好手术切口。切除 NAC 及肿瘤后,将下方的腺皮瓣转移至缺损处填补,形成新的乳头区,要保证腺皮瓣内外侧至少有一侧的血管是完好的,下方纵形切口(5~6cm)直接缝合关闭。适用于乳房基底稍宽、乳房较大且略有下垂的患者。

总之,可采用钥匙状切口入路尽量保留 NAC,如无法保留,则应根据乳房的大小及中央区的累及范围等情况选择合适的中央区保乳技术。

(二)临床不可扪及乳腺癌的保乳

部分乳腺癌患者的肿物临床不可触及,但是常用的乳腺影像学检查(B 超、钼靶、MRI 等)结果可见异常病灶,这类患者就需要在手术前定位病灶,外科医生再根据影像学成像与定位的情况进行手术。常用的影像学定位手段包括 B 超引导下定位、钼靶立体定位和 MRI 定位。

1. B 超引导下定位 对于体表触诊阴性、超声可见的体积较大的乳腺肿块可进行术前或术中超声定位,在 B 超的引导下在患者病灶上方的皮肤表面用标记笔划出病灶的范围,或者用 1ml 注射器针头在皮肤上划一个十字划痕,并告知术者病灶的深度。手术时根据划痕或标记线的位置选择皮肤切口,找到病灶的位置后,进行规范的保乳手术。

对于体表触诊阴性、超声可见的体积较小的乳腺肿块则需在超声引导下利用 Hook 针对肿物进行定位。Hook 针是一种带倒钩的钢丝,在超声引导下穿刺皮肤并穿透肿块后可将钢丝固定于该位置,手术时根据 Hook 针就可以找到病灶的位置。

超声具有实时引导、准确定位等优势,在某些不适用乳腺钼靶引导的情况下,如乳腺很小、肿块非常贴近胸壁、有植入的假体或肿物在钼靶下模糊等情况,可以考虑超声定位。若触诊阴性的肿块在乳腺钼靶摄影及超声都可检出,则首选超声引导定位,因为与钼靶相比,超声更简捷、患者也更能耐受。手术切除的标本可置于装有盐水的容器内进行超声扫描,以确认其为术前检查的靶标肿块,若在标本中不能探测到肿块,则须术中超声扫描切口以确认是否有残余肿块及位置,进一步指导外科切除。

对于临床触诊阳性的肿物,传统的保乳手术采用手触感判断肿物范围以确保完整切除。近年来术中应用超声引导临床触诊阳性的肿物切除开始受到人们的关注,相关内容参见本书相关章节。

2. 钼靶立体定位   对于不能用 B 超定位的情况需要钼靶立体定位(图 2-8)。如 B 超未发现仅在钼靶检查时发现的病灶、乳腺深部的病灶、靠近乳头的病灶及难以进行局部定位的细微钙化病灶等。

钼靶立体定位需要用到立体定位乳腺成像设备。结合乳腺 CC 位和 MLO 位钼靶片判

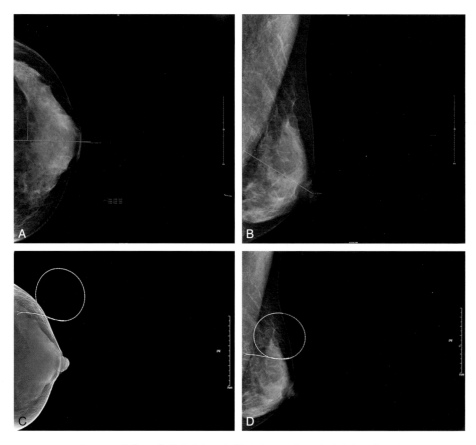

图 2-8   钼靶立体定位(中山大学孙逸仙纪念医院乳腺中心供图)
A~D. 患者的定位片,显示了乳腺的 Hook 针导线位置

断病灶的性质、大小和范围,并选择合适的穿刺途径。最佳穿刺途径的选择主要考虑穿刺皮肤位点与病灶的最短距离和病灶显示的清晰程度,然后通过计算机三维计算得到乳腺内病灶的水平、垂直和深度坐标,最后将含有定位器具(Hook 针)的定位装置推至相应的坐标位置。Hook 针最佳放置位置是在钼靶片中可以看到定位针穿过病灶或者在病灶的旁边。对于复杂、分散的病灶,或者需切除大片钙化病灶时,可能需要多条导丝进行定位。

国内许多医院没有钼靶立体定位设备,此时本中心建议的方法是:依阅片时结合乳腺CC 位和 MLO 位钼靶片判断病灶的性质、大小和范围,估测乳腺内病灶的水平、垂直和深度位置。再依据穿刺皮肤位点选择合适的穿刺途径以置入定位器具(Hook 针)。如果一次穿刺没有放置到最佳位置,可采用以下两种方法:①根据此次穿刺结果的穿刺位点、穿刺方向与穿刺深度进行调整,然后进行再次穿刺定位并行钼靶检验,直至放置穿刺针到最佳位置为止;②不作任何调整,术中通过钼靶判断病灶与 Hook 针的相对位置关系,在手术过程中以Hook 针头为参照点,对病灶进行切除。

在对病变进行定位以后,为了确保导线在正确的位置,必须对导线进行表面标记并通过胶布固定以减少导线在乳房内部的移位,当患者进入手术室后再将导线表面标记小心地移除。外科医生在设计手术区域的切口位置时需考虑病灶在钼靶片上的大小、病灶到乳头的距离及进一步行乳房全切术的可能性等因素。手术过程中需要影像学家和外科医生的协作与沟通,确保病变部位的成功取出。

所有切除的乳腺标本都必须行标记。我们通常在标本的上部做一个短缝线以定位,在侧面部分(内 / 外侧)缝一个长线定位(b)。另一种方法是用标记钛夹在标本上定位,在侧方(内 / 外侧)放一个,在上方放两个。切除后的标本需进行钼靶摄片确定病变部位被完整切除。经病理医生、放射科医生及外科医生对标本的钼靶片进行评估,以明确病变是否被完整切除、是否需要再切除更多组织(图 2-9)。

3. MRI 定位　MRI 在乳腺疾病的诊断中的应用逐渐广泛。有条件的单位可利用MRI 对病灶进行影像学定位,指导医生准确和迅速的进行手术切除。整个过程与钼靶定位相似,但有一些特定的步骤。乳腺 MRI

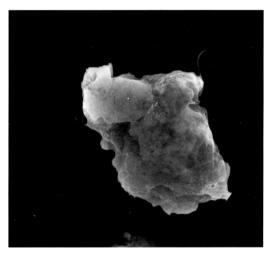

图 2-9　乳腺标本 X 线片(中山大学孙逸仙纪念医院乳腺中心供图)

使用的是专业乳腺线圈(1.5 特斯拉的磁铁);在使用钆类造影剂前后先用 T_2 加权成像,再用T_1 加权成像;并保证乳腺两侧同时成像。

在进行 MRI 引导定位时,患者需要俯卧在磁共振装置里,医生坐在患者的侧面。给患者静脉注射钆类造影剂,病灶位置呈现增强显像,然后用 MR 专用导线进行穿刺定位。

患者须忍受经皮定位的过程,在整个过程中保持俯卧的姿势静止不动,MRI 核心定位需要至少 30 分钟。因此对于不能保持静止(如慢性咳嗽或者焦虑的患者)或不能俯卧的患者(驼背、背痛和腹痛的患者)不适宜进行 MRI 定位。肥胖和腰围过大的患者亦不适合进行 MRI

定位。同时,在整个定位过程中,必须挤压患者的乳腺,但是挤压腺体不能小于 2cm。

4. 总结　在定位工具方面,Hook 针是常用的定位工具,但作为一种外植物也会让部分患者感到不适。另外,有报道认为可在 B 超引导下使用注射器将美兰注射到病变部位,以引导手术切除。此外,超声具有识别血肿的能力,因此有医院采用患者自身的静脉血注入病灶部位,引起医源性血肿后,采用超声引导下进行保乳手术切除病变。还有医生尝试过采用核素标记定位以指导保乳手术的切除范围。有研究比较了 201 例不可触及肿物的乳腺癌患者进行术中超声引导、术前 Hook 针定位及核素引导定位三种策略的边缘阳性率及切除标本体积,结果显示术中超声引导更为准确,且更有助于外科医生获得阴性边缘。对于乳腺钼靶成像和超声都可检测到的病灶,优先选择超声影像引导定位,因为超声检查无放射性、简便、经济,患者较易接受。

(三) 乳头溢液的保乳问题

1. 概述　乳头溢液可分为非自发性和自发性乳头溢液。前者指按摩、挤压乳头周围区域出现的双侧、多孔的乳性液体溢出,也可为无色透明或黄色,多为正常生理现象,常伴妊娠或哺乳,因激素水平变化引起。此外,某些药物,如口服镇静药也可引起乳头溢液,均无须处理。自发性乳头溢液指的是液体或分泌物自发从乳头中溢出,多为病理性,溢液可为浆液样、血性、脓性。在此部分患者中,需排除怀孕或内分泌系统紊乱引起的自发性乳头溢液,多为双侧、多孔发生。本章所指的乳头溢液,为自发性、单侧、单孔的乳头溢液。

在国外的数据报道中,乳腺专科有 3%~6% 的患者是因自发性乳头溢液就诊。国内数据则显示约 10% 的妇女在常规体格检查时可以被发现有乳头溢液,大部分乳头溢液由良性病变引起,其中又以乳头状瘤和乳头瘤样增生最为多见,其余常见的病因还有导管扩张、乳腺纤维囊性病等。此类患者如果临床可及,或者常规的 B 超、钼靶检查可见肿物,则按一般乳腺肿物的诊断治疗原则进行。有一部分患者其肿物为临床不可及,且 B 超、钼靶等影像学检查都未能发现病灶,本节将重点探讨这一类患者的处理。

2. 术前诊断　临床未及肿物的乳头溢液患者的诊断,可以采用乳管造影(ductogram)或者乳管镜(ductoscopy)检查以定位病灶,指导活检或病变导管切除。

乳管造影经乳头向溢液乳管插入导管(或钝头针),注入造影剂,随即行钼靶摄片。一般来说,大部分导管内距乳头数厘米的病灶可以得到显示,阳性发现包括:①造影剂中断或导管阻塞征象;②导管扩张;③充盈缺损;④导管壁欠规则;⑤导管狭窄;⑥导管分支扭曲。如病灶离乳管口 2cm 以上,可以加行导丝定位。对于普通钼靶摄片中未发现病灶的乳腺癌患者来说,乳管造影的诊断价值值得肯定。

乳管镜又称纤维乳管镜,由于能直观地反映导管内病变(最远可达距乳头 5~6cm 的病灶)情况,且能镜下切取活检,减少不必要的开放手术,近年来在导管溢液的诊断和治疗中得到了广泛应用。具体操作包括 3 个步骤:①用口径由小到大的探针逐步扩张溢液乳管;②将内镜外套管插入已扩张的乳管口,用生理盐水冲洗乳管,扩张乳管;③插入乳管镜。正常乳管在镜下的显像平滑而有光泽,癌灶则色白而微凸出表面。其他阳性发现包括导管内肿块、导管内血染、导管壁充血、管壁不规则、导管堵塞、瘢痕。此外,乳管镜还能对病灶定位,即通过乳管镜将定位针固定于病变组织,留置末端弯曲的导丝针于病变处,手术时沿定位导丝解剖乳管,导丝针所在部位即为目标病灶。在治疗方面,纤维导管镜可以进行一些微创手术,如镜下切除导管内乳头状瘤,以及联合 B 超、麦默通系统切除活检乳管内病灶等。

3. **手术切除活检**　病理性乳头溢液的最终确诊需要病理活检,如果上述体查、B 超、钼靶或者乳管造影及乳管镜等检查能发现并初步定位病灶,活检即可完成。而如果仍未能定位病灶,或者活检结果提示需要手术时,即应进行导管切除术。

乳头溢液的导管切除(duct excision)的方法最早由 Hadfield 提出,但目前更可取的方法是微乳管段切除术(microdochectomy),它的特点是更具针对性地切除病变的溢液导管及其分支,同时具备诊断和治疗双重意义。具体步骤大致如下(图 2-10):①挤压乳头,找到溢液乳管;②将泪道探针或注射器针头(钝头)插入溢液乳管口,注入美兰;③在触发点(受挤压可出现乳头溢液的位置)或乳管造影及其他检查确定的病变部位方向作环乳晕切口,长度应小于等于乳晕的半个周径,以防止乳头乳晕复合体的供血不足,切口的中点位于触发点所在的乳房象限;④皮肤钩拉起皮肤;⑤找到插入乳管的探针或针头,将所在乳管仔细分离;⑥拔出针头,将该乳管近乳头端结扎、切断,应注意靠近乳头侧是否有肿物残留;⑦轻轻提起结扎线,将该乳管及其分支切除,如果病灶的具体位置已在乳管造影中得到显示,切除范围即可在包含病灶的前提下得到最大程度的减小,但所有美兰蓝染区域通常都应切除;⑧切除标本送病检;⑨缝合切口。通常真皮与皮下组织以可吸收线间断缝合。特别需注意由于切除了部分组织而出现的乳头乳晕复合体塌陷,此时可以将组织缺损部位两旁任一侧的组织移位以填充空腔。

值得注意的是,这种方法并非任何时候都能完整切除病灶。有研究显示在 30 例导管造影显示有异常病灶的患者在接受此手术后,其中 6 例术后病理证实并未切到病灶组织,解决这一困难的关键在于如何准确估计病灶到乳头的距离。因此出现了改良技术:患者首先通过乳管造影或者乳管镜对病灶进行定位,再行手术切除。使用乳管造影时,在造影剂注入后采用立体定位引导导丝植入,使导丝尖端处于病变部位并采用钼靶或超声确定。手术切除范围以包括导丝的尖端为主。若使用术中乳管镜,切除范围可根据皮肤表面乳管镜的透光区域决定。改良的显微乳管探查手术更有针对性,既避免了过大范围的切除带来的外观上的不良影响,也可以保证病灶得到完整的切除,更有临床应用价值。

4. **恶性乳腺溢液的保乳问题**　如果微乳管段切除术获取的标本活检结果为良性,则不需要进一步处理。如为恶性,那么患者能否接受保乳,以及切除范围又如何确定呢?

各项研究中,确诊为癌的乳头溢液患者比率也相差甚远(从 1% 至 47.2% 不等),其中以DCIS 最为多见。由于表现为乳头溢液的癌症患者中,相当一部分患者具有广泛的病灶,这部分患者若进行保乳手术,需切除较多组织,影响术后美容效果,且难以确保切缘阴性,因此复发率可能较高,影响预后,所以在临床实践中,许多情况下会选择乳房全切术。

然而,如果能保证边缘阴性,这些患者的保乳仍然可行。Cabioglu 报道 48 例乳头溢液的乳腺癌患者中,有 24 例(50%)接受了保乳术,辅以术后化疗及放疗,中位随访时间 45 个月。其中,3 例发生局部复发,1 例发生远处转移;4 年无局部复发生存率为 81%。值得注意的是,3 例局部复发患者均拒绝了术后辅助放疗,且病理见粉刺样坏死,这些都与局部复发风险升高有关。而接受了术后放疗的患者均未发生局部复发。以上结果提示,如能选择合适病例,获得阴性边缘,完善术后辅助放疗及化疗,保乳术是安全可行的。本中心的经验显示对于伴有溢血的 DCIS,其充血扩张的乳管可引导外科医生进行准确的病灶范围定位,反而有利于获得阴性边缘。

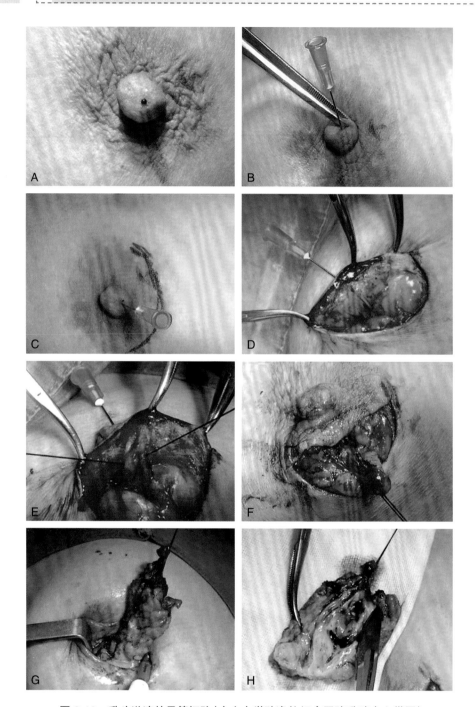

图 2-10   乳头溢液的导管切除（中山大学孙逸仙纪念医院乳腺中心供图）

A. 挤压乳头，找到溢液乳管；B. 将泪道探针或注射器针头（钝头）插入溢液乳管口，注入美兰；C. 在触发点（受挤压可出现乳头溢液的位置）或乳管造影及其他检查确定的病变部位方向作环乳晕切口，长度应小于等于乳晕的半个周径，以防止乳头乳晕复合体的供血不足，切口的中点位于触发点所在的乳房象限；D. 皮肤钩拉起皮肤；E. 找到插入乳管的探针或针头，将所在乳管仔细分离；F. 拔出针头，将该乳管近乳头端结扎、切断，应注意靠近乳头侧是否有肿物残留；G. 轻轻提起结扎线，将该乳管及其分支切除，如果病灶的具体位置已在乳管造影中得到显示，切除范围即可在包含病灶的前提下得到最大程度的减小，但所有美兰蓝染区域通常都应切除；H. 切除标本送病检

(四) 穿刺 / 微创活检术后的保乳问题

穿刺活检的最大优势在于在治疗前获得准确的病理结果及相关信息,为新辅助化疗的方案或手术方式提供更多选择。美国 NCCN 指南中推荐对于需要进行活检时,穿刺活检要优于外科切除活检。欧洲 ESMO 指南规定在任何外科干预之前都必须进行粗针穿刺活检。本节主要介绍粗针穿刺活检术或超声引导下负压辅助活检术(微创活检术)后的保乳治疗问题。

1. 穿刺 / 微创活检术后的保乳手术的肿瘤学安全性问题

早在 1987 年,Fisher 等研究者在报道保乳手术方法学时就提到,保乳手术前不建议行开放切取活检术,因为活检引起的出血或渗出会引起硬化和残腔正常组织的变色,在这种情况下,完全切除肿瘤细胞变得相对困难,容易增加肿瘤细胞残留,因此推荐穿刺活检。然而,许多肿瘤的研究都观察到穿刺会带来肿瘤细胞窦道播散问题,因此许多外科医生仍对术前穿刺活检术持保守态度。事实上,乳腺肿瘤的术前穿刺活检并不会增加保乳手术的术后局部复发率。Fitzal 等回顾了 189 例粗针穿刺活检后接受保乳治疗的患者,以 530 例同期未接受术前穿刺活检的保乳手术患者为对照,中位随访 70 多个月结果显示,粗针穿刺活检未增加保乳手术的局部复发率。值得注意的是,他们在保乳手术中没有刻意追求穿刺窦道的完整切除。许多其他研究也同样观察到了这个现象。目前,包括美国 NCCN 指南在内的全球各大指南均支持采用粗针穿刺活检作为乳腺癌诊断的标准流程之一。

我们知道,在肺癌的穿刺活检中,肿瘤细胞窦道播散的确会引起局部的肿瘤生长;但是,穿刺活检的肿瘤细胞窦道播散并不会提高乳腺癌保乳术后的复发风险。其原因在于,乳腺癌患者在保乳手术后要进行全乳放疗,并且还会经常接受强大的系统性辅助治疗,包括化疗、内分泌治疗和(或)靶向治疗,因此这些细胞窦道播散的肿瘤细胞往往在乳腺癌患者当中都能被很好地"控制"。

此外,关于超声引导下负压辅助活检术(微创活检术)也是安全的,有些观点认为,在进行微创活检术时进行的后间隙麻醉在术后可能会出现积血,如果活检结果显示为乳腺癌,则后间隙积血可能带来局部的肿瘤细胞扩散。事实上,这种担心没有必要。超声引导下负压辅助活检术(微创活检术)早在 10 余年前就已被美国 FDA 批准为安全可靠的乳腺肿瘤术前活检技术。

2. 穿刺 / 微创活检术后保乳手术的外科问题

粗针 / 微创穿刺活检术后病理结果如为恶性,则需行进一步外科治疗。此时,一个特殊问题就在于穿刺活检的窦道处理。本中心推荐在进行穿刺活检时就需考虑保乳手术或乳房切除手术的切口入路,将皮肤的穿刺点设计在手术过程中易于被切除的范围内,手术时将皮肤穿刺点和窦道一并切除(注意:在临床实际工作中,如穿刺皮肤点距肿物较远,可不必刻意追求完整的窦道切除)。穿刺术后如出现局部血肿,手术时可一并予以切除。值得注意的是,部分接受了微创活检术的患者,术后影像学未见任何残余病灶时,再接受保乳手术时可先定位残腔,后予切除残腔组织获得新的创面,尽可能保护正常乳腺组织。然后取腔周边缘进行评估,对术中评估为阳性边缘的方向进行进一步切除。

三、边缘评估法

乳腺癌保乳手术成功的关键是边缘评估的方法是否准确、可靠。正确的边缘评估方法可最大程度地减少局部复发率,提高患者的生存质量。边缘阳性患者相比于边缘阴性的患者有着更高的局部复发率,并且随着随访时间的延长,这种风险越来越显著。NCCN 指南明确指出,乳腺癌保乳手术如果出现了阳性边缘,必须进行再次切除以达到阴性边缘。目前较常用的边缘评估方法主要有两大策略:肿物边缘策略和腔周边缘策略,前者直接评估切取的肿物组织的边缘状态,后者则是在移除了肿物组织后,对残腔组织进行评估。

(一)肿物边缘评估策略

肿物边缘评估策略历史最为悠久,早在 1976 年 NSABP B-06 研究开展时,就已采用了此种评估策略。根据取材方法的不同,肿物边缘评估策略可分为以下几种方法。

1. 剥皮法(Peel off)　Carter 等曾提出过一种类似剥橙子皮的方法来取材,并进一步病理检查评估肿物边缘的状态。采用这种方法的原因是人们认为乳腺肿瘤在手术切缘处会有不规则生长模式,因此完整的剥皮法可以完整地评估肿物边缘的实际情况(图 2-11)。然而此方法的缺点是耗时、耗力、耗材,因此无法在临床中实际应用。

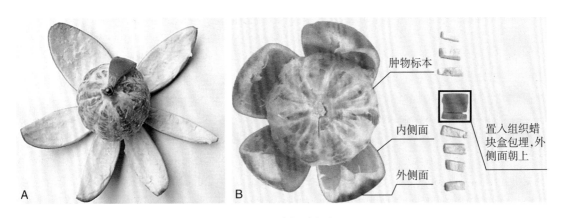

图 2-11　肿物剥皮法

A.将肿物的外层如图剥开;B.将每片边缘全部分割并做成蜡块,只要在某个切片上发现肿瘤细胞,此边缘即为阳性(中山大学孙逸仙纪念医院乳腺中心供图)

2. 垂直切取法　垂直切取法是最经典、历史最悠久的肿物边缘评估法。Bernard Fisher 早在 1976 年开展 NSABP B-06 试验时就采用这种方法。此方法首先对肿物的方向进行定位(一般采用缝线定位),然后对肿物的表面进行染色,最后垂直于 6 个染色面分别切取边缘组织送病理检查。具体操作方法(图 2-12)如下:①从肿物中央部位以垂直于身体纵轴方向横断切取 1~3 片组织,之后对每片组织从 4 个方向分别切取外侧、内侧、前方、后方的组织标本;②对剩余的两块半球形肿物,纵向切取 2~4 片组织,从而获得头侧和尾侧的边缘信息;③对所获得 12~24 块组织进行固定,制成蜡块,每个蜡块至少切取 2 张切片,分别放置显微镜下观察,如发现肿瘤细胞,则需记录肿瘤细胞所在的方位并测量到染色面的距离,从而最大限度地增加病理诊断的准确性。

经显微镜下观察判断染色边缘是否存在染色的肿瘤细胞,若存在则判定为边缘阳性。该方法被北美大部分地区一直沿用至今。但是该方法仍旧有很多争议,最大的争议在于边缘宽度问题。国际上关于边缘阴性的定义有两种:①染色边缘没有肿瘤细胞为边缘阴性

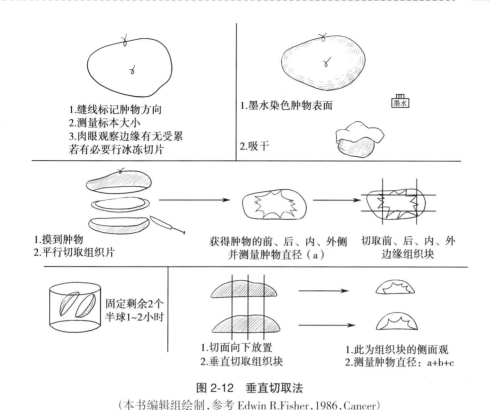

1.缝线标记肿物方向
2.测量标本大小
3.肉眼观察边缘有无受累
若有必要行冰冻切片

1.墨水染色肿物表面

2.吸干

1.摸到肿物
2.平行切取组织片

获得肿物的前、后、内、外侧
并测量肿物直径（a）

切取前、后、内、外
边缘组织块

固定剩余2个
半球1~2小时

1.切面向下放置
2.垂直切取组织块

1.此为组织块的侧面观
2.测量肿物直径：a+b+c

图 2-12 垂直切取法

（本书编辑组绘制，参考 Edwin R.Fisher,1986,Cancer）

（"Ink-Free"）；②染色边缘以内一定宽度（1mm、2mm、5mm 或 10mm 等）范围没有肿瘤细胞定义为边缘阴性（"adequate width"）。肿瘤细胞如若靠近染色边缘就应当判定为靠近边缘（close margin）并且需要再切。Bernard Fisher 认为"靠近边缘"这一概念过于主观，没有足够证据，事实上，NSABP B-06 开展的时候提出"ink-free"判定标准已被证实是安全、可靠的。"ink-free"标准判定的边缘阳性患者进行乳房全切时，有 67% 的标本发现有残留的乳腺肿瘤组织，而对"adequate width"标准所判定的边缘阳性的患者进行乳房全切时，只发现有 12% 的标本有残留乳腺肿瘤组织。因此"adequate width"标准是不必要的。

2002 年，Singletary 的系统综述也提示采用"ink-free"标准足以区分出高危的复发患者，采用"adequate width"标准未必能提高局部控制率。尽管如此，仍有许多外科医生采用"adequate width"标准。2009 年，St gallen 会议投票结果分析显示，北美的医生多偏好"ink-free标准"，而欧洲的医生则相对保守，多采用至少 2mm 以上宽度的"adequate width"标准。2010年国际共识会议（Biedenkopf Expert Panel）就边缘问题的结论是："ink-free"标准足以筛选出高危复发患者，目前没有证据提示更宽的边缘宽度（"adequate width"标准 1mm、2mm、5mm、10mm）能带来生存的获益。在 2014 年，美国肿瘤外科协会（Society of Surgical Oncology）联合美国肿瘤放疗协会（American Society for Radiation Oncology）共同出台了一个共识，接受"ink-free"作为 IDC 的阴性边缘判定标准。这一共识也被美国乳腺外科医师协会（American Society of Breast Surgeon）所接受。

3. 水平切取法 水平切取法指在肿物标本的 6 个方向，沿水平于染色面的切线方向切取肿物边缘组织送检（图 2-13）。病理科医生在进行切片显微镜检时，仅需对边缘组织的内

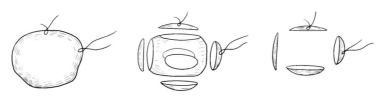

图 2-13　水平切取法

肿物上侧面用短缝线标记,外侧面用长缝线标记。在肿物标本的 6 个方向(上、下、内、外、前、后),沿水平于染色面的切线方向,切取厚度 2~3mm 的边缘组织。然后对边缘组织的内侧面(靠近肿瘤侧)进行切片病理检查。只要在某个切片上发现肿瘤细胞,此边缘即为阳性(本书编辑组绘制)

侧面(靠近肿瘤侧)进行切片病理检查。该方法更高效,而且与垂直切取法相比能检查更为广泛的肿物表面边缘,但缺点则是无法测量肿物与边缘的距离。水平切取法与垂直切取法在检出率方面并不完全一致,水平切取法比垂直切取法更保守,更大样本量的研究同样显示水平法可能带来更多的边缘阳性率与再切率。目前暂不清楚两种方法对患者长期复发和生存情况的影响。

4.(肉眼)宏观评估法(macroscopic assessment)　很多外科医生及病理医生认为可以直接对所切取的肿物进行(肉眼)宏观评估以判断是否存在边缘受累。一般认为肉眼宏观测量肿物与边缘距离超过 1cm 可定为宏观边缘阴性。术中宏观边缘评估可减少因术后边缘阳性而导致的二次手术再切率。Fleming 等对 220 例保乳患者的边缘采用术中(肉眼)宏观评估法,其中有 139 例(63%)术中宏观边缘阴性,这部分患者几乎全部获得了术后显微镜下边缘阴性。

5. 细胞印迹法(imprint cytology)　细胞印迹法通过将术中所取的肿物组织的不同侧面按压到玻璃片上,以玻璃片印取细胞,印取细胞后的玻璃片采用甲醇固定及 HE 染色后,交细胞病理学家进行细胞学检查。该方法认为肿瘤细胞相比脂肪组织更容易被印取到玻片上。该方法相对古老,最早在 20 世纪早期提出,并在 20 世纪 50 年代开始流行。支持者认为该方法的甚至比石蜡切片还要准确,原因是该法可以印取整个肿物的所有侧面,并且有经验的细胞病理学家操作仅需 2~15 分钟。但是也有不同观点认为对于分化相对较好的、间质相对致密的或者肿瘤负荷相对较低的肿瘤此方法会有一定的局限性。Saarela 等在保乳手术患者中对边缘同时采用细胞印迹法与边缘组织连续切片法对比,结果显示细胞印迹法具有相对较高的假阳性率。最近一项荟萃分析显示,作为术中评估手段的常用方法,采用细胞印迹与术中冰冻活检具有相近的二次手术再切率(11% vs.10%),如果不采用任何术中评估手段,二次手术再切率可达 30%。目前尚没有足够强的证据支持细胞印迹法应常规用于保乳手术中。不同的病理部门、不同的细胞病理学家采用该方法或许会有不同的结果。

(二)腔周边缘评估策略

1. 分类　腔周边缘评估策略可以根据取材的方式不同,大致分为以下三大类。

(1) 刮片细胞学检查:早在 20 世纪 90 年代的英国,Lucarotti 等就对肿物切取后的腔周进行刮片细胞学检查,结果显示腔周刮片细胞学方法的敏感性和特异性分别为 56% 和 100%。考虑到该方法敏感性不足,并未得到广泛的临床应用。

（2）腔周边缘连续切取法（continuous/complete cavity shavings）：此方法是将整个残腔完整、连续地取材。R.D.Macmillan 等最早对此方法进行了描述，如图 2-14 示，在按 NSABP B-06 的方法切除了肿物以后，对周围残腔环切一周，记录为腔周边缘标本（cavity shavings），值得注意的是要求腔周边缘标本的取材厚度不超过 5mm。后来，陆陆续续关于腔周边缘连续切除法的报道，但均未具体介绍病理学评估细节，如是否需要染色区分内外面、如何取片取材及阳性判定标准等。

（3）腔周边缘分段切取法（consecutive cavity shavings）：腔周边缘分段切取法是在移除肿物后，在残腔边缘系统性地切取一定体积、数量的边缘组织送检。相对于腔周

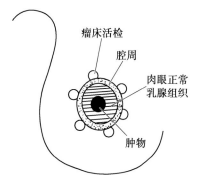

图 2-14　腔周边缘连续切取法
（本书编辑组绘制，参考 Macmillan, et al. 1994, British Journal of Surgery）

边缘连续切取法，此方法旨在保证病理学准确与肿瘤学安全的情况下，切取尽可能少的组织，并获得更优的美容效果。1988 年，英国皇家外科学年鉴（Annals Royal College Surgeons England）报道了这一技术，这是有记载的最早的腔周边缘评估法。近年 Hewes 等报道了乳腺癌保乳手术采用此方法进行边缘评估的随访结果，近 10 年的回顾性研究结果提示，在同时评估了肿物边缘和瘤床活检的 900 多例接受了保乳手术的患者中，瘤床活检法所获得的腔周状态比传统肿物边缘状态能更好地反映临床预后。

瘤床活检（bed biopsies）/ 分段腔周边缘评估法根据取材数目的不同可分为：四段法（上侧、下侧、内侧、外侧），五段法（上侧、下侧、内侧、外侧、后侧），六段法（上侧、下侧、内侧、外侧、后侧、前侧）（图 2-15）和八段法（腔周一圈取八段）。

目前四段法 / 五段法是较为常用的取材方法，如果患者乳腺较小，那么保乳手术底部（后侧）范围有时可能深及胸大肌筋膜，而顶部（前侧）要切至皮下层，因此对于此类患者多采用四段法。对于乳房较大的欧美乳腺癌患者而言，进行保乳手术时底部无须切至胸大肌筋膜，

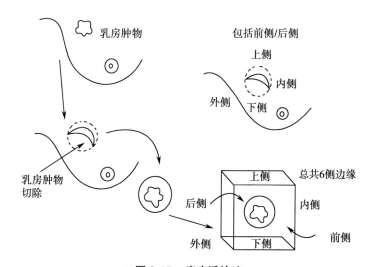

图 2-15　瘤床活检法
（本书编辑组绘制，参考 Dengfeng Cao, et al. 2005, Am J Surg Pathol）

因此采用包括底部(后侧)腔周边缘的五段法也很常见。

美国的腔周边缘评估法最早使用的就是五段法,是由 Jefferson 医学院的研究人员于 1998 年报道,他们发现腔周边缘的阳性个数与临床预后具有统计学相关性,两个或以上腔周边缘阳性的乳腺癌患者预后更差。六段法的使用相对较少,相对于五段法,六段法主要加了一个前侧腔周边缘。Stephen P Povoski 等曾倡导过九段法:腔周取八块 + 底部一块大小约为 1cm × 1cm 方形腔周边缘送检(图 2-16)。

该方法使用电刀切完肿物后,用手术刀切取腔周组织,使得腔周边缘的内侧面(靠肿

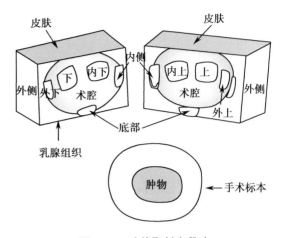

图 2-16　边缘取材九段法

(本书编辑组绘制,参考 Stephen P Povoski, et al. 2009, BMC Cancer)

瘤侧面)有电灼的痕迹,而外侧面没有,以此方法区分内侧与外侧面,免去了染色的步骤,节省了时间,提高了效率。

瘤床活检法(bed biopsies)/ 分段腔周边缘评估法的一个重要问题是术中最佳的边缘切取个数。Huston 等的研究提示在进行肿物边缘评估法时,同时检测 4~6 个腔周边缘相比 1~3 个腔周边缘能更好地降低二次手术再切率。可遗憾的是他们的研究并没有生存资料来进一步证实 4~6 个腔周边缘要优于 1~3 个腔周边缘取材。

我中心对乳腺癌保乳手术时的边缘评估采用分段腔周边缘评估法,数据显示 7~8 个腔周边缘相比于 <7 个腔周边缘有更好的阳性检出率,可是在预后分析方面,<7、7~8 及 >8 个腔周边缘取材其相应的临床预后指标无差别,原因可能是那些因边缘取材数不足而导致的残留肿瘤细胞被辅助治疗(局部放疗 + 全身化疗、内分泌治疗)所控制。即便如此,考虑到 <7 个腔周边缘组患者阳性检出率偏低,因此在缺少更多证据的情况下,本中心仍推荐腔周边缘评估法至少评估 7 个组织。

2. 腔周边缘评估法的优势　目前数据表明,在联合使用肿物边缘与腔周边缘评估法时,19%~50% 的肿物边缘阳性患者其腔周边缘为阴性,因此此部分患者得以免去不必要的二次手术和再切。那么如果增大肿物的切除范围,是否仍有必要进行腔周边缘评估呢? 答案是肯定的,来自法国 Feron 等的一项研究显示在肿物边缘评估法的基础上,加用腔周边缘评估法所带来的临床获益并不会随着肿物大小或切除范围大小的改变而改变。因此,传统的保乳手术需加用腔周边缘评估法以获得更好的临床获益。此外,新英格兰医学杂志(New England Journal of Medicine)同样报道了一项随机对照临床研究,证实了在传统的保乳手术需加用腔周边缘评估法可以显著减少二次手术的几率。

另一方面,研究发现,肿物边缘评估为阴性的患者,其中 8%~10% 用腔周边缘评估为边缘阳性,这到底是因为取材的抽样误差,还是广泛存在的导管原位癌成分所致目前仍不清楚,当然也可能是肿瘤多灶性的存在。Holland 在 1985 年发现对于 2cm 大小的原发肿物行保乳手术时,即使切除了肿物周围 2cm 正常组织,仍有 40% 患者可发现额外的病灶(原位癌或浸润性癌)。因此,腔周边缘评估法不仅是扩大边缘评估的范围,更重要的是对乳腺剩

余组织的一个额外的活检,以更灵敏地发现多灶性或多中心性肿瘤的存在,提高诊断的敏感性。

3. 腔周边缘评估法的潜在缺点 腔周边缘评估法由于是在残腔周围取标本进行病理检查,因此有可能导致切除组织过大,可能会影响到美容效果。目前报道的腔周边缘组织的切取平均体积大约在 22~40cm³,因此对于乳房体积不大的患者,腔周边缘的使用需考虑切除的体积。此外,如果在评估肿物边缘评估法的同时再评估腔周边缘,会大量增加工作时间与工作量。

4. 腔周边缘评估法的具体操作步骤 当前对腔周边缘评估法的报道文献中,很少有提及在取材后送病理活检时具体的病理活检过程,如是否染色、切片方向等技术细节。来自法国的一篇报道详细描述了其腔周边缘评估法的具体操作步骤。

(1) 取材数目与方法各异,根据外科医生临床需要,可按四段法、五段法、六段法或八段法取材(图 2-17)(腔周边缘组织体积之和大约与肿物切除标本体积相等)。

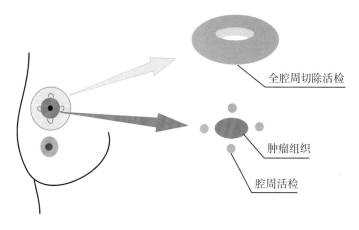

全腔周切除活检

肿瘤组织

腔周活检

图 2-17 腔周边缘随机活检与腔周作切除活检
(本书编辑组绘制,参考 N.E.Beck,et al. 1998,British Journal of Surgery)

(2) 取材之后要尽快送检,外科医生与病理科医生之间要建立起一套共同的"语言"以标记每个腔周边缘组织与肿物的方位关系。同时还需标明腔周边缘的"内侧面"(靠肿瘤面)与"外侧面"(远离肿瘤面)。病理医生对"外侧面"进行染色标记。

(3) 测量并记录每个腔周边缘组织的三维大小,进行福尔马林固定。

(4) 垂直于染色面将每一个腔周组织切成若干 3~5mm 的切块,每一个切块都建立一个石蜡块。需记录每一个腔周组织切成了多少块石蜡块(图 2-18)。

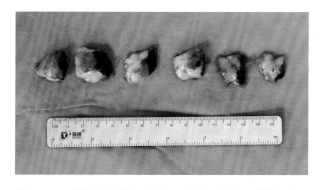

图 2-18 腔周组织外侧面染色及切割制作成石蜡块(中山大学孙逸仙纪念医院乳腺中心供图)

（5）显微镜检：病理科医生需回答以下若干问题，腔周边缘组织是否存在癌细胞（原位癌还是浸润癌）；腔周边缘组织内侧面（靠肿瘤面）与外侧面（染色面）状态如何；肿瘤距这两个面距离是多少；如果腔周边缘阳性，癌细胞的范围的大小是多少；局灶性（仅一个腔周外侧缘阳性）还是广泛性（两个或以上的腔周外侧缘阳性）；判断这是多灶性癌还是未切干净所致的边缘阳性。①如果是多灶性癌，则肿物与腔周边缘的癌细胞之间的正常组织需仔细描述（图2-21）；②如果是未切干净所致，则在计算原位肿物组织病理学的大小时需加上这部分大小（图2-19）。

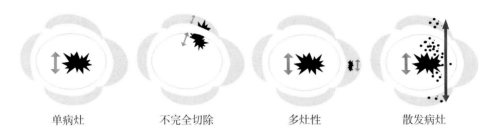

单病灶   不完全切除   多灶性   散发病灶

图 2-19   肿物多灶性与边缘阳性的图形示意
（本书编辑组绘制，参考 Iulia Tengher-Barna. 2009，Modern Pathology）

判断是多灶性还是单灶性未切干净时相对比较困难，一般认为以下三点往往提示腔周边缘的阳性来源于单灶性肿瘤未切干净，而非多灶性肿瘤：①腔周边缘阳性累及了腔周边缘内侧面；②腔周组织癌细胞与肿物癌细胞距离不超过 5mm；③原发肿瘤与腔周癌细胞在形态学上相似。

（三）改良腔周边缘评估法—中山大学孙逸仙纪念医院的经验

本中心是国内最早开展保乳手术的单位之一，总结了一套行之有效、经济、安全、准确的边缘评估法。

1. 方法

（1）采用本书第二章第一节中的保乳手术"中国模式"进行肿物切除。

（2）进行腔周边缘评估，在残腔周边系统性切取 7~8 块腔周边缘组织送检。切取的方形腔周边缘组织尺寸约为长（1.0~1.5cm）× 宽（1.0~1.5cm）× 厚度（0.1~0.2cm）（提倡使用手术刀片而非电刀进行边缘组织切取，以获得尽可能薄的组织，并可减少组织损伤以利于病理镜下检查）（图2-20）。

（3）使用丝线缝扎标记每一个被切取的腔周边缘组织的位置，如术中无须再切取更多组织，在关闭创口前移除这些标记丝线，取靠患者头侧（12点钟）方向的第一个边缘组织标记为 1 号边缘，并使用止血

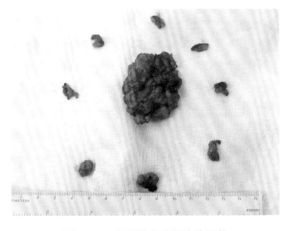

图 2-20   中国模式腔周边缘评估
（中山大学孙逸仙纪念医院乳腺中心供图）

钳钳夹该处丝线进行标记。其余的边缘组织按顺时针方向依次编号(图 2-21)。

(4) 边缘组织的病理学检查不需要对肿物外表面进行染色标记,也不需要丝线或其他任何方式区分内侧面和外侧面。

(5) 对边缘组织病理科进行取材时,平行而非垂直于边缘组织的最大面进行取材,一部分制作成冰冻切片(图 2-22),剩余边缘组织按常规石蜡标本制作程序处理,术后进行常规切片 HE 染色。

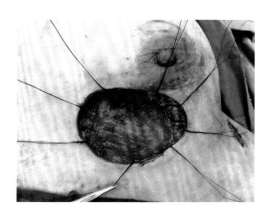

图 2-21　丝线缝扎标记每一个被切取的腔周边缘组织的位置
(中山大学孙逸仙纪念医院乳腺中心供图)

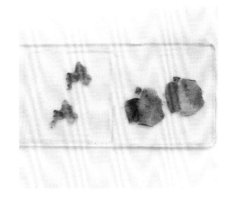

图 2-22　边缘冰冻切片
(中山大学孙逸仙纪念医院乳腺中心供图)

(6) 切片中如果观察到浸润性癌或原位癌,则定义该边缘组织阳性。术中或术后如果边缘阳性,则须对相应边缘部位进行再切并取新边缘组织送检直到获得阴性边缘为止。如果初始有超过一半的边缘组织阳性或者某一方向边缘经过两次以上再切后仍得不到阴性边缘,则该患者为保乳失败,需转行改良根治术。

2. 临床预后结果　我中心采用改良腔周边缘评估法行保乳手术的乳腺癌患者共 422 例,调查随访发现,中位随访时间为 55.5(12~130)个月时,累积 5 年无局部 - 区域复发率、无远处转移率、无疾病生存率及总生存率分别是 95.3%、97.8%、88.3% 和 96.0%。在入组的患者中,近 90.5% 的患者没有任何乳腺癌相关事件(复发或转移)。因此本边缘评估法具有良好的肿瘤生物学安全性,保乳手术仅仅评估腔周边缘而不对肿物边缘进行评估是安全的。

3. 改良腔周边缘评估法的独特优势

(1) 本方法无须对边缘外侧面进行染色:我们认为在腔周边缘组织薄到一定程度(1~2mm)时可不需要区分"内侧面"和"外侧面",因此可以避免因染色而出现的相关技术问题。传统的边缘评估法中的染色步骤会有许多人为因素影响对实际边缘的判断,比如说染料渗入肿物的缝隙中、肿物组织的自然退缩及放射检查后肿物变形等。

(2) 无须测量任何距离,适合术中冰冻:因为边缘组织足够薄时可不区分"内侧面"和"外侧面",所以在判断边缘阳性时,我们无须测量任何距离,只要镜下未见癌即可报边缘阴性。此技术细节使得本方法更适用于术中冰冻病理检查。传统的边缘阳性判定往往需要测量肿物与染色边缘的距离,但在术中冰冻时,标本中的脂肪组织可能流失,从而导致组织空间结构变形,影响距离测量的准确性。另一方面,采用肿物边缘评估法的保乳手术,其最佳的边缘宽度目前仍存在广泛争议,本方法则不存在所谓的"最佳边缘宽度"问题。一个常见的疑问是,如果采用本中心的方法,病理医生在理论上会有 50% 的机会没有评估到真正意义上的腔周边缘,即腔周边缘组织的外侧面。关于此问题,我们认为,任何一种边缘评估方法都不可能 100% 评估到整个外侧边缘。例如,对于一个 2cm 大小的肿物标本,如果需要100% 评估到其整个外侧边缘,大约需要一万张切片。因此在临床实际工作中,病理评估所采用的基本原则是抽样评估,即通过充分、正确地取材所获得的样本去反映整个组织的病理情况。而评价一个病理评估方法的安全性,最可靠的指标就是临床预后。我们的研究所显示的令人满意的临床预后结果证实了本方法的安全性。更为重要的是,此方法大大减少了病理医生的工作量,因此能更容易得到病理科医生的认可与合作,有利于在我国特别是在基层医院推广。

(四)术中边缘阳性的处理方法

1. 边缘不典型增生是否需要处理　术中边缘病理报告为不典型增生时,是否视为边缘阳性? 是否需要再切? 此问题目前尚未有统一的意见。Arora 等开展了一项关于不典型增生边缘的回顾性研究,该研究的 15 例患者接受保乳手术时肿物边缘病理检查有不典型增生,并通过二次手术接受了乳房全切术。其中分别各有 2 例在残余乳房发现 DCIS 或浸润性癌,因此他们推荐对于边缘存在不典型增生的情况需要进行二次再切。然而,这种观点一直以来都存在争议。关于"肿物边缘不典型增生该如何处理"这一问题美国乳腺外科学会成员进行了一项问卷调查,415 位受访中有 263 位(63.4%)认为可不需要进一步的手术治疗,另外有 130 人(31%)认为可选择性再切,22 人(5.3%)认为需常规再切。有意思的是,该调查还发现如果外科医生是诊治过许多乳腺癌患者的专科医生,或者他常常参加肿瘤学科会诊讨论、接受过 Fellowship 训练,就更容易对边缘有不典型增生的患者选择"无需再切"。值得一提的是,当前对于该问题的研究都未区分不典型增生的程度(轻、中、重),也没有具有说服力的生存资料论述不典型增生再切的必要性。我中心开展了相应的临床研究,通过回顾性分析发现,保乳边缘残留不典型增生与否,并不会影响长远的复发率和存活率,因此,我们的观点认为:①重度不典型增生需要与导管原位癌相鉴别,在没进一步证据的支持下,我们认为术后石蜡提示的边缘轻、中或重度不典型增生均可不予再切;②对于术中冰冻病理评估边缘状态时,考虑到术中冰冻病理的不准确性,如果术中冰冻提示边缘存在重度不典型增生时,可适当予以再切,以减少术后再次切除的可能。

2. 术中边缘阳性,可否通过术中再次切除以进行保乳　Gibson 等回顾分析了两家医院527 例接受了保乳手术的女性乳腺癌患者(中位随访 3.4 年),对比初始边缘阴性的患者与初始边缘阳性但再切达到阴性的患者,局部复发率无差别(3.7% *vs.* 3.3%)。但是也有相反的研究结果,Menes 等报道了对 459 例患者均位随访 75 个月的数据,结果显示如果初始边缘阳性,需要两次或以上再切的患者相比于初始边缘阴性患者,具有更高的局部复发率(13.4% *vs.* 3.5%)。此外,Monica Morrow 的团队报道了一个更大样本量的回顾性研究,涉及 2770 例接受了保乳手术的患者。他们近 25 年的随访结果显示,初始边缘阳性经过再切后达到阴性的患者与初始边缘阴性的患者具有相同的局部控制率。来自中山大学孙逸仙纪念医院的数据显示了同样的结果,在 295 例未接受术前化疗的中国女性乳腺癌患者中,保乳手术初始边缘阳性与初始边缘阴性的患者 5 年的累积无区域局部复发生存无统计学差异。综上所述,目前认为术中边缘阳性可以通过再切达到边缘阴性从而进行保乳手术。外科医生和患者需要对边缘评估法有良好的了解与足够的信心,使得更多的患者得以接受保乳手术治疗。

3. 边缘阳性应当如何进行再切 若术中边缘评估为阳性,传统的再切方法是把整个残腔环切一圈("环切法")。然而这样做会切取更多的乳腺组织而影响了美容效果。Cady.B早在 20 世纪 90 年代初期就已提出可采用多染料方法标记不同方位的边缘组织,使外科医生可以有针对性地只切除受累边缘所在部位的组织("定向切除法")。Gibson 曾比较过保乳手术后出现边缘阳性时,使用"环切法"或"定向切除法"进行边缘再切除,两者的局部控制情况相近。但是,在新辅助化疗后的保乳手术时,考虑到肿瘤存在不规则缩小的可能,此时"定向切除法"是否足够安全,目前尚不清楚。

(五) 边缘研究新动向—MarginProbe

在乳腺癌保乳手术边缘问题日益重要的今天,检测边缘的方法也有了突破性的发展。新型射频探针 MarginProbe 就在这种形势下应运而生。MarginProbe 系统(图 2-23)是采用电磁波实时检测人体组织的特征,在术中为外科医生提供切除标本边缘是否受肿瘤累及的相关信息,仅适用于切除后 20 分钟内新鲜切除组织的检测。MarginProbe 主要基于介电质光谱学原理,根据不同组织的共振特征鉴别该组织的良恶性。该系统适合术中使用并需要快速得到结果时,研究发现 MarginProbe

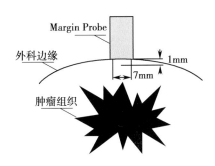

图 2-23 MarginProbe 的测量范围

具有很好的敏感性和特异性。Tanir M 等在一项对 300 例乳腺癌患者的随机实验表明,使用 MarginProbe 对比标准手术方法,可以降低 56% 的二次手术率。

MarginProbe 是一种新的边缘评估方法,也是第一个(2013 年)被 FDA 批准的手持式边缘评估设备,具有良好的应用前景。MarginProbe 会在术中给出两个判定结果:阳性或阴性。另外,光学相干断层成像术也被应用于保乳手术的边缘评估。基于该技术建立的术中边缘评估系统可能通过光学相干断层成像术识别组织中是否存在恶性肿瘤,与 MarginProbe 直接给出阳性 / 阴性判断结果不同,光学相干断层成像术是直接将边缘组织的图像显示出来,供外科或影像医生自己解读,因此需要一定的学习曲线。我中心与美国 Johns Hopkins 大学医院合作的研究显示该技术具有良好的应用前景,现正在进行Ⅲ期的前瞻性随机对照临床研究进一步证实。

四、冰冻切片病理诊断在保乳术中的运用

边缘阴性是乳腺癌保乳手术的基本要求之一。边缘组织病理诊断评估可采用术中快速冰冻切片诊断和术后石蜡切片病理诊断两种方式。然而,乳腺边缘组织的术中冰冻切片病理诊断目前仍未得到广泛接受。部分外科医生在手术中评估边缘仅通过肉眼观察和手指轻触,而不行术中病理诊断,这将导致二次手术率的升高。术中冰冻切片病理诊断具有良好的敏感性(83 ± 13)% 和特异性(95 ± 8)%,使用术中冰冻切片诊断能将 30%~40% 的二次手术再切率降低到 10% 左右。因此二次手术率高于 10% 的中心需考虑使用术中冰冻切片病理诊断评估法。

我中心在国内首先开展 Fisher 保乳技术在早期乳腺癌保乳手术中的应用研究,一直坚持采用术中边缘组织冰冻切片病理诊断,二次手术率只有 3.5%。当前针对保乳手术中冰冻

切片病理诊断的质疑主要在于乳腺组织富含脂肪,因此冰冻切片的制片存在一定的难度。我们认为,完美的冰冻切片病理报告需要外科医生、病理医生和病理技术员共同协作才能做到。

首先,外科医生送检的腔周边缘组织有较严格的要求:每一块组织大小不超过15mm×15mm,厚度<5mm;且送检的组织不可浸泡在生理盐水或湿纱布上,因为水在冰冻切片时会形成冰晶影响阅片。送检组织分别装置在做好标记的透明标本袋中,同时冰冻病理申请单上提供患者全面详细的病史资料,包括患者的基本资料、肿物穿刺活检病理诊断结果、有无新辅助化疗史及重要的钙化影像信息和超声检查的结果等。我们建议在申请单上附上双乳及腋窝的简笔图,标记肿物的位置和大小。

保乳手术的术中边缘组织冰冻切片的制片被认为是病理技术的难点。因为脂肪组织在冰冻切片制片过程中存在冻融现象,可能造成部分的组织缺失或折叠,进而影响阅片。国内外有研究报道:在制片中通过仔细观察组织,掌握适当的冰冻温度、时间及切片厚度,仍可以制作出较好的冰冻组织切片(图2-26)。在冷冻室内仔细观察边缘组织非常有必要,通过组织的颜色可以大致判断该边缘的主要成分是脂肪还是纤维组织,从而通过预估结果正确调整制片条件及预计制片效果。但要较好的保留脂肪结构需要的温度很低(-35~-40℃),时间也更长(8~10分钟)。在临床病理实际工作中,保乳术中送检的组织较多(常超过10份),按脂肪的冷冻要求去制片不切实际。因为冻融只发生在脂肪细胞,肿瘤细胞不会冻融,而且癌细胞通常刺激周围纤维组织增生,纤维组织在冰冻切片过程中也不会冻融消失,所以,冰冻切片即使部分脂肪组织出现冻融缺失也并不影响病理诊断结果,阳性边缘中肿瘤细胞通常仍会保存在玻片上(图2-24)。我中心在冰冻切片过程中不刻意追求完美的脂肪组织制片。

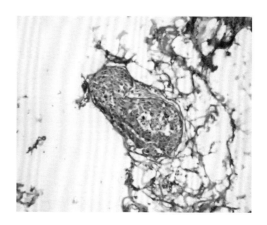

图2-24　术中冰冻切片,保存在玻片上的阳性边缘中肿瘤细胞
(中山大学孙逸仙纪念医院乳腺中心供图)

冰冻组织病理诊断由于多种因素的影响而存在一定的局限性,它要求在很短的时间内做出诊断,缺乏经验的病理医生难以胜任此项工作。病理医生必须经过相当时间的训练或有丰富经验才能承担。病理医生力求做到准确诊断,为外科手术医生提供更多信息,避免假阳性或假阴性的诊断结果给患者带来不必要的创伤。而乳腺疾病又具有多样性,加上部分患者术前已行新辅助化疗、术前穿刺活检或其他手术经历等会增加术中病理诊断难度。国内外文献报道的乳腺术中冰冻切片病理诊断的准确率均在90%以上,我中心1999~2008年乳腺癌保乳术中冰冻切片病理诊断的准确率为96.5%。据文献报道,术中冰冻切片病理诊断假阳性的病例主要是由于导管上皮不典型增生病变影响了病理诊断的准确性,硬化性腺病也易造成假阳性。而术中冰冻切片病理诊断假阴性病例主要与导管原位癌的存在有关,肿物体积大、伴有微浸润灶、新辅助化疗史也易造成假阴性结果。边缘组织的冰冻病理诊断应详细注明病变特征和病变大小,如伴有导管上皮不典型增生,应尽量注明轻、中、重度及范围。如有癌的成分,应尽量注明是浸润癌还是原位癌及范围。

尽管术前许多乳腺癌患者都接受了粗针穿刺活检,但在保乳手术中我们仍然推荐进行肿物冰冻切片病理诊断,目的在于:①术前活检结果若为原位癌,冰冻切片组织可能发现浸润灶;②病理医生熟悉原发部位肿瘤细胞形态十分重要。通过肿物冰冻切片再次熟悉该病例乳腺癌的组织和细胞形态,在对边缘和前哨淋巴结冰冻组织诊断时,更易发现形态相似的肿瘤细胞,尤其是发生小灶性病变时。

保乳手术中送检的组织一般包括 8~10 个腔周边缘组织、1 个或以上肿物、0~4 个前哨淋巴结。由于送检的组织多,冰冻切片病理诊断的耗时可长达 1 小时或稍多,但该方法可以减少二次手术率,是保乳手术一次成功的重要手段。

综上所述,为了保证保乳手术的有效顺利进行,共同提高我国乳腺癌整体诊疗水平,我们认为:①乳腺癌保乳术二次手术率高于 10% 的中心应该考虑使用术中冰冻切片病理诊断评估法;②外科医生、病理医生及病理技术员之间需更多交流合作,制定较完美统一的术中冰冻切片病理诊断协作流程;③病理医生应加强训练、互相学习、积累经验,努力提高乳腺疾病冰冻切片病理诊断水平,减少假阳性或假阴性诊断。

(胡婷婷　陈凯　曾韵洁)

第三节　术后并发症及处理

一、出血及血肿

出血及血肿是常见的并发症(图 2-25),彩超联合细针穿刺抽出暗红色液体即可诊断。出现此并发症的原因有以下几点:①术前使用化疗药物或激素类药物;②术中止血不彻底,遗留活动性出血点或创面渗血;③患者凝血功能差;④手术后原痉挛的小动脉断端舒张。治疗措施:首先判断是否存在小动脉活动性出血可能,如为手术当天或术后第一天出现的、伤口处明显的进行性肿胀、伤口爆裂渗血、皮肤出现大块瘀斑等情况需考虑动脉出血可能。B 超或穿刺抽液可确诊。此时需急诊手术止血。若为其他原因所致的一般性血肿常常术后两天后才出现。此时也不需要加压包扎、拆线排血或

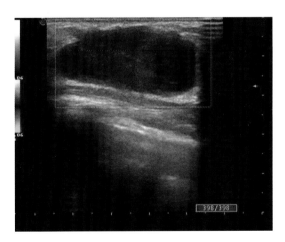

图 2-25　术后并发症——血肿
(中山大学孙逸仙纪念医院乳腺中心供图)

置管引流等,予以穿刺抽液即可。预防方面主要是注意术中止血要彻底。若患者有凝血障碍,可在手术前适当补充凝血因子或其他血制品。

二、伤口积液

出现伤口积液的原因包括死腔未闭、化疗的影响、脂肪坏死、术后营养不良等。积液范围较小时可表现为局部触诊有硬实感,类似肿物,若出现红肿热痛等炎症表现,则考虑感染

可能(少见)。B超是诊断伤口积液的最佳方法,若无B超可予细针抽液初步诊断。术后早期出现的积液,若临床判断张力不大,无感染征象,可暂不予处理,待其出现自然机化;若术后2~3周出现的积液,则可在不影响美容效果的基础上,每3~6天进行抽液一次。伤口积液可能在保乳手术后1~2年仍长期存在,难以完全吸收,这种情况多为术后早期积液处理不及时所致。长期存在的积液难以吸收,可能给患者带来一定的焦虑。预防积液的方法主要包括:①注意术中的止血;②尽量关闭残腔;③适当加压包扎;④术后早期(2~3周)出现积液时应当积极予以抽液,这是预防术后长期出现积液的最为重要的办法。但值得注意的是,有观点认为保乳手术可不需要关闭残腔,待其早期积液产生机化后可填补保乳手术所带来的乳房体积缺失,保证术后的美容效果。

三、感染

切口感染的常见原因有:①新辅助化疗后或基础疾病等导致免疫力下降;②手术时间过长;③术中无菌操作不严谨;④术后血肿或积液,其中术后早期(2~3周)的积液引起感染较为常见,特别是在化疗期间抽取积液时。切口感染可分为单纯性感染与合并软组织蜂窝织炎感染。单纯性感染一般局限于残腔,可抽出浑浊、脓性混合液。此类型感染一般通过反复抽液可治愈。合并软组织蜂窝织炎感染时局部可表现出红、肿、热、痛等炎性表现,可伴有全身性中毒症状。血常规可见白细胞及中性粒细胞升高。此时可予反复抽液及应用抗生素,并做血细菌培养及药敏试验。值得一提的是,无论是单纯性感染还是合并软组织蜂窝织炎感染都不主张进行切开引流。术前抗生素的使用按不同地区、不同医院的规范执行。本中心绝大多数的患者在接受保乳手术前后都不需要预防性使用抗生素。对于术前化疗后、具有复杂的基础性疾病、年纪偏大或手术时间较长的患者,可以考虑使用一代头孢。

四、伤口裂开

术后的伤口积液、积血、感染、边缘坏死、缝合不牢固都不利于伤口的愈合,提高伤口裂开的风险。除了对伤口裂开的原因进行处理(如行B超下抽液、抗感染)以外,建议在切口处皮缘无明显感染灶时予即时缝合,不建议置入引流管或填塞其他引流物,因为这些操作都会导致患者的瘢痕增大。

五、局部伤口的异物结节

在进行前哨淋巴结活检时,如果美兰药物注射方法不恰当致使药物分布不均匀,患者在术后短期内可能在伤口及附近出现结节,大小如花生米样,质硬,活动度欠佳,部分患者存在一定的疼痛。因此建议在进行前哨淋巴结活检时用生理盐水对美兰进行一定的稀释。若采用淋巴蓝或专利蓝则不易出现术后结节。在美兰注射时应采用浸润方式注射,不要点状注射。

保乳手术中所放置的定位钛夹若未予夹紧,可能松脱从而发生移位。当钛夹从残腔移位至皮下时所形成的结节可被患者触及发现。钛夹结节往往以术后半年出现,大小如黄豆般大,边界清楚,有少许活动性,不觉疼痛。B超是十分可靠的诊断方法。除非B超判断不清或者患者强烈要求,否则美兰或钛夹结节可不予处理。

(胡婷婷　陈凯)

第四节　保乳手术的美容评价

随着乳腺癌的治疗进展,保乳手术于20世纪90年代中期首先在美国开始推广应用,极大地改善了乳房手术的美容效果。在我国,随着国家的逐步改革开放,人们的审美观念也发生了改变,女性对于形体美的要求越来越高。乳腺癌患者不再仅仅满足于疾病的医治,更希望获得全方位的治愈,以获得造型、功能及心理上的康复。而保乳手术的价值正是主要体现在患者心理方面的满足,它对临床医生提出了更高的要求。

在乳腺癌保乳手术中,获得完美的术后效果是每一位乳腺科医生力求达到的共同目标。每一位乳腺外科医生在进行这个手术前都需要进行仔细的术前评估和设计,除了要求有丰富的临床经验、外科技术、细致的解剖能力外,还需要充分地了解患者的个体化需求,了解乳房美态的决定性因素,包括形态、体积和位置等。在进行保乳手术时必须提前预计上述可控因素在术后产生的变化,还需要考虑到术后伤口的愈合、组织的软化情况、术后并发症(包括出血、血肿、上肢淋巴水肿等)等所带来的不良影响。

乳房美学总体可分为视觉和触觉两大方面。从视觉上讲,重要的美学特征包括双侧乳房的对称性、乳房的轮廓、乳房组织活动度及乳房各部的比例。触觉特性主要包括柔软度、乳房组织在胸壁的移动度及患者自身乳房的感觉。对于乳腺科医师来说,关键在于手术之前就要预见乳腺组织的部分切除后会给患者乳房形态带来怎样的改变。要做到这一点,首先要求外科医生自身要建立一个正常的、具有吸引力的乳房轮廓的概念,并懂得乳房的美学标志,再结合患者个体化的乳房的解剖结构和比例特点,充分考虑它们对手术的影响。乳房美学的决定因素包括乳房的体积、腺体组织的分布、乳房组织的弹性、乳头乳晕复合体的位置和外观、被覆皮肤的质量及乳房与前胸壁诸结构之间的关系。简而言之,上述这些因素决定了乳房反映在人们头脑中的影像。

一、外科手术及放疗对乳房形态产生的影响

任何初次切除乳腺组织的外科手术及随后的放疗都会对乳房形态产生影响。这些影响包括乳房解剖单位的改变,皮肤色素、弹性、厚度的改变,以及乳头乳晕复合体的外形和位置改变等多个方面。

(一) 局部肿瘤切除后的缺损

如何解决肿瘤切除术后的组织缺损所带来的乳房畸形一直是困扰广大乳腺科医生的难题。几乎所有的患者都有不同程度的乳腺实质纤维化、乳腺实质瘢痕形成、皮肤瘢痕形成及由放疗引起的全乳血管减少等术后改变,而且当切除较大面积乳房皮肤组织或者乳房腺体组织时,就经常会引起乳头乳晕复合体的移位及乳房外形的改变。

切除的乳腺组织占整个乳房体积的比例是影响局部肿瘤切除术后乳房畸形的重要因素。一般来说,切除的乳腺总体积占总体乳房体积比例超过20%时需要采用整形保乳技术(oncoplastic技术)。其次是切除腺体所处的位置,通常紧挨着乳头乳晕上方的肿瘤的切除所造成的畸形,需要较为复杂的手术修复;而其下方肿瘤切除所造成的"鸟嘴畸形"的修复手术更为复杂,更需要整形保乳技术(oncoplastic技术)。保乳手术切除后,若能保留较多的乳腺组织,应该尽量使用周围的组织瓣填塞残腔,这可以使乳房术后更加美观,必要时还可以

选择使用带血管的组织瓣进行填充。其他导致畸形的因素还包括为了保证边缘阴性而进行的反复切除及保乳术后伤口感染等。

(二) 保乳术后放疗

放疗也是影响术后乳房美观效果的重要因素。放疗对照射部位组织产生的影响是非特异性的,而且是长期、持续、进行性的影响。放疗 6 周内是组织修复的急性期,皮肤表现为发红、水疱或者溃疡。急性期过后皮肤出现水肿和明显的硬结。亚急性期一般在术后 6 个月以后,其表现为色素沉着和腺体组织硬化。

(三) 保乳术后切除遗留的瘢痕

胶原沉积引起伤口瘢痕组织形成是机体自身的正常愈合机制,因此在肿瘤切除术后的腔隙内通常会形成瘢痕组织。最初是血清填充,随后出现不同程度的伤口收缩、皮肤瘢痕形成。当瘢痕、积液腔隙过度收缩时,则可以影响皮肤的外观,导致皮肤瘢痕的凹陷。而术后的放疗可能加剧畸形的程度。

(四) 保乳术后与放疗后双侧乳房的不对称

局部肿瘤切除术后与放疗后的乳房不对称是患者就诊于乳腺专科的最常见原因之一。造成双侧乳房不对称的原因有:外形缺损、体积不等、乳头乳晕移位或外观差异等,这些因素单独或者联合作用,引起治疗后的双乳不对称畸形。

(五) 微小轮廓缺陷

微小的外形缺陷,无论缺陷位于乳房的内侧、外侧、下方、上方或乳房正中,尤其是位于乳头乳晕复合体或乳房周边的缺损,均会对患者乳房的美感产生重大影响。保乳手术所致的乳晕边缘细微的缺陷,都可能会引起乳头乳晕复合体的凹陷。

二、乳房美容情况评价方法

根据以上保乳手术可能引起的乳房外观的改变,目前并没有较为一致的评价系统进行评价,一般从评价的对象上可分为回缩程度评价、体积评价等;从评价的方法上可分为主观评价与客观自动化评价。

(一) 对象评价:回缩程度评价(breast retraction assessment,BRA)

乳房回缩程度评价(BRA)通过比较乳腺癌患者保乳术侧乳房与健侧乳房的美容收缩量来评估其术后美容效果。患者只需站在一个清晰的丙烯酸板后面,该板内的每个间隔网格为 1cm,用来测量乳房回缩的尺度。患者的颈静脉切口到剑突突起交界的直线作为 Y 轴,交界点的顶端作为 X 轴,X 轴左右的数值均为正值。每个乳房的乳头所在位置对应的 X 和 Y 坐标值为其所在的位置。然后利用简单的几何向量计算方法 BRA$= \sqrt{(x_1-y_1)^2+(x_2-y_2)^2}$ (毕达哥拉斯定理)确定乳房回缩的量,用以比较术侧乳房与健侧乳房的位置,来确定评估效果。如图 2-26 所示,该患者右乳行保乳术,术侧乳头位置为 x_1=6,y=15,对侧乳头位置为 x_2=11,y_2=14。BRA 值 =9.49cm(参见文本 BRA 公式)。一般认为若 BRA 值 <3.1cm,则认为效果较好;3.1cm≤BRA 值≤6.5cm,效果一般;BRA 值 >6.5cm,效果较差。

有观点认为 BRA 法是一个定量的评价方法,通过测量数值的变化得到乳头乳房轮廓位移和回缩的定量值。它可以精确地量化一些影响手术和放射治疗效果的指标。但是作为一个二维评估系统,它不能识别所有可能影响美容效果的因素,如乳房体积、形状、皮肤改变等。同时,这种定量评估系统对于位置较深的肿瘤,意义不大。因此,应将 BRA 法与定性评价联合使用。

（二）对象评价:乳房体积评价(measurement of breast volume)

评价乳房的体积有助于评估整体的美容效果。乳房体积评估法有很多,包括 CT 和 MRI 等,而最方便的是利用乳腺钼靶片中的不同径线进行计算以得到乳房的体积,公式为 $V=1/3\pi r^2 h$（图 2-27）。

病理学家使用腔围法计算切除的乳房组织的体积,根据切除组织的长（L）、宽（W）、高（H）,利用一个近似于椭圆的公式 $V=0.52 \times L \times W \times H$ 得到结果。如果是大量的腺体切除,则利用公式 $V=0.79 \times L \times W \times H$。然后,根据这些测量结果,计算被切除乳房的比例,并与美容术后的效果比较。研究发现,切除比例小于 10% 的患者,其 BRA 评分较低,患者自身的满意度也较高。

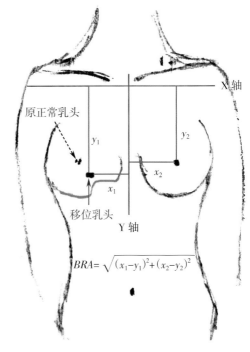

图 2-26 乳房回缩示例图,BRA 值计算方式（本书编辑组绘制）

美容评分除了关注切除比例,还要考虑肿瘤所在的位置,如果肿瘤在乳房的中间,即使切除比例为 5%,也会影响美容效果和患者的满意度;如果肿瘤在乳房的侧面,切除比例为 15% 的患者满意度也较高。

需要计算乳腺体积的数据（单位:mm）

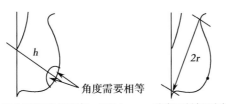

乳头到胸壁的距离,记为h 乳房下皱褶到腋窝皱褶,记为2r

图 2-27 SLOANE 法（即乳房体积测量法）

（三）评价方法:主观评分法

主观评分法对患者进行不同角度的拍照,正位（前后位）,左右 45° 斜位,左右 90° 的侧位照片,并予以主观评价。术前保留影像资料非常重要,因为无论术后复查多少次,如果缺乏术前的照片进行对比,术后的美容评估都无从谈起。因此,在手术之前我们就必须开始记录整个术前计划。通常整形科医生在这方面做得特别好。近年来,我国乳腺科医生正以一定的发展速度逐渐开展乳腺修复的工作,这方面正逐渐向整形科医生学习和靠拢。

除了保乳术后评估的作用之外,这些照片还可以提供有用的医疗法律资料。此外,手术医生经过长期的经验积累,结合这些照片可以对手术效果有清晰的认识,而照片资料对医生也能提供视觉上警醒作用,提示手术医生如何去改进手术的切口、方法等。当患者术后完全康复(往往是几个月或者是一年以后),这些照片就可以将手术前的设计和远期的手术效果有机联系起来,对于乳腺外科医生手术技巧的进步而言相当重要。

患者术前乳房照相的要求为双臂自然下垂于身体两侧;照相范围向上包括双肩的顶端,向下到脐下。将患者置于色彩明晰的背景下完成拍照,类似于证件照拍摄过程。各种暗色调的背景阴影都会产生影响,一般建议使用亮蓝色或亮绿色,甚至可以使用手术室的绿色手术布单挂在墙上进行简单的背景设置。使用先进的数字照相设备来构建成套的照片资料,以确保照片质量。照片资料也可以马上打印或者通过手提电子设备显示以供第二天手术当中进行参照,这对手术决策有很大的帮助。手术的照片想更加容易保存下来,就必须建立数据库,必要时可快速调出患者的照片,使术前和术后照片的效果对比变得简单。

另外,如有必要,还要照相记录一些有个体特殊性的照片,如双臂举过头,身体轻度前屈显现假体起皱与否,乳房位置改变后显露切口瘢痕的情况,用手向另外一侧内收,显示胸大肌收缩对乳房的影响和显示假体的形态。要获得高质量的照片,光线是关键的影响因素。建立一个好的照相室并不困难,包括带对比光线(建议蓝色)的背景幕,至少两个带光线扩散伞的光源光纤系统(最好是可调节的,并可与照相机同步),才能照出最好的效果。在任何乳房的照片中,都不能看见患者的脸部。放大和取景必须统一,这要求认真考虑病例的整体布局,这样才能提高照相的专业性。

患者必须在接受完所有的治疗后至少 6 个月进行第二次拍照。在进行对比研究期间患者需按时返院复查并行拍照。美容评价研究人员一般包含两个乳腺科医生、一个整形科医生和两名患者志愿者。

主观美容评分系统有很多种,其中最常用的是 Harris 评分方法。其评分以乳房术后的纤维化和组织回缩为重点。其次是 Harvard 的 4 类分级法:极好(治疗侧乳房与健侧乳房看起来一模一样,如同未进行过手术一样);好(治疗侧乳房有轻微但可以辨认出的放疗过的痕迹);一般(治疗侧乳房有明显放疗过的痕迹);很差(有明显的放疗组织后遗症)。但这种评分方法似乎过于强调放疗对乳房影响。另外可参照下面的乳房美容评分标准(表2-10):双侧乳房对比的参数较多,例如双侧乳房的硬度、大小、形状、皮肤的增厚、瘢痕组织等。大部分患者每 6 个月复查一次即可,如果复查不止一次,则取最低一次评分作为评估标准。

表 2-10   乳房美容评分标准

评分	表现
极好	治疗侧乳房触诊与对侧乳房对比时,硬度、大小和形状上没有或者仅有微小的差别。皮肤或者乳房内可能有轻度增厚或者有瘢痕组织,但不足以改变外观
好	双侧乳房有轻度的不对称(治疗侧乳房与对侧乳房对比在大小和形状上有轻微的不同),乳房有轻度的发红或者发暗。乳房内增厚的组织和瘢痕对于乳房的形状有轻度的改变
一般	治疗侧乳房有中度变形并且在大小和形状上都有明显的不同。这些改变范围达到 25% 或者少于 25% 的乳房组织,有中等增厚或者瘢痕组织并且有明显的颜色改变
很差	治疗侧乳房外观明显的改变范围多于 25% 的乳腺组织。皮肤改变非常明显乳房有严重的瘢痕和增厚块。如果回顾病史,乳房全切可能是更好的选择

（四）评价方法：自动化评估法

对患者术前、术后的拍照可以通过专门的电脑软件进行评估。这一自动化评估策略的最大优势在于只要选择的相关评估指标相同，多次评估的结果就不会因为主观的因素而改变，是评价保乳术后乳房外形的较为客观的评价方法，具有可重复性、高效性、客观性的特点。目前主流的软件有 BCCT.core software 和 BAT software。

BCCT.core software 由 Breast Research Group 研发，以提高保乳术后乳房外形评估的可重复性、客观性，简化评估的过程，提高效率，并且期望在全球范围内达到统一的标准。该软件整合了目前认为与术后外形相关的各种指标，包括了对称性（7 项指标）、皮肤颜色（8 项指标）及瘢痕情况（8 项指标）等相关的具体评价指标。评估前需要对患者进行拍照，1~4 张数码照片，包括前面照（抬手、手臂下垂）及侧面照。将照片录入装有 BCCT.core software 软件的电脑中，该软件会根据照片，通过比较术侧乳房和健侧乳房，快速而准确地计算出相关变量，并整合变量后得出评级（harris scale：excellent/good/fair/poor）。BCCT.core software 关注的不仅仅是两侧乳房的对称情况，还包括术侧乳房术后及放疗后皮肤颜色的改变、瘢痕的可见度等，对于照片质量的要求较高。

目前有研究比较了 BCCT.core software 和传统主观评价法结论一致程度，结果显示 BCCT.core software 是一种很有效并且可重复性很高的评价方法，但是在乳房切除术后重建的患者中与传统主观评价法得出的结果符合程度不高。

BAT（breast analyzing tool）software 是另一款评价软件。软件开发者所属的团队认为目前尚缺乏一个能够全面、准确评价术后乳房外形的指数，因此希望能开发一个易于计算且区分度好的指数，于是就有了 BSI（breast symmetry index）的诞生。BSI 可以这样理解：如果术侧乳房与健侧乳房在外形和大小上没有区别，那么可以认为非常对称（excellent），术后乳房外形好。BAT software 着眼于两侧乳房的对称性，而对于皮肤颜色、瘢痕的情况不予考虑。评价过程如下：首先，需要患者术后的正面照和侧面照，并将照片录入装有软件的电脑，于照片上定位乳头及胸骨上凹等标志性位置，软件即能对所标记的位置进行校正，并于正面照及侧面照上分别标记乳房的轮廓范围。评价术后双侧乳房是否对称需要测量乳房周径、面积、乳头移位、瘢痕牵拉的情况等，而该软件可以完成这项工作，并且得到一个二维的数据，二维数据较单纯的线性距离更准确，进而处理相关数据，得出 BSI。而 BSI 又被分为三种，①BSI 正面指数：根据正面照评估乳房大小及周径；②BSI 侧面指数：根据侧面照评估乳房的大小及周径；③BSI 总指数结合了上述两种 BSI。该指数的单位是差异百分比（%d）和差异因子（df），前者由两乳房间测量的距离差异（cm）计算所得，与两乳房大小差异密切相关；后者可以提示相差的倍数。

那么这个软件的准确性到底怎样呢？相关研究提示：同一个操作者不同时间的操作评价结果未见明显不同，不同操作者间的评价结果也没有明显的差异（与操作者的专业性无关）；而就测量的准确性而言，软件测量和手工测量没有明确差异；该软件可以较好地区分 good 和 fair，但进一步区分 excellent 和 good、fair 和 poor，则需要进一步改进，此时 3-D 技术可能是必要的。

目前有研究比较了 BCCT.core software 和 BAT software，发现 BCCT.core software 评价后得到的结果与主观法的结果较为贴近，且这一结果与照片质量有关，在照片质量相对好（清晰度高、适宜的灯光及背景）的受试者中，BCCT.core software 与主观法的一致性优于 BAT software;而在照片质量相对差的受试者中,两者与主观法的一致性则无明显差异。这可能是因为前者考虑了放疗对于皮肤及瘢痕等的影响,而后者仅考虑对称性的问题,所以前者对于照片的要求更高。

(五) 总结

综上所述,无论是乳房回缩评价还是体积评价,都是不可缺少的重要评价对象,二者缺一不可。但我们要知道各地区对于乳房外形的界定标准不同,可能存在美国专家认为完美的乳房在很多欧洲专家看来需要接受缩乳手术这种情况。因此,难以达成全世界范围内的统一。在评价方法上,主观评价法是最传统的评价方法,但是经常无法在世界范围内达成统一的标准,主要原因仍是重复评价结果及相互评价结果差别大,导致它的可重复性及可靠性受到质疑。采用该方法时通常选择评价专家组而非单个专家,但这样做又导致人力、物力的大量消耗;其次,该方法的分级过于简单,很难精确、标准化的评价术后外形。由于考虑到Harris 4级分类过少,也出现了很多亚类分级,但亚类分级的出现并未提高评价结果的一致性。BCCT.core software、BAT software 等方法保存患者的原始影像资料,具有以下优点:①可以进行多次测量和评价;②摒除主观人为因素的影响,结果真实可靠;③操作简单方便,对操作者无特殊经验要求。但是,该方法也存在不足。首先,该方法以照片为评价原型,由于照片的局限性导致有的体表标志不能显现,例如乳房下皱襞等;其次,对于照片的拍摄及质量有相应要求,有研究显示,手动识别体表标志的误差会导致结果重复性低。尽管如此,照片评价法相较于过去的方法还是往前迈出了一大步,使得乳房术后外形评价更趋于客观化、高效化。此外,目前大多数对乳房术后外形评价的方法都局限于二维平面,若能结合 3D 成像技术,将会是更为重要的一大进步,使得测量乳房的形状、体积、表面积、轮廓成为可能;目前已有的 3D 软件有 3dMD Breast Analysis™(3-Q,Inc.,Atlanta,GA) 和 3D Surgeons(Genex Technologies Inc.,Kensington,MD),但这些软件对于过大的、下垂严重的乳房均不太合适。由于对于技术及设备要求较高,目前该方法尚未得到广泛的应用及推广,但是相信 3D 成像法将是重复性最高、结论最准确的方法,必将成为未来的发展趋势,也最可能成为保乳术后乳房外形评价的全球标准。

我国目前采用的方法为主观 4 级评级法:

Ⅰ. 很好:病侧乳腺外形与对侧相同;

Ⅱ. 好:病侧乳腺与对侧稍有不同,差异不明显;

Ⅲ. 一般:与对侧有明显不同,但无严重畸形;

Ⅳ. 差:病侧乳腺有严重畸形。

迄今为止,仍没有全球认可的保乳术后乳房外形评价方法,现存的各种方法都存在一定的缺陷,而真正完美的评价方法需要考虑到各个方面,例如:①必须易于操作;②所选指标必须客观、公正且全面;③所得到的结论符合全世界审美;④资料可以永久存档以便进一步加工处理;⑤能与患者自身评价相结合。找到能同时具备这些条件的方法就是我们未来发展的方向!

(胡婷婷 陈凯)

参 考 文 献

1. Colak D, Nofal A, Albakheet A, et al. Age-specific gene expression signatures for breast tumors and cross-species conserved potential cancer progression markers in young women. Plos One, 2013, 8 (5): e63204.

2. Voogd AC, Nielsen M, Peterse JL, et al. Differences in risk factors for local and distant recurrence after breast-conserving therapy or mastectomy for stage I and II breast cancer: pooled results of two large European randomized trials. J Clin Oncol, 2001, 19 (6): 1688-1697.

3. Leopold KA, Recht A, Schnitt SJ, et al. Results of conservative surgery and radiation therapy for multiple synchronous cancers of one breast. Int J Radiat Oncol Biol Phys, 1989, 16 (1): 11-16.

4. Kurtz JM, Jacquemier J, Amalric R, et al. Breast-conserving therapy for macroscopically multiple cancers. Ann Surg, 1990, 212 (1): 38-44.

5. Lim W, Park EH, Choi SL, et al. Breast conserving surgery for multifocal breast cancer. Ann Surg, 2009, 249 (1): 87-90.

6. Chung AP, Huynh K, Kidner T, et al. Comparison of outcomes of breast conserving therapy in multifocal and unifocal invasive breast cancer. J Am Coll Surg, 2012, 215 (1): 137-146; discussion 146-147.

7. Lei X, Lynch SP, Hsu L, et al. Breast cancer multifocality-multicentricity and locoregional recurrance. Journal of Clinical Oncology, 2012, 30 (15): 1029.

8. Hartman M, Czene K, Reilly M, et al. Incidence and prognosis of synchronous and metachronous bilateral breast cancer. J Clin Oncol, 2007, 25 (27): 4210-4216.

9. Beckmann KR, Buckingham J, Craft P, et al. Clinical characteristics and outcomes of bilateral breast cancer in an Australian cohort. Breast, 2011, 20 (2): 158-164.

10. Irvine T, Allen DS, Gillett C, et al. Prognosis of synchronous bilateral breast cancer. Br J Surg, 2009, 96 (4): 376-380.

11. Heaton KM, Peoples GE, Singletary SE, et al. Feasibility of breast conservation therapy in metachronous or synchronous bilateral breast cancer. Ann Surg Oncol, 1999, 6 (1): 102-108.

12. Yamauchi C, Mitsumori M, Nagata Y, et al. Bilateral breast-conserving therapy for bilateral breast cancer: results and consideration of radiation technique. Breast Cancer, 2005, 12 (2): 135-139.

13. Thilmann C, Zabel A, Nill S, et al. Intensity-modulated radiotherapy of the female breast. Med Dosim, 2002, 27 (2): 79-90.

14. Haffty BG, Wilson LD, Smith R, et al. Subareolar breast cancer: long-term results with conservative surgery and radiation therapy. Int J Radiat Oncol Biol Phys, 1995, 33 (1): 53-57.

15. Gajdos C, Tartter PI, Bleiweiss IJ. Subareolar breast cancers. Am J Surg, 2000, 180 (3): 167-170.

16. Laronga C, Kemp B, Johnston D, et al. The incidence of occult nipple-areola complex involvement in breast cancer patients receiving a skin-sparing mastectomy. Ann Surg Oncol, 1999, 6 (6): 609-613.

17. 林舜国, 许春森, 韩晖, 等. 中央区乳腺癌保乳治疗可行性的临床观察. 中华外科杂志, 2011, 49 (4): 380-381.

18. Tausch C, Hintringer T, Kugler F, et al. Breast-conserving surgery with resection of the nipple-areola complex for subareolar breast carcinoma. Br J Surg, 2005, 92 (11): 1368-1371.

19. Ejlertsen B, Jensen MB, Rank F, et al. Population-based study of peritumoral lymphovascular invasion and outcome among patients with operable breast cancer. J Natl Cancer Inst, 2009, 101 (10): 729-735.

20. Freedman GM, Li T, Polli LV, et al. Lymphatic space invasion is not an independent predictor of outcomes in early stage breast cancer treated by breast-conserving surgery and radiation. Breast J, 2012, 18 (5): 415-419.

21. Rosner D, Bedwani RN, Vana J, et al. Noninvasive breast carcinoma: results of a national survey by the American College of Surgeons. Ann Surg, 1980, 192(2): 139-147.

22. Fisher ER, Sass R, Fisher B, et al. Pathologic findings from the National Surgical Adjuvant Breast Project (protocol 6). I. Intraductal carcinoma(DCIS).Cancer, 1986, 57(2): 197-208.

23. Dunne C, Burke JP, Morrow M, et al. Effect of margin status on local recurrence after breast conservation and radiation therapy for ductal carcinoma in situ. J Clin Oncol, 2009, 27(10): 1615-1620.

24. Wang SY, Chu H, Shamliyan T, et al. Network meta-analysis of margin threshold for women with ductal carcinoma in situ. J Natl Cancer Inst, 2012, 104(7): 507-516.

25. Wapnir IL, Dignam JJ, Fisher B, et al. Long-term outcomes of invasive ipsilateral breast tumor recurrences after lumpectomy in NSABP B-17 and B-24 randomized clinical trials for DCIS. J Natl Cancer Inst, 2011, 103(6): 478-488.

26. Silverstein MJ, Poller DN, Waisman JR, et al. Prognostic classification of breast ductal carcinoma-in-situ. Lancet, 1995, 345(8958): 1154-1157.

27. Silverstein MJ. The University of Southern California/Van Nuys prognostic index for ductal carcinoma in situ of the breast. Am J Surg, 2003, 186(4): 337-343.

28. Di Saverio S, Catena F, Santini D, et al. 259 Patients with DCIS of the breast applying USC/Van Nuys prognostic index: a retrospective review with long term follow up. Breast Cancer Res Treat, 2008, 109(3): 405-416.

29. Rudloff U, Jacks LM, Goldberg JI, et al. Nomogram for predicting the risk of local recurrence after breast-conserving surgery for ductal carcinoma in situ. J Clin Oncol, 2010, 28(23): 3762-3769.

30. Haagensen CD, Lane N, Lattes R, et al. Lobular neoplasia(so-called lobular carcinoma in situ) of the breast. Cancer, 1978, 42(2): 737-769.

31. Liberman L, Sama M, Susnik B, et al. Lobular carcinoma in situ at percutaneous breast biopsy: surgical biopsy findings. AJR Am J Roentgenol, 1999, 173(2): 291-299.

32. Middleton LP, Grant S, Stephens T, et al. Lobular carcinoma in situ diagnosed by core needle biopsy: when should it be excised? Mod Pathol, 2003, 16(2): 120-129.

33. Abner AL, Connolly JL, Recht A, et al. The relation between the presence and extent of lobular carcinoma in situ and the risk of local recurrence for patients with infiltrating carcinoma of the breast treated with conservative surgery and radiation therapy. Cancer, 2000, 88(5): 1072-1077.

34. Vo TN, Meric-Bernstam F, Yi M, et al. Outcomes of breast-conservation therapy for invasive lobular carcinoma are equivalent to those for invasive ductal carcinoma. Am J Surg, 2006, 192(4): 552-555.

35. Salvadori B, Biganzoli E, Veronesi P, et al. Conservative surgery for infiltrating lobular breast carcinoma. Br J Surg, 1997, 84(1): 106-109.

36. Arpino G, Bardou VJ, Clark GM, et al. Infiltrating lobular carcinoma of the breast: tumor characteristics and clinical outcome. Breast Cancer Res, 2004, 6(3): R149-156.

37. Molland JG, Donnellan M, Janu NC, et al. Infiltrating lobular carcinoma-a comparison of diagnosis, management and outcome with infiltrating duct carcinoma. Breast, 2004, 13(5): 389-396.

38. Silverstein MJ, Lewinsky BS, Waisman JR, et al. Infiltrating lobular carcinoma. Is it different from infiltrating duct carcinoma? Cancer, 1994, 73(6): 1673-1677.

39. Winchester DJ, Chang HR, Graves TA, et al. A comparative analysis of lobular and ductal carcinoma of the breast: presentation, treatment, and outcomes. J Am Coll Surg, 1998, 186(4): 416-422.

40. Peiro G, Bornstein BA, Connolly JL, et al. The influence of infiltrating lobular carcinoma on the outcome of patients treated with breast-conserving surgery and radiation therapy. Breast Cancer Res Treat, 2000, 59(1): 49-54.

41. Mate TP, Carter D, Fischer DB, et al. A clinical and histopathologic analysis of the results of conservation

surgery and radiation therapy in stage I and II breast carcinoma. Cancer, 1986, 58 (9): 1995-2002.

42. Kurtz JM, Jacquemier J, Torhorst J, et al. Conservation therapy for breast cancers other than infiltrating ductal carcinoma. Cancer, 1989, 63 (8): 1630-1635.

43. Holland PA, Shah A, Howell A, et al. Lobular carcinoma of the breast can be managed by breast-conserving therapy. Br J Surg, 1995, 82 (10): 1364-1366.

44. Chung MA, Cole B, Wanebo HJ, et al. Optimal surgical treatment of invasive lobular carcinoma of the breast. Ann Surg Oncol, 1997, 4 (7): 545-550.

45. Singletary SE, Patel-Parekh L, Bland KI. Treatment trends in early-stage invasive lobular carcinoma: a report from the National Cancer Data Base. Ann Surg, 2005, 242 (2): 281-289.

46. Hussien M, Lioc TF, Finnegan J, et al. Surgical treatment for invasive lobular carcinoma of the breast. Breast, 2003, 12 (1): 23-35.

47. Warneke J, Berger R, Johnson C, et al. Lumpectomy and radiation treatment for invasive lobular carcinoma of the breast. Am J Surg, 1996, 172 (5): 496-500.

48. Chagpar AB, Martin RC 2nd, Hagendoorn LJ, et al. Lumpectomy margins are affected by tumor size and histologic subtype but not by biopsy technique. Am J Surg, 2004, 188 (4): 399-402.

49. van den Broek N, van der Sangen MJ, van de Poll-Franse L V, et al. Margin status and the risk of local recurrence after breast-conserving treatment of lobular breast cancer. Breast Cancer Res Treat, 2007, 105 (1): 63-68.

50. Voogd AC, Nielsen M, Peterse JL, et al. Differences in risk factors for local and distant recurrence after breast-conserving therapy or mastectomy for stage I and II breast cancer: pooled results of two large European randomized trials. J Clin Oncol, 2001, 19 (6): 1688-1697.

51. White JR, Gustafson GS, Wimbish K, et al. Conservative surgery and radiation therapy for infiltrating lobular carcinoma of the breast. The role of preoperative mammograms in guiding treatment. Cancer, 1994, 74 (2): 640-647.

52. Moore MM, Borossa G, Imbrie JZ, et al. Association of infiltrating lobular carcinoma with positive surgical margins after breast-conservation therapy. Ann Surg, 2000, 231 (6): 877-882.

53. Takehara M, Tamura M, Kameda H, et al. Examination of breast conserving therapy in lobular carcinoma. Breast Cancer, 2004, 11 (1): 69-72.

54. Dillon MF, Hill AD, Fleming FJ, et al. Identifying patients at risk of compromised margins following breast conservation for lobular carcinoma. Am J Surg, 2006, 191 (2): 201-205.

55. Holland R, Connolly JL, Gelman R, et al. The presence of an extensive intraductal component following a limited excision correlates with prominent residual disease in the remainder of the breast. J Clin Oncol, 1990, 8 (1): 113-118.

56. Fisher ER, Anderson S, Redmond C, et al. Ipsilateral breast tumor recurrence and survival following lumpectomy and irradiation: pathological findings from NSABP protocol B-06. Semin Surg Oncol, 1992, 8 (3): 161-166.

57. Kawase K, Dimaio DJ, Tucker SL, et al. Paget's disease of the breast: there is a role for breast-conserving therapy. Ann Surg Oncol, 2005, 12 (5): 391-397.

58. Bijker N, Rutgers EJ, Duchateau L, et al. Breast-conserving therapy for Paget disease of the nipple: a prospective European Organization for Research and Treatment of Cancer study of 61 patients. Cancer, 2001, 91 (3): 472-477.

59. Pierce LJ, Phillips KA, Griffith KA, et al. Local therapy in BRCA1 and BRCA2 mutation carriers with operable breast cancer: comparison of breast conservation and mastectomy. Breast Cancer Res Treat, 2010, 121 (2): 389-398.

60. Pierce LJ, Levin AM, Rebbeck TR, et al. Ten-year multi-institutional results of breast-conserving surgery and

radiotherapy in BRCA1/2-associated stage Ⅰ/Ⅱ breast cancer. J Clin Oncol, 2006, 24 (16): 2437-2443.

61. Brekelmans CT, Voogd AC, Botke G, et al. Family history of breast cancer and local recurrence after breast-conserving therapy. The Dutch Study Group on Local Recurrence after Breast Conservation (BORST). Eur J Cancer, 1999, 35 (4): 620-626.

62. Vlastos G, Mirza NQ, Meric F, et al. Breast-conservation therapy in early-stage breast cancer patients with a positive family history. Ann Surg Oncol, 2002, 9 (9): 912-919.

63. Barth RJ, Jr. Histologic features predict local recurrence after breast conserving therapy of phyllodes tumors. Breast Cancer Res Treat, 1999, 57 (3): 291-295.

64. Chaney AW, Pollack A. Primary treatment of cystosarcoma phyllodes of the breast. . McNeese, M.D.Cancer, 2000, 89: 1502-1511.

65. Reinfuss M, Mitus J, Duda K, et al. The treatment and prognosis of patients with phyllodes tumor of the breast: an analysis of 170 cases. Cancer, 1996, 77 (5): 910-916.

66. Chen WH, Cheng SP, Tzen CY, et al. Surgical treatment of phyllodes tumors of the breast: retrospective review of 172 cases. J Surg Oncol, 2005, 91 (3): 185-194.

67. Macdonald OK, Lee CM, Tward JD, et al. Malignant phyllodes tumor of the female breast: association of primary therapy with cause-specific survival from the Surveillance, Epidemiology, and End Results (SEER) program. Cancer, 2006, 107 (9): 2127-2133.

68. Reinfuss M, Mitus J, Duda K, et al. The treatment and prognosis of patients with phyllodes tumor of the breast: an analysis of 170 cases. Cancer, 1996, 77: 910-916.

69. De Roos WK, Kaye P, Dent DM. Factors leading to local recurrence or death after srugical resection of phyllodes tumors of the breast. Br J Surg, 1999, 86: 396-399.

70. Zissis C, Apostolikas N, Konstantinidou A, et al. The extent of surgery and prognosis of patients with phyllodes tumor of the breast. Breast Cancer Res Treat, 1998, 48 (3): 205-210.

71. Holthouse D, Smith P, Naunton-Morgan R, et al. Cystosarcoma phyllodes: the western Australian experience. Aust N Z J Surg, 1999, 69: 635-638.

72. Kapiris I, Nasiri N, A'Hern R. Outcome and predictive factors of local recurrence and distant metastases following primary surgical teatment of high-grade malignant phyllodes tumors of the breast. Eur J Surg Oncol, 2001, 27: 7230.

73. Kok K, Telesinghe P, Yapp S. Treatment and outcome of cystosarcoma phyllodes in Brunei: a 13 year experience. J R Coll Surg Edinb, 2001, 46: 198－201.

74. Asoglu O, Ugurlu MM, Blanchard K. Risk factors for recurrence and deathafter primary surgical treatment of malignant phyllodes tumors. Ann Surg Oncol, 2004, 11 (11): 1011-1017.

75. Fou A, Schnabel FR, D. H-B. Long-term outcomes of malignant phyl-lodes tumors patients: an institutional experience. Am J Surg, 2006, 192 (4): 492-495.

76. Abdalla H, Sakr M. Predictive factors of local recurrence and survival following primary surgical treatment of phyllodes tumors of the breast. J Egypt Natl Canc Inst, 2006, 18: 125-133.

77. Taira N, Takabatake D, Aogi K. Phyllodes tumor of the breast: stromal overgrowth and histological classification are useful prognosis-predictive factors for local recurrence in patients with a positive surgical margin. Jpn J Clin Oncol, 2007, 37 (10): 730-736.

78. Barrio AV, Clark BD, Goldberg JI. Clinicopathologic features and long-termoutcomes of 293 phyllodes tumors of the breast. Ann Surg Oncol, 2007, 14 (10): 2961-2970.

79. Lenhard M, Kahlert S, Himsl I. Phyllodes tumor of the breast: clinical follow-up of 33 cases of this rare disease. Eur J Obstet Gynecol Reprod Biol, 2007, 138 (2): 217-221.

80. Belkacemi Y, Bousquet G, Marsiglia H. Phyllodes tumor of the breast. Int JRadiat Oncol Biol Phys, 2008, 70 (2):

492 – 500.

81. Ellerbroek N, Holmes F, Singletary E, et al. Treatment of patients with isolated axillary nodal metastases from an occult primary carcinoma consistent with breast origin. Cancer, 1990, 66(7):1461-1467.

82. Merson M, Andreola S, Galimberti V, et al. Breast carcinoma presenting as axillary metastases without evidence of a primary tumor. Cancer, 1992, 70(2):504-508.

83. Khan SA, Stewart AK, Morrow M. Does aggressive local therapy improve survival in metastatic breast cancer? Surgery, 2002, 132(4):620-626; discussion 626-627.

84. Morrow M, Goldstein L. Surgery of the primary tumor in metastatic breast cancer:closing the barn door after the horse has bolted? J Clin Oncol, 2006, 24(18):2694-2696.

85. Rapiti E, Verkooijen HM, Vlastos G, et al. Complete excision of primary breast tumor improves survival of patients with metastatic breast cancer at diagnosis. J Clin Oncol, 2006, 24(18):2743-2749.

86. Gnerlich J, Jeffe DB, Deshpande AD, et al. Surgical removal of the primary tumor increases overall survival in patients with metastatic breast cancer:analysis of the 1988-2003 SEER data. Ann Surg Oncol, 2007, 14(8):2187-2194.

87. Babiera GV, Rao R, Feng L, et al. Effect of primary tumor extirpation in breast cancer patients who present with stage IV disease and an intact primary tumor. Ann Surg Oncol, 2006, 13(6):776-782.

88. Neuman HB, Morrogh M, Gonen M, et al. Stage IV breast cancer in the era of targeted therapy:does surgery of the primary tumor matter? Cancer, 2010, 116(5):1226-1233.

89. Ruiterkamp J. SUBMIT:Systemic therapy with or without up front surgery of the primary tumor in breast cancer patients with distant metastases at initial presentation. BMC Surg, 2012, 12(1):5.

90. Cady B, Nathan NR, Michaelson JS, et al. Matched pair analyses of stage IV breast cancer with or without resection of primary breast site. Ann Surg Oncol, 2008, 15(12):3384-3395.

91. Hortobagyi GN. Can we cure limited metastatic breast cancer? J Clin Oncol, 2002, 20(3):620-623.

92. Hwang ES, Miglioretti DL, Ballard-Barbash R, et al. Association between breast density and subsequent breast cancer following treatment for ductal carcinoma in situ. Cancer Epidemiol Biomarkers Prev, 2007, 16(12):2587-2593.

93. Buist DS, Abraham LA, Barlow WE, et al. Diagnosis of second breast cancer events after initial diagnosis of early stage breast cancer. Breast Cancer Res Treat, 2010, 124(3):863-873.

94. Kapoor NS, Eaton A, King TA, et al. Should Breast Density Influence Patient Selection for Breast-Conserving Surgery? Ann Surg Oncol, 2013, 20(2):600-606.

95. Morrow M, Schmidt RA, Bucci C. Breast conservation for mammographically occult carcinoma. Ann Surg, 1998, 227(4):502-506.

96. Solin LJ, Hwang WT, Vapiwala N. Outcome after breast conservation treatment with radiation for women with triple-negative early-stage invasive breast carcinoma. Clin Breast Cancer, 2009, 9(2):96-100.

97. Nguyen PL, Taghian AG, Katz MS, et al. Breast cancer subtype approximated by estrogen receptor, progesterone receptor, and HER-2 is associated with local and distant recurrence after breast-conserving therapy. J Clin Oncol, 2008, 26(14):2373-2378.

98. Adkins FC, Gonzalez-Angulo AM, Lei X, et al. Triple-negative breast cancer is not a contraindication for breast conservation. Ann Surg Oncol, 2011, 18(11):3164-3173.

99. Abdulkarim BS, Cuartero J, Hanson J, et al. Increased risk of locoregional recurrence for women with T1-2N0 triple-negative breast cancer treated with modified radical mastectomy without adjuvant radiation therapy compared with breast-conserving therapy. J Clin Oncol, 2011, 29(21):2852-2858.

100. Freedman GM, Anderson PR, Li T, et al. Locoregional recurrence of triple-negative breast cancer after breast-conserving surgery and radiation. Cancer, 2009, 115(5):946-951.

101. Haffty BG, Yang Q, Reiss M, et al. Locoregional relapse and distant metastasis in conservatively managed triple negative early-stage breast cancer. J Clin Oncol, 2006, 24 (36): 5652-5657.

102. Siriaunkgul S, Tavassoli FA. Invasive micropapillary carcinoma of the breast. Mod Pathol, 1993, 6 (6): 660-662.

103. Pettinato G, Manivel CJ, Panico L, et al. Invasive micropapillary carcinoma of the breast: clinicopathologic study of 62 cases of a poorly recognized variant with highly aggressive behavior. Am J Clin Pathol, 2004, 121 (6): 857-866.

104. Shi WB, Yang LJ, Hu X, et al. Clinico-pathological features and prognosis of invasive micropapillary carcinoma compared to invasive ductal carcinoma: a population-based study from China. PLoS One, 2014, 9 (6): e101390.

105. Chen A C, Paulino AC, Schwartz MR, et al. Population-based comparison of prognostic factors in invasive micropapillary and invasive ductal carcinoma of the breast. Br J Cancer, 2014, 111 (3): 619-622.

106. Veronesi U, Saccozzi R, Del VM, et al. Comparing radical mastectomy with quadrantectomy, axillary dissection, and radiotherapy in patients with small cancers of the breast. N Engl J Med, 1981, 305 (1): 6-11.

107. Bulstrode NW, Shrotria S. Prediction of cosmetic outcome following conservative breast surgery using breast volume measurements. Breast, 2001, 10 (2): 124-126.

108. Baildam A, Bishop H, Boland G, et al. Oncoplastic breast surgery-a guide to good practice. Eur J Surg Oncol, 2007, 33 (1): S1-23.

109. Fitzal F, Mittlboeck M, Trischler H, et al. Breast-conserving therapy for centrally located breast cancer. Ann Surg, 2008, 247 (3): 470-476.

110. Baker KS, Davey DD, Stelling CB. Ductal abnormalities detected with galactography: frequency of adequate excisional biopsy. AJR Am J Roentgenol, 1994, 162 (4): 821-824.

111. Cabioglu N, Krishnamurthy S, Kuerer HM, et al. Feasibility of breast-conserving surgery for patients with breast carcinoma associated with nipple discharge. Cancer, 2004, 101 (3): 508-517.

112. Margolese R, Poisson R, Shibata H, et al. The technique of segmental mastectomy (lumpectomy) and axillary dissection: A syllabus from the National Surgical Adjuvant Breast Project workshops. Surgery, 1987, 102 (5): 828-34.

113. Fitzal F, Sporn EP, Draxler W, et al. Preoperative core needle biopsy does not increase local recurrence rate in breast cancer patients. Breast Cancer Res Treat, 2006, 97 (1): 9-15.

114. Guidi AJ, Connolly JL, Harris JR, et al. The relationship between shaved margin and inked margin status in breast excision specimens. Cancer, 1997, 79 (8): 1568-1573.

115. Fleming FJ, Hill AD, Mc Dermott EW, et al. Intraoperative margin assessment and re-excision rate in breast conserving surgery. Eur J Surg Oncol, 2004, 30 (3): 233-237.

116. Esbona K, Li Z, Wilke L G. Intraoperative imprint cytology and frozen section pathology for margin assessment in breast conservation surgery: a systematic review. Ann Surg Oncol, 2012, 19 (10): 3236-3245.

117. Lucarotti ME, White H, Deas J, et al. Antiseptic toxicity to breast carcinoma in tissue culture: an adjuvant to conservation therapy? Ann R Coll Surg Engl, 1990, 72 (6): 388-392.

118. Macmillan RD, Purushotham AD, Mallon E, et al. Breast-conserving surgery and tumour bed positivity in patients with breast cancer. Br J Surg, 1994, 81 (1): 56-58.

119. Hewes JC, Imkampe A, Haji A, et al. Importance of routine cavity sampling in breast conservation surgery. Br J Surg, 2009, 96 (1): 47-53.

120. DiBiase SJ, Komarnicky LT, Schwartz GF, et al. The number of positive margins influences the outcome of women treated with breast preservation for early stage breast carcinoma. Cancer, 1998, 82 (11): 2212-2220.

121. Povoski SP, Jimenez RE, Wang WP, et al. Standardized and reproducible methodology for the comprehensive and systematic assessment of surgical resection margins during breast-conserving surgery for invasive breast

cancer. BMC Cancer,2009,9(1):254.

122. Huston TL,Pigalarga R,Osborne MP,et al. The influence of additional surgical margins on the total specimen volume excised and the reoperative rate after breast-conserving surgery. Am J Surg,2006,192(4):509-512.

123. Chen K,Zeng Y,Jia H,et al. Clinical Outcomes of Breast-Conserving Surgery in Patients Using a Modified Method for Cavity Margin Assessment. Ann Surg Oncol,2012,19(11):3386.

124. Feron JG,Nguyen A,Bezu C,et al. Interest in cavity shaving in breast conservative treatment does not depend on lumpectomy technique. Breast,2011,20(4):358-364.

125. Chagpar AB,Killelea BK,Tsangaris TN,et al. A Randomized,Controlled Trial of Cavity Shave Margins in Breast Cancer. N Engl J Med,2015,373(6):503-510.

126. Holland R,Veling SH,Mravunac M,et al. Histologic multifocality of Tis,T1-2 breast carcinomas. Implications for clinical trials of breast-conserving surgery. Cancer,1985,56(5):979-990.

127. Bricou A,Hequet D,Tengher-Barna I,et al.[Realizing systematic cavity margins in conservative breast cancer surgery]. Gynecol Obstet Fertil,2012.40(11):715-9.

128. Arora S,Menes TS,Moung C,et al. Atypical ductal hyperplasia at margin of breast biopsy-is re-excision indicated? Ann Surg Oncol,2008,15(3):843-847.

129. Nizri E,Schneebaum S,Klausner JM,et al. Current management practice of breast borderline lesions-need for further research and guidelines. Am J Surg,2012,203(6):721-725.

130. Li S,Liu J,Yang Y,et al. Impact of atypical hyperplasia at margins of breast-conserving surgery on the recurrence of breast cancer. J Cancer Res Clin Oncol,2014,140(4):599-605.

131. Gibson GR,Lesnikoski BA,Yoo J,et al. A comparison of ink-directed and traditional whole-cavity re-excision for breast lumpectomy specimens with positive margins. Ann Surg Oncol,2001,8(9):693-704.

132. Menes TS,Tartter PI,Bleiweiss I,et al. The consequence of multiple re-excisions to obtain clear lumpectomy margins in breast cancer patients. Ann Surg Oncol,2005,12(11):881-885.

133. O'Sullivan MJ,Li T,Freedman G,et al. The effect of multiple reexcisions on the risk of local recurrence after breast conserving surgery. Ann Surg Oncol,2007,14(11):3133-3140.

134. Chen K,Jia W,Li S,et al. Cavity margin status is an independent risk factor for local-regional recurrence in breast cancer patients treated with neoadjuvant chemotherapy before breast-conserving surgery. Am Surg,2011,77(12):1700-1706.

135. Cady B. Duct carcinoma in situ. Surg Oncol Clin N Am,1993,2(2):75-91.

136. Allweis TM,Kaufman Z,Lelcuk S,et al. A prospective,randomized,controlled,multicenter study of a real-time,intraoperative probe for positive margin detection in breast-conserving surgery. Am J Surg,2008,196(4):483-489.

137. Zysk AM,Chen K,Gabrielson E,et al. Intraoperative Assessment of Final Margins with a Handheld Optical Imaging Probe During Breast-Conserving Surgery May Reduce the Reoperation Rate:Results of a Multicenter Study. Ann Surg Oncol,2015,22(10):3356-3362.

138. Fitzal F. Analysing breast cosmesis. European Journal of Surgical Oncology(EJSO),2009,35(2):222.

139. Preuss J,Lester L,Saunders C. BCCT.core – Can a computer program be used for the assessment of aesthetic outcome after breast reconstructive surgery? The Breast,2012,21(4):597-600.

140. Cardoso MJ,Cardoso JS,Wild T,et al. Comparing two objective methods for the aesthetic evaluation of breast cancer conservative treatment. Breast Cancer Res Treat,2008,116(1):149-152.

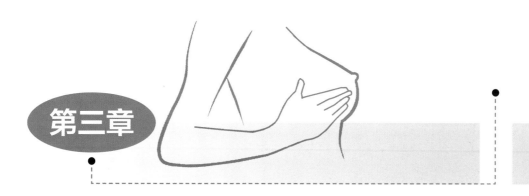

第三章

影像技术进展对保乳手术的促进与影响

第一节　保乳术前影像学检查的临床意义

　　乳腺癌保乳手术术前的影像学检查有助于筛选适合保乳手术的患者,尤其是进行了术前新辅助化疗的患者。我们知道,新辅助化疗开始前不可保乳的患者,在接受新辅助化疗后如肿瘤反应较好、缩小明显、变为可保乳的情况是很常见的。如何使用影像学准确评价这部分患者是关键。2005 年 Siegal Sadetzki 等提出,新辅助化疗前后钼靶显像的以下三种变化模式可提示该患者的保乳成功率较高:①弥漫微钙化消失;②肿物直径缩小到 <25mm;③病灶边缘清晰化、局限化。肿物的超声表现也具有类似的价值,有研究显示,通过超声发现的新辅助化疗后肿瘤内部血流信号增加的乳腺癌患者,其局部复发和远处转移率高于血流信号减少的患者。MRI 在术前新辅助治疗中的应用价值已经比较明确,而那些直接进行手术的乳腺癌患者是否需要常规使用仍存在较大争议。另外,CT 在乳腺癌诊治中应用价值的研究也日益广泛。2004 年,来自日本国家肿瘤中心医院的研究数据显示,新辅助化疗前增强 CT 呈现为局限性病灶的患者在新辅助化疗后多会缩小为同心性的 <3cm 的小病灶,此类患者的保乳成功率较高;相反,新辅助化疗前 CT 呈现为弥散性病灶的患者新辅助化疗后多转变为马赛克样病灶,而保乳不易获得阴性边缘。本节主要探讨术前新辅助化疗患者 MRI 的应用及其对保乳手术的影响。

一、术前新辅助治疗的 MRI

　　新辅助治疗不仅是局部晚期乳腺癌的标准治疗模式之一,也越来越多地被运用在早期乳腺癌的治疗中。其治疗的目的在于使局部晚期患者从不可手术变成可手术以达到良好的局部控制。对于可手术的早期乳腺癌患者,新辅助治疗除了可以观察治疗反应性以外,提高保乳率是另一个值得关注的优势。随着新辅助治疗的应用日益广泛,新辅助治疗后的保乳患者也越来越多。临床医生开始关注新辅助治疗后保乳的局部复发的问题。如何判断一位患者在接受新辅助治疗后可以保乳,尤其对于那些在初始诊断的时候不符合保乳手术指征的患者,术前需要进行全面的影像学评估。传统影像学检查包括乳腺超声和乳房钼靶检查,与病理金标准的符合程度较低,导致了较高的边缘阳性率和二次手术率,影响保乳术后的美观程度。而乳腺 MRI 有助于评估新辅助治疗前后的肿瘤范围变化、治疗缓解情况及是否可行保乳手术治疗,特别是对于病灶的范围、形态、定位方面都优于常规影像学检查。因此,多数涉及乳腺 MRI 的使用指南中,都建议通过 MRI 来评估新辅助治疗的疗效。在新辅助治疗开始前行第一次 MRI 检查,在治疗期间行第二次 MRI 检查,以便明确治疗效果,决定是否转变治疗方案;第三次 MRI 检查在新辅助治疗结束以后进行,并且 MRI(磁场强度至少为 1.5T)应该尽量在穿刺活检前进行,因为穿刺引起的血肿可能会影响额外病灶的发现。

多个临床研究表明 MRI 与传统影像学方法相比具有一定的优越性,在评估肿物的大小方面准确性优于传统的 B 超或钼靶。在评估新辅助化疗的反应性方面,MRI 有着独特的优势:在新辅助化疗后手术切除的标本中,以病理为金标准,体格检查、钼靶、超声和 MRI 的符合率分别为 19%、26%、35% 和 71%。大部分研究显示 MRI 诊断的准确性显著高于传统影像学检查。MRI 对于残余病灶的评估具有较高的阳性预测值,但阴性预测值欠佳。当 MRI 怀疑残留病灶为恶性时,恶性残留病灶确实存在的可能性很大。但是当 MRI 考虑为良性时,则有可能漏诊残留癌的存在,因此需加入其他辅助检查提高其诊断效能。MRI 对残留病灶大小的评估约有 30% 的情况与病理结果不符,其中 23% 低估了残余病灶的大小,6% 高估了残余病灶的大小。病灶中存在小叶癌成分或者是导管原位癌成分常常是 MRI 低估残余病灶的一个重要原因。可能的原因是原位癌缺乏浸润成分,新生脉管较少从而降低了造影剂的摄取。肿瘤的分子分型也是影响 MRI 评估准确性的重要原因之一,有研究提示三阴性乳腺癌和 HER-2 阳性乳腺癌的 MRI 评估残留的准确性高于 Luminal 型。MRI 发现的三阴性和 HER-2 阳性乳腺癌的肿瘤直径(T<0.1cm)远小于 luminal 型(T=1.1cm)。因此,在评估完全缓解的能力方面,MRI 评估三阴性和 HER-2 阳性乳腺癌较 Luminal 型乳腺癌更为准确。但值得注意的是,MRI 对 HER-2 阳性乳腺癌的评估准确性在不同研究中有所差异,其可能的原因与是否使用曲妥珠单抗靶向治疗有关。

荟萃分析显示,MRI 对病理完全缓解(pathologic complete response,pCR)的诊断特异性高于其敏感性,分别是 90.7% 和 63.1%。该研究分析并总结了影响 MRI 对 pCR 的评估能力的因素:①病灶的病理类型:残余病灶含有原位癌成分、小叶癌成分及纤维组织中的孤立癌细胞;②病灶的大小:通常认为病灶 <3mm,在 MRI 上难以被识别;③病灶的生物学性质:乳腺癌的分子分型;④新辅助治疗方案:例如使用曲妥珠单抗较贝伐单抗治疗 MRI 表现与病理符合程度较高。

基于上述 MRI 检查的优点,有学者提出可否使用 MRI 评估肿瘤的缩小模式,以更好地挑选出适合保乳的患者。最近的一项研究显示,新辅助化疗中使用 MRI 评估肿瘤化疗前的基线大小、肿瘤的缩小方式、化疗后肿瘤强化的最大直径、对比早期强化的减少程度,再结合其他临床病理指标,可选择出 83% 的适合进行保乳手术的患者。值得注意的是,化疗后肿瘤的缩小程度越大,MRI 评估的准确性越高(导管原位癌为完全缓解形式的病灶除外)。

综上所述,MRI 评估新辅助治疗的疗效准确率较高,是可靠的影像学方法。虽然目前仍没有确切的证据证明在新辅助化疗中使用或不使用 MRI 对保乳成功率、二次手术率的影响,以及这些影响能否转化为生存获益,但基于其对化疗反应性的评估较传统方法具有优势,我中心推荐在新辅助化疗后评估患者是否存在保乳的可能性时,应当结合 MRI 的检查结果,并注意相关因素对 MRI 检查准确性的影响。

二、MRI 在乳腺癌常规治疗(非新辅助化疗)中的作用

(一) 常规治疗中 MRI 的使用现状

与乳腺癌新辅助化疗后的手术治疗不同,常规治疗中使用 MRI 有许多争议。争议的重点主要在新发乳腺癌的保乳手术治疗方面。乳腺 MRI 较传统影像学检查具有更高的敏感性,因此,MRI 可以将临床隐匿性、多灶性或多中心性乳腺癌的诊断从 16% 增加到 37%,从而影响手术治疗决策。常规影像学检查评估适合保乳手术的患者,可能因此而接受乳房切除手术。而对于仍然符合保乳适应证的患者,在保乳手术过程中,边缘阳性率是否改变,二次手术率会不会因为 MRI 的评估而降低,术前 MRI 评估是否能降低保乳手术的局部复发率,这些问题仍有待研究。

另外一个问题是,由于乳腺 MRI 评估乳腺癌的假阳性率较高,许多良性病变都表现为可增强的病灶,如纤维腺瘤、纤维囊性乳腺病、脂肪坏死、放射状瘢痕、乳腺炎、非典型增生等。如何根据乳腺 MRI 的结果进行手术治疗决策是对乳腺外科医生的挑战。目前,对于可疑病变的组织学诊断建议使用 MRI 兼容性针刺定位 / 活检系统来进一步明确病灶性质。MRI 引导金属定位系统已经进入商业性应用。在筛查方面,钼靶曾经被认为是最优的工具,但其对致密型乳腺、年轻的女性和 *BRCA1/BRCA2* 突变携带者的敏感性较低,使人们转向使用乳腺 MRI 这一敏感性较高的检查方法。MRI 能否进一步提高乳腺癌筛查的效率以及适用人群以及成本 - 效益关系如何,有待进一步深入研究。

(二) 常规治疗中 MRI 对乳腺癌筛查和诊断的意义

钼靶是公认有效的乳腺癌筛查手段,考虑到 MRI 对乳腺癌具有较高的敏感性,其能否被用于筛查成为关注点。与钼靶相比,MRI 具有更高的敏感性,且不受乳腺密度的影响。在传统的技术手段中,钼靶的敏感性为 33%,超声为 40%,联合两种方法为 49%,而单用 MRI 则具有高达 91% 的敏感性。在高危人群中,钼靶的敏感性为 25%,而 MRI 为 100%。特异性方面,钼靶与 MRI 相当,分别是 96.8% 和 97.2%。但是,MRI 对导管原位癌的敏感性低。因此,对于原位癌,钼靶是更为理想的筛查工具;对于小叶原位癌及非典型增生病变,MRI 的准确性亦不高。目前仍没有充分的证据证实 MRI 在乳腺癌早期筛查中的作用,考虑到 MRI 用于乳腺癌筛查成本较高,因此主要用于高风险人群的筛查。

1. 建议以下人群可以每年进行一次 MRI 筛查:

(1) *BRCA* 突变者;

(2) *BRCA* 突变者的一级亲属;

(3) 考虑终身患癌风险达 20%~25% 的女性(乳腺癌或卵巢癌家族史、霍奇金淋巴瘤);

(4) 曾有胸部放疗病史;

(5) Li-Fraumeni syndrome 及一级亲属;

(6) Cowden syndrome 及一级亲属。

2. 以下人群为证据不足无法确定是否需要 MRI 筛查:

(1) 乳腺癌风险率为 15%~20%;

(2) 小叶原位癌或者非典型小叶增生型;

(3) 非典型导管增生;

（4）钼靶显示乳腺腺体密度较高；

（5）有乳腺癌病史的女性，包括 DCIS。

3. 乳腺癌风险率低于 15% 的人群不建议行 MRI 筛查。

（三）乳腺 MRI 与对侧乳腺癌及隐匿性乳腺癌

由于乳腺 MRI 具有较高的敏感性，使得越来越多的对侧可疑乳腺癌病灶被发现。新发乳腺癌中，基于 MRI 诊断发现的对侧可疑乳腺癌病灶有 24.0%，其中 78.6% 被病理证实为恶性。一项囊括了 3252 例患者的荟萃分析结果显示，约有 35.1% 的对侧可疑乳腺癌病灶被证实是导管原位癌。临床医生面对的难题是如何手术切除这些新发现的对侧可疑乳腺癌病灶。在 MRI 引导穿刺活检系统尚未普及的阶段，常规影像学检查又不能作为引导工具时，若不处理对侧病灶，应该如何向患者解释？行对侧乳房切除可行性、必要性如何？辅助治疗对于对侧乳腺癌的作用在 EBCTCG 的综述中提及，62% 的对侧可疑乳腺癌病灶能被他莫昔芬控制，20% 的对侧可疑乳腺癌病灶能被细胞毒性化疗药控制。因此，对侧可疑乳腺癌的处理是否依靠全身辅助治疗就足够，还是需要外科处理？这至少需要 5~10 年的随访数据，才能解答关于对侧可疑乳腺癌病灶能否发展成为临床乳腺癌的问题。

基于临床体检、乳腺超声和钼靶检查定义的隐匿性乳腺癌发生率约 1%，因此，多数研究入组的病例数都较少。一项涉及 220 例隐匿性乳腺癌的荟萃分析结果显示，MRI 增加了约 2/3 的隐匿性乳腺癌的发现，而且 MRI 提示病灶的大小、部位与病理检查相符。由于明确了原发肿瘤的位置，使 1/3 的隐匿性乳腺癌可以接受保乳手术，并且后续的局部放疗也更加精确。

（四）常规治疗中 MRI 对手术的影响

1. 术前 MRI 与手术方式的选择　前述乳腺 MRI 较传统影像学检查具有更高的敏感性，乳腺 MRI 能多发现约 10%~30% 传统影像学不能发现的新病灶。有些研究结果提示术前进行乳腺 MRI 检查会提高乳房切除率，但同时也有得出相反的结论的研究。事实上，发现额外病灶时是否需要乳房切除，主要取决于这些额外病灶的性质。Lim 的研究显示 535 例患者中约有 18.3% 的患者发现了额外的可疑病灶，15.7% 的患者因为这些额外病灶的发现而改变了手术方式。这些患者中，有一半的患者被病理证实为恶性病变，从改变的手术方式（乳房切除）中获益。下一步面临的问题是：在 MRI 发现额外病灶时，哪些因素能提示外科医生需要扩大手术范围呢？目前关于此问题尚无定论。有研究提示在 MRI 发现额外病灶时，如为多灶性病灶应该考虑积极的外科手术；但对于多中心性病灶或对侧乳腺可疑病灶可行密切随访。这一结论是建立在一定的研究基础上的，全乳大切片的结果显示 60% 的患者存在多发病灶，并且 40% 的病灶与原发病灶不在同一象限，但有趣的是这些病灶并没有最终成为局部复发的病灶，超过 90% 的复发病灶都在原发象限。因此，如果 MRI 发现了这些多中心性的病灶，确实可能会导致不必要的乳房切除手术。

对于导管原位癌，目前的小样本量研究显示术前 MRI 的使用不会对乳房切除率及保乳手术后二次手术再切率有影响，尤其是对于肿瘤超过 2cm、广泛存在 DCIS 的患者，MRI 无法准确预测其范围，故不应单凭 MRI 的结果而决定手术方式。

乳腺 MRI 不仅对保乳或乳房切除的抉择有一定影响，它还可能影响保乳的成功率。乳腺癌保乳手术若出现边缘阳性，可进行术中或术后的二次再切保乳或转行乳房全切术。在美国，二次手术率较高（29%~67%），很多时候是由临床不可触及的分散性病灶所造成。乳腺 MRI 对于这些病灶往往具有更高的敏感性,术前 MRI 检查可以充分评估肿瘤的大小、范围,从而被认为有助于降低阳性边缘的出现机会,降低二次手术率。然而,对于此问题不同的研究结果差异较大。Schouten 等研究显示术前 MRI 可降低边缘阳性率(50%vs.81%),减少二次手术的机会;在一项涉及 418 例临床不可触及的乳腺癌患者的随机对照研究(MR mammography of nonpalpable breast tumours,MONET)中,术前 MRI 反而会增加二次手术率。而在 Solin 等的研究中显示术前使用 MRI 与否不影响手术的再切率(使用组 3%,不使用组 4%);来自英国的一项多中心随机对照试验(comparative effectiveness of MR imaging in breast cancer,COMICE)纳入了 1623 例乳腺癌患者,对比术前使用 MRI 对二次手术率的影响,结果显示二次手术率均为 19%(P=0.77),无统计学差异。但对于 COMICE 试验,需注意的是当时参与试验的某些中心对乳腺 MRI 的诊断技术不熟练,且对于 MRI 发现的可疑病灶并没有进行活检。综上所述,目前尚无确凿的证据显示术前 MRI 的使用可减少二次手术机会。

术前 MRI 评估指导手术方式的另一个问题是如何将 MRI 图像上的病灶在手术中准确定位。MRI 引导的活检系统是很好的选择,但是目前尚未普及,而临床医生又面临越来越多的非临床病灶,如何手术切除病灶成为难题。有研究报道了一种新型的网格状材料,MRI 检查前将其覆盖在乳房表面后进行 MRI 扫描,再使用 MRI 重建将病灶部位与网格材料部位对应,在手术开始前在对应的网格注射蓝色染料,以标记手术切除范围。在未来,我们还需要不断改进、升级乳腺 MRI 的相关软件(扫描序列、重建技术等),并开发出新的方法以完成影像学信息与外科手术学之间的转化。

2. 保乳术前 MRI 检查与局部复发的关系　前已述及,常规手术前使用 MRI 进行评测对保乳 / 乳房切除率、保乳成功率(二次手术再切率)都带来的一定的影响。主要原因是 MRI 发现的新发病灶一定程度上影响着外科医生的决策。然而,MRI 发现的新病灶是否需要手术,实际上取决于使用了 MRI 进行术前评估的患者的临床预后。Fisher 的回顾性研究结果显示,术前 MRI 能降低局部复发率(1.2%vs.6.8%),然而该研究并未就肿物大小进行调整,研究中进行 MRI 检查的患者肿物偏小,且大部分患者(95%)都接受了术后辅助化疗(未进行 MRI 检查组 82%)。而来自 Solin 和 Hwang 等的回顾性研究对肿物的大小等因素进行了调整,结果显示术前使用 MRI 与否对局部复发率并无影响。因此,目前认为常规手术前 MRI 的筛查发现的额外病灶可以被辅助治疗所控制,对其进行进一步的干预会导致不必要的乳房切除。有学者认为常规术前的乳腺 MRI 仅仅在配备 MRI 引导活检系统时才适合使用,当前并无足够的证据支持术前进行乳腺 MRI 检查能降低保乳术后的局部复发率及延长总生存期。

三、小结

NCCN 及欧洲乳腺影像学指南推荐应用乳腺 MRI 来评估乳腺癌对新辅助治疗的反应性和指导选择新辅助治疗后合适保乳手术的患者,但对于保乳术前是否常规应用 MRI 还存在争议。乳腺 MRI 的使用提高了发现多中心、多灶性乳腺癌的能力,但是提高了诊断敏感性的同时也带来了一定的假阳性,仅根据 MRI 的评估来决定乳腺手术方式是不可取的。推荐使用乳腺 MRI 的同时,结合 B 超和钼靶等常规影像学方法,必要时应用 MRI 引导下的定位 / 活检系统明确病灶性质。对于隐匿性乳腺癌,MRI 是乳腺超声和钼靶外的另一种影像学检查方法,可以发现更小的病灶并提高保乳成功的机会。

(朱李玲　李顺荣)

第二节　术中影像学对保乳治疗的指导意义

钼靶筛查的普及使得很多乳腺癌得以早期发现和早期治疗,这些临床前期乳腺癌的首选手术方式是保乳手术。获得阴性边缘是保乳手术成功的关键因素,保乳术后加上放疗的局部复发率与全乳切除相当,对于这一点很多研究都已证实。但我们不可以仅为了获取阴性边缘而切除过多的组织,因为切除范围过大势必会影响术后美观程度,从而影响患者满意度。总之,对于这些早期乳腺癌,我们需要更准确地切除所有病灶,并且最大程度地保证其术后美观效果。因此,精准的术中影像学定位显得尤为重要,如何利用现有的影像学定位方法指导保乳手术的精准切除是个重要的临床问题,术中 X 线、B 超和 MRI 都具有各自的优缺点,发挥着不同的作用。考虑到我国的实际情况,本节主要讨论术中 B 超与术中 X 线在保乳手术中的应用情况。

一、术中 B 超引导的保乳手术

高频实时超声诞生于 20 世纪 70 年代,随着超声敏感度的提高,术中超声技术得到长足的进步和提高,在肝胆、胰腺、血管和乳腺手术中发挥重要的作用。Ngo 等的研究发现,术中超声发现 5mm 以上肿物的敏感度高达 98.3%,这为术中超声应用于乳腺癌的保乳手术奠定了基础。20 世纪 80 年代,Schwartz 第一次描述术中超声在乳腺手术中的应用,以后关于术中超声的研究层出不穷。多数研究认为术中超声相较钼靶定位而言,具有相当的或者更好的切缘阴性率,同时可获得更小的乳腺切除体积(表 3-1)。术中超声的针对范围包括可触及乳腺癌和不可触及乳腺癌。

1. 术中超声应用于不可触及乳腺癌的保乳手术　对于不可触及乳腺癌患者的保乳手术,往往在术前就要对手术部位进行初步定位,术中再采用实时超声指引手术范围,术后再次使用超声检测切除标本及手术残腔,以保证手术的准确性。Rahusen 等曾报道过一项研究,入组 49 例患者,其中 26 例接受术中超声,23 例接受传统的钼靶定位,研究结果发现较术前钼靶定位而言,术中超声定位可以降低手术切缘阳性率,同时提高患者舒适度和满意度。而Barentsz 等的前瞻性队列研究则认为术中超声可以达到和钼靶术前导丝定位一样的手术准确度。因此,术中超声可以成为传统的导丝定位方式的备选方案。虽然上述两个研究的结果稍有不同,但都提出相较钼靶术前定位而言,术中超声定位是一种适用的、可选择的定位方式。

除了术中超声实时引导,Kaufman 等曾描述了另外两种术中超声的定位方式,一种是美兰注射,另一种是导丝定位,两种方法的准确率相似。导丝定位的具体方法如下:患者进入手术室后,予以镇静药,然后采用超声定位,确定病灶位置后,先予导丝置入通道进行局部麻醉,然后在病灶的一侧置入一条导丝,也可以根据需要增加导丝的数量。同时,病灶的皮肤投影部位也需要进行标记定位。另外一种超声定位方式是通过美兰试剂完成的。具体方法是:在完成超声定位后,我们在病灶周围注入少量美兰试剂。美兰注射方式不同于 SLNB 的美兰注射,应 <1ml,否则美兰将会在乳房内进行大面积扩散,导致病灶定位更加困难。因此,

表 3-1　术中超声定位同钼靶定位的比较

| 作者 | 发表年份 | 研究设计 | 肿物表现 | 样本量 | | 阴性切缘率
（术中超声 vs. 钼靶定位） | 平均乳房切除体积（cm³）
（术中超声 vs. 钼靶定位） |
				术中超声 （浸润性）	钼靶定位 （浸润性）		
Schwartz et al.	1988	未提供	非可触及	未提供，第一篇描述术中超声的文章		未报道	未报道
Paramo et al.	1999	前瞻性	非可触及	15 (3)	15 (5)	未报道	30 vs. 35
Rahusen et al.	1999	前瞻性	非可触及	20 (19)	43 (31)	89% vs. 40 %	未报道
Harlow et al.	1999	前瞻性	非可触及	65 (63)	无	97%	未报道
Snider et al.	1999	前瞻性	非可触及	29 (21)	22 (12)	82% vs. 82%	62.6 vs. 81.1
Smith et al.	2001	前瞻性	二者都有	81 (25)	无	92%	118.6
Moore et al.	2001	前瞻性	可触及	27 (27)	24 (24)	96.5% vs. 71.0%	104 vs. 114
Rahusen et al.	2002	RCT	非可触及	26 (26)	23 (23)	96% vs. 82%	未报道
Kaufman et al.	2003	前瞻性	非可触及	100 (101)	无	90%	未报道
Bennet et al.	2005	前瞻性	非可触及	115 (43)	43 (18)	93% vs. 83%	56.5 vs. 63.9
Buman et al.	2005	前瞻性	非可触及	130 (25)	无	88%	未报道
Haid et al.	2007	前瞻性	二者都有	299 (270)	61 (29)	81% vs. 62%	未报道
Ngo et al.	2007	前瞻性	非可触及	70 (70)	无	94%	未报道
Potter et al.	2007	前瞻性	非可触及	32 (31)	无	87.5%	未报道
James et al.	2009	回顾性	二者都有	96 (0)	59 (0)	89.6% vs. 88.1%	未报道
Krekel et al.	2011	回顾性	非可触及	52 (52)	117 (117)	96.3% vs. 78.7%	71.1 vs. 54.9
Barentsz et al.	2012	前瞻，队列	非可触及	138 (138)	120 (120)	93.3% vs. 93.5%	62.8 vs. 56.6

我们仅需要在病灶周围的 4 个方位进行定位注射,同时为了增加定位效果,我们可以在皮下组织(即超声探头所覆盖皮肤和肿物病灶之间的区域)注射少量美兰试剂。当然,美兰定位同样需要进行病灶投影皮肤的标记定位。美兰定位后的手术操作同传统的导丝定位有很大不同,它更多依托于术者的视觉印象,因此这种定位方式需要术者接受一定的学习实践才可以完全掌握。

无论哪一种术中超声定位方式,术后的标本常规进行钼靶检测,手术部位用 B 超确定无肿物残留,并且残腔部位需要放置钛夹,以方便术后放疗或者二次切除。术中超声具有方便快捷、舒适美观的优点。同时考虑到多数患者术前已经接受乳腺彩超检查,因此术者通过对术前和术中的超声比较,可以更快、更准确地进行定位。

2. 术中超声应用于可触及乳腺癌的保乳手术　对于可触及肿物的乳腺癌保乳手术,外科医生常常是通过手触感进行定位。但是,近年来越来越多的研究表明对于可触及肿物的乳腺癌保乳手术,可采用术中超声引导以提高保乳成功率(表 3-1)。

Moore 等在 2001 年就已报道了此方面的第一篇随机对照研究,研究中术中超声使用方法具体如下:切开皮肤前先通过超声仪在患侧皮肤上标记手术范围,手术过程中则需将涂有无菌凝胶的探头置于术腔中进行实时检测,以保证 1cm 的阴性边缘。待标本切除后,立即使用超声探头检测离体标本,以再次明确是否获得了理想的切除范围,否则,则需扩大手术范围,直至获得 1cm 的阴性切缘。本研究将需接受保乳治疗的乳腺癌患者分为两组,一组通过术中超声进行定位(27 例),另一组通过传统的手触感进行定位(24 例),结果发现术中超声组患者的手术准确性提高、切缘阳性率降低、患者满意度升高,而且此研究还发现患者的医疗费用并没有因为使用术中超声而提高,手术时间也未延长。

Eichler(2012)、Olsha(2011)及 Fisher(2011)的回顾性研究结果都提示:对于接受保乳手术的乳腺癌患者,术中超声相较传统手触感而言,都可以明显提高阴性切缘率,从而提高保乳手术的准确性,降低二次手术率。Krekel 等发表的 COBALT 研究是一项持续 2 年的多中心、随机对照研究,共有 134 例早期乳腺癌患者入组,分别随机分到术中超声定位组(65 例)和手触感定位组(69 例)。该研究结果表明,术中超声组患者对比传统的手触式定位,切缘阳性率为 3% vs. 17%,二次治疗率为 11% vs. 19%,乳腺切除体积为 38cm^3 vs. 57cm^3,再切率为 1.0% vs. 1.7%,均有显著统计学差异。所以,术中超声定位可以显著降低切缘阳性率、再切率从而提高保乳手术准确性。同时,术中超声减少了乳腺切除体积,因此可以获得更好的术后美容效果,从而提高患者生活质量。本研究同时指出术中超声尚未广泛应用于临床的原因之一就是乳腺外科医生未能很好地掌握超声技术,而同时又无法保证每个手术都可以获得影像科医生的指导。因此,Krekel 等认为需要加强乳腺外科医生的超声仪使用能力,并且提出仅需 8 个类似手术就可以掌握该项技能的学习曲线。

根据美国外科协会调查资料(American College of Surgeons survey),早在 2007 年就有 57% 的外科医生选择在临床实践中应用超声技术。术中超声定位引导保乳手术具有实时、方便、快捷、舒适的特点,其手术准确性及术后美容效果并不逊于传统的钼靶术前定位,甚至具有超越传统技术的趋势。虽然,术中超声尚无明确的指南推荐,但是很多研究结果都对它进行肯定和推荐。由此可见,术中超声引导保乳手术似乎成为一种趋势,从而保证保乳手术质量的提高。

二、术中 X 线成像系统引导保乳手术

如前所述,随着乳腺筛查及诊断手段的发展,越来越多的乳腺肿瘤被发现于疾病早期,包括很多不可触及的肿物。大部分乳腺原位癌和约 60% 的 I 期乳腺癌都可以通过影像学被发现,这些肿物往往都需要影像学辅助下定位或引导下手术,这时术中标本钼靶摄片就起到不可或缺的作用。目前最常用的术中标本钼靶摄片分为两种类型,第一类是标准标本钼靶摄片(standard specimen mammography,SSM),第二类是术中标本钼靶摄片也称为术中 X 线成像系统(intra-operative specimen mammography,ISM)。前者类似常规钼靶摄片,需要将术中标本运送至影像科拍片,等待影像科医师进行诊断,再向手术医生反馈诊断意见以帮助手术医生确定是否需要扩大手术范围,整个过程耗时较长。后者由 AARON 等于 1968 年首次将便携式 X 线成像设备用于术中标本摄片并报道,该方法操作简便,无须运送标本,直接在手术室即刻拍摄,由手术医生对影片进行判读。关于 ISM 系统成像效果,Cynthin 等前瞻性随机入组 72 例位乳腺癌患者,分别进行 SSM 或 ISM 术中摄片,最终发现相比于 SSM,ISM 明显缩短术中评估时间,同时又具有相同的诊断效果。根据 Lloyd 等的研究证实,术中 X 线照射不会对乳腺标本常规病理免疫组合结果产生影响。但是过长的缺血时间则会导致 ER 假阴性率的提高。根据目前的证据暂时可以认为,ISM 系统相对传统 SSM 系统具有简便易行,减少术中评估时间,同时保证诊断质量的特点。

对于不可触及肿物的乳腺癌患者,除了应用超声辅助术前定位及术中实时超声引导以外,ISM 系统也是帮助保乳手术顺利完成的有效工具。尤其对于伴有钙化的不可触及乳腺癌,无论术前定位多么准确,术中均需要通过标本摄片保证切除准确及足够的切除范围。对于可触及肿物的保乳手术,ISM 系统同样可以多方面提高手术效率和效果,包括提高术中边缘判断准确性继而减少二次手术率,并且随着 3D 成像技术的应用,有助于精确切除病灶,保留正常组织。本文上一节已述中超声的应用提高了边缘阴性率,而 St John 通过荟萃分析比较保乳手术术中边缘评估方法的准确性,发现 ISM 系统与术中超声具有相似的敏感性和特异性。除此之外,还有很多的研究关注该系统对于判断保乳术中边缘的有效性。Hisada 等通过回顾性队列研究发现 ISM 系统阴性边缘预测准确率高达 82.2%,并且在导管原位癌患者中的准确性更高。Layfield 团队对比了常规保乳手术与 ISM 系统辅助下的保乳手术,结果发现通过使用 ISM 系统可以大幅度地提高阳性边缘检出敏感性,同时在不提高二次手术率的情况下减少切除组织量。另外,ISM 系统的 3D 成像模式使得摄片可以真实反映肿物在切除组织中的位置,有助于医师判读切除范围是否足够达到阴性边缘,据此,Chagpar 等发现 ISM 系统提高约 6.3% 的术中再切率,同时降低约 2.2% 的二次手术率。因此,我们认为 ISM 系统不仅可以提高保乳手术效率、缩短手术时间,同时有助于提高术中边缘评估准确性,保留更多正常组织的同时减少二次手术率。

对于常规保乳手术,边缘问题一直是众学者争相讨论的热点,如何提高边缘阴性率及降低二次手术率也一直是努力达到的目标。术中评估边缘最准确的方法是术中冰冻病理及细胞学检查,但是基于时间及设备、人力成本等原因,其实际推广应用受到限制,而如不进行术中冰冻病理检查,二次手术率约为 20%,二次手术必然会带来美容效果欠佳、患者心理负担加重及经济负担增加等问题。既然多个研究提示 ISM 系统有助于提高术中边缘预测准确性,那么是否有可能利用该系统取代术中冰冻病理检查呢? 也有不少学者进行了探讨。Lange

等在导管原位癌患者中进行了相关研究发现,当 ISM 系统摄片的影像学边缘 >4mm 时,预示阴性边缘的可能性较大。另一项研究回顾性分析了 98 例应用 ISM 系统替代术中冰冻病理检测的保乳＋缩乳手术的患者,发现这些患者的二次手术率非常低,仅为 3%。当然,目前的研究都是回顾性研究,且并未覆盖所有乳腺癌人群,故需要前瞻性随机对照研究进一步证实 ISM 系统的优越性,但这些研究结果确实提示该系统在评估保乳手术边缘状况上具有相当的优势。值得关注的还有美国乳腺外科协会(American Society of Breast Surgery,ASBS)在2015 年关于减少乳腺癌保乳手术二次手术率的 ToolBox 共识,明确将术中对切除的肿物进行 X 线摄片列为减少二次手术率的有效措施之一。同样的,2017 年 NCCN 指南关于导管原位癌的手术治疗策略中,也建议将切除标本进行 X 线摄片。故关于术中 X 线成像系统在保乳手术中常规应用值得我们进一步关注和探讨。

(朱李玲　赵健丽)

第三节　术后影像学对保乳治疗的指导意义

一、术后超声对保乳术后随访的指导意义

(一) 保乳术后超声表现

1. 保乳术后水肿　水肿在超声声像图上表现包括皮肤增厚(典型者 >3mm)、小梁增粗、正常乳腺结构及 Cooper 韧带声像模糊、正常暗色脂肪组织灰度增加等。随着术后时间的延长,乳腺组织水肿会逐渐消退,声像图上的水肿表现也会随之减轻或消失。

2. 积液　术后血清肿或血肿可有不同的超声表现,其中常见表现形式为低回声或混合回声区(包含实性和囊性成分),体积随时间推移而减小。在一些病例中,积液可能会作为一个静置的血清肿保持数年不变。

3. 脂肪坏死　在声像图上可表现为实质性或混合性的肿物,其中混合性(含囊性和实性成分)脂肪坏死可向实性或囊性方向演化,而实性脂肪坏死常保持其实性的特征不变。这些脂肪坏死可能被误认为肿瘤,导致不必要的活检。

4. 术腔、瘢痕　术后残腔常随着手术部位积液(图 3-1)的吸收而转变为低回声区,边缘可表现为针状突起,并可带有后方声影,与原发性乳腺癌难以区分,此常引起不必要的活检(图 3-2)。

为避免与新发肿物混淆或进行不必要的活检等情况,医生必须清楚手术的部位且熟悉瘢痕的正常演变过程。另外一个主要的鉴别点是低回声区所处的位置及变化情况,因为这种因超声发现的"可疑的"瘢痕多位于手术腔内,且不随时间而改变。

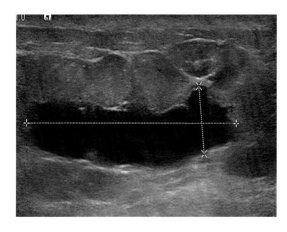

图 3-1　B 超保乳术后积液(中山大学孙逸仙纪念医院乳腺中心供图)

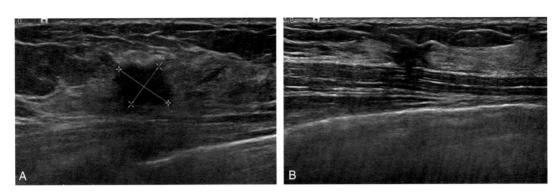

图 3-2　B 超保乳术后积液（吸收后）（中山大学孙逸仙纪念医院乳腺中心供图）

（二）保乳术后良恶性病变超声鉴别要点

保乳术后超声检查中，多数良性征象可随时间推移而不断减轻甚至完全消失，因此临床或影像检查发现的任何新的或体积不断增大的病灶都需要重视，除非它在乳腺 X 线片上具有明确的良性表现，如脂肪坏死。在超声检查中，保乳术后的手术瘢痕常表现为广泛的后方声影，并且在许多病例中都难以与恶性病灶引起的后方声影区分。这种情况下，医生可以在可疑部位的皮肤表面放置标记物，通过钼靶进一步鉴别。若超声的"可疑"瘢痕与钼靶片中的瘢痕部位一致，可不予处理，定期观察。

复发性乳腺癌常表现以实性成分为主的低回声或混合回声肿物，没有明确边界，普遍后方回声衰减。因此，如果手术"瘢痕"越来越大，或其边缘有变圆的趋势、"瘢痕"有生长的表现，则需警惕肿瘤复发。另外，非术区处的肿物需特别注意，因为外科手术一般只会引起一个残腔，因此任何残腔外的"瘢痕"都需注意是否为肿物，此时需进行活检。图 3-3 所示为同一复发肿瘤的不同切面，活检病理为浸润性导管癌。可疑声像图特征包括：低回声肿物、形态不规则、边界不清、边缘见毛刺征象、后方声影明显。

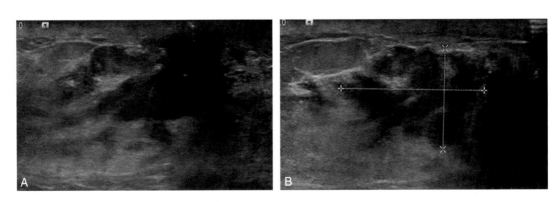

图 3-3　B 超术后复发同一肿物不同切面（中山大学孙逸仙纪念医院乳腺中心供图）

（三）保乳术后超声检查的时机选择

无论对于正常乳腺还是保乳治疗后的乳腺，在 NCCN、ASCO、ESMO、BASO 等指南中超声检查都很少被推荐作为一种常规筛查或随访手段。然而对于中国女性而言，情况可能相反。有研究显示,对于中国女性乳腺癌的早期诊断,超声检查较乳腺钼靶检查有更高的敏感性,因此中国许多专家都推荐超声检查作为首选的检查手段。

超声检查在判别病灶囊实性、细微观察肿物边缘情况等方面有乳腺钼靶片所无法比拟的优点,特别是对于致密型乳腺,超声检查可减少钼靶片因腺体重叠而导致的病灶掩盖,还可减少年轻、孕期患者对于射线的顾虑。对于保乳术后的乳腺影像随访,我们推荐超声检查联合钼靶检查。超声检查的敏感性及特异性因检查者的经验不同而变化很大,本中心推荐由乳腺专科超声医师进行保乳术后乳腺超声随访,并且超声医师同时需掌握乳腺钼靶诊断,能够将两者所提供的不同信息相结合,给临床医师提供最佳的处理建议。

保乳术后超声随访推荐:

1. 随访频率 术后 2 年内每 3 个月一次,术后 3~5 年每半年一次,手术 5 年后每年一次。发现可疑病灶可适当缩短随访间隔;对于低危患者可适当减少随访频率。

2. 随访医师 应由熟练掌握乳腺超声及乳腺钼靶诊断的乳腺诊断科医师进行随访。

3. 特别推荐用于以下情况:

(1) 年轻患者术后随访;

(2) 致密型乳腺患者术后随访;

(3) 乳腺癌患者术后孕期随访;

(4) 可疑病灶的高密度随访追踪;

(5) 乳腺钼靶片所示病灶的性质判定(囊实性鉴别、局限致密/不对称密度的性质鉴别、观察肿物的边缘是否存在小毛刺征象);

(6) 囊性病灶超声引导下抽液,实性病灶超声引导下穿刺活检。

(四) 保乳术后异常超声表现的处理

保乳术后患者行超声检查随访时,一旦出现异常声像表现,超声医师需结合病史、体格检查和乳腺钼靶检查进行综合分析。若病灶位于瘢痕附近,则需首先排除术后改变;当表现为较规则的显著条带状声影时,需结合乳腺钼靶排除是否为术后钛夹影像(图 3-4)或是粗大钙化影像(图 3-5);若在患者放疗结束后不久出现弥漫分布于术侧乳房的异常表现,超声检

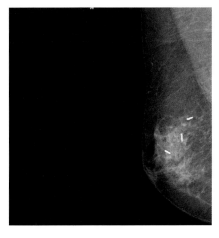 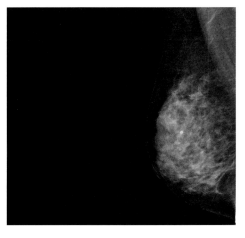

图 3-4 保乳术后钼靶照片钛夹影(中山大学孙逸仙纪念医院乳腺中心供图)

图 3-5 保乳术后钼靶照片粗大钙化影(中山大学孙逸仙纪念医院乳腺中心供图)

查无法判断为保乳放疗后改变或保乳术后复发时,可能需结合乳腺 MRI 检查或穿刺活检。

如果可疑病变在 B 超声像图上有良好的显示,就可以较容易地通过超声引导进行经皮细针或粗针穿刺活检。对于可能代表活检残腔的复合性肿物,或临床 / 影像学检查发现的可能是脂肪坏死的实性 / 复合性肿物,超声引导下粗针穿刺活检是一种很好的评估方法。若超声引导下粗针穿刺的组织学检查仍无法明确病理诊断,则需进行超声引导下导丝定位后的手术活检。

二、术后乳腺钼靶检查的监测及复发诊断鉴别

对于许多女性来说,乳腺癌保乳手术是一种安全、有效的手术方式,既能切除恶性肿瘤,又能最大限度地保留双乳形态。不管是患侧还是健侧乳房,都应在术后坚持常规复查以便监测乳腺癌的早期复发。

(一) 保乳术后乳腺钼靶表现

乳腺钼靶片上,诊断乳腺癌按乳腺影像报告数据系统(breast imaging reporting and data system,BIRADS)可分主要征象、继发征象和间接征象三方面,主要征象包括肿块(图 3-6)和微小钙化(图 3-7);继发征象包括皮肤增厚、皮肤凹陷或酒窝征、乳头内陷和腋下淋巴结转移(图 3-8);间接征象是指进行性局限致密、局部结构扭曲、不对称致密等。

保乳手术所导致的乳腺钼靶改变常常局限于手术区域内,主要包括结构不对称、皮肤增厚、皮下脂肪层混浊、脂肪坏死、乳腺小梁增粗、乳腺实质水肿、瘢痕形成、高密度金属夹、营养不良性钙化、结构紊乱、腋下淋巴结变化等。而保乳术后乳

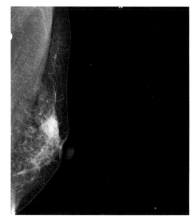

图 3-6　乳腺钼靶片乳癌肿块影像 (中山大学孙逸仙纪念医院乳腺中心供图)

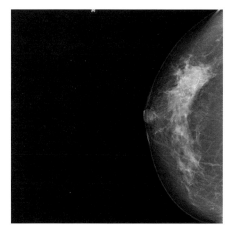

图 3-7　乳腺钼靶片乳癌微小钙化影像(中山大学孙逸仙纪念医院乳腺中心供图)

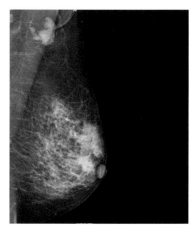

图 3-8　乳腺钼靶片乳癌淋巴结转移影像(中山大学孙逸仙纪念医院乳腺中心供图)

腺癌复发的表现则可大致分为局限的致密影或肿块和可疑钙化两种类型。

(二) 保乳术后良恶性病变钼靶鉴别要点

保乳术后患侧乳房常出现一些手术相关的良性钼靶表现,有时甚至难以同乳腺癌复发相鉴别。因此,我们应在术后对患侧乳房建立新的诊断基线,若发现可疑病变,必要时可行超声、MRI 检查以进一步明确诊断。保乳术后的多数良性表现可随时间推移而不断减轻甚至完全消失,而乳腺癌复发的钼靶表现则进行性发展,且进展速度较快。因此术后患侧乳腺钼靶片上任何进展迅速的病灶都应仔细甄别。

保乳手术及放疗所导致的乳腺钙化灶,常表现为粗大钙化、营养不良性钙化(图 3-9)、中空或蛋壳样钙化,而复发相关钙化则常表现为微小钙化(图 3-10),特别是线形、分支或多形性钙化。需要指出的是,术后 3 年内患侧乳房可能因为脂肪坏死等原因,出现类似于乳腺癌复发的可疑微小钙化。因此我们需要谨慎对待可疑钙化灶,必要时可在乳腺钼靶立体定位下进行钙化灶切取活检。

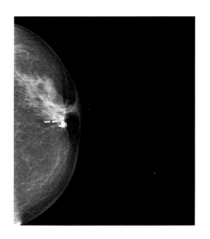

图 3-9　钼靶照片保乳术后营养不良性钙化(中山大学孙逸仙纪念医院乳腺中心供图)

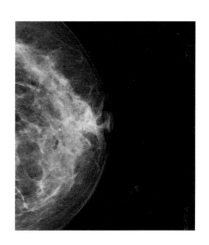

图 3-10　钼靶照片乳腺癌复发微小钙化(中山大学孙逸仙纪念医院乳腺中心供图)

另外,在乳腺钼靶片上,还有两种术后良性改变难以同乳腺癌复发相鉴别,一种是放射状瘢痕(图 3-11),另一种是异物肉芽肿(图 3-12)。其多表现为局限不对称、局限致密,甚至表现为边缘毛刺影,或者高密度肿物影。这种情况下,也需要通过粗针穿刺活检或者手术切取活检来明确诊断。

(三) 保乳术后乳腺钼靶检查的时机选择

乳腺钼靶检查一直作为乳腺癌诊断的有力影像学检查手段而备受推崇,同时,它也是国际认可的术后定期复查的有效监测工具。保乳手术对乳腺组织的损伤会随着时间的推移而不断减退,然后慢慢地形成术后特异的、稳定的改变而反映在乳腺钼靶片上。但术后短时间内(如 6 个月)手术造成的乳腺钼靶改变(如皮肤增厚、皮下脂肪层混浊、乳腺实质水肿致密,特别是血肿等)有时难以同真正的复发表现相鉴别,从而导致误诊或者不必要的活检。2015 年 ASCO 指南推荐乳腺癌术后如无特殊情况应该继续每年一次的乳腺钼靶检

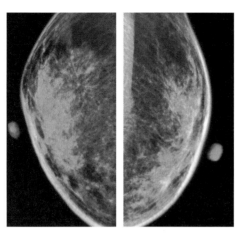

图 3-11　钼靶照片乳腺放射状瘢痕（中山大学孙逸仙纪念医院乳腺中心供图）

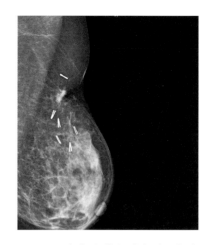

图 3-12　钼靶照片保乳术后异物肉芽肿（中山大学孙逸仙纪念医院乳腺中心供图）

查,其中第一次乳腺钼靶检查应与术前最后一次检查间隔一年的时间(且须在放疗后至少6个月)。本中心建议乳腺癌患者应该在完成所有治疗(包括保乳手术、化疗、放疗)后的6个月,并距离第一次乳腺钼靶检查满一年后才进行常规的术后乳腺钼靶检查。但如出现特殊情况,则可视具体情况作出相应改变。例如,含有钙化灶的乳腺癌患者接受保乳手术后可在短间隔内接受乳腺钼靶检查,以判断是否已将钙化完整切除。保乳术后乳腺钼靶随访推荐:

1. 随访频率　术后每年一次乳腺钼靶检查,其中第一次乳腺钼靶检查应与术前最后一次检查间隔一年的时间(且须在放疗至少6个月后)。发现可疑病灶可适当缩短随访间隔;对于低危患者可适当减少随访频率。

2. 随访医师　应由熟练掌握乳腺超声及乳腺钼靶诊断的乳腺诊断科医师进行随访。

3. 其他

(1) 首诊医师和摄片技术员应在检查申请单上标注手术部位;

(2) 放射科医师需结合患者乳腺癌病史进行判断,对于患侧乳房应建立新的诊断标准,既要与既往资料进行比较,也要与健侧乳腺进行比较;

(3) 对于可疑钙化或原术区新发肿物,可结合超声、MRI 等影像学检查来明确诊断;

(4) 如可疑病变结合超声等检查排除复发可能,则回归常规复查监测;

(5) 对于经多方面检查仍未明确性质的病灶,可考虑行定位穿刺活检或切取活检。

(四) 保乳术后异常钼靶表现的处理

如果乳腺癌患者术后定期复查中发现局限致密影或肿块等可疑复发征象,我们需要对肿块的边界、形态、密度等进行仔细分析,同时结合患者的体格检查和既往病史,必要时可辅以超声检查甚至 MRI 检查,以明确病灶性质。也可以建议患者 3 个月后返院复查,以观察病灶有无进展,从而判断疾病性质。良性病变多保持不变或发展缓慢,恶性病变则进展迅速。若上述方法仍无法鉴别肿物良恶性,则可考虑进行粗针穿刺活检或者手术切除活检以明确诊断。

三、保乳术后 MRI 的监测

乳腺 MRI 一般不作为保乳术后的常规监测工具,只有在某些特殊情况才建议使用。美国癌症协会建议乳腺癌高风险妇女每年除了常规的乳房钼靶检查外,还需接受乳房的 MRI 检查。在我国,"中国抗癌协会乳腺癌诊治指南"中指出,保乳术后,临床怀疑局部复发、但临床检查、乳腺钼靶检查或超声检查不能确定的患者,MRI 有助于鉴别肿瘤复发和术后瘢痕瘢痕。

因为术后短时间内手术创伤所引起的腔周水肿、腔内积液、异常强化等改变,在 MRI 下难以同乳腺癌复发相鉴别,所以,乳腺 MRI 一般不用于鉴别术后短时间内所发现的病灶性质。对于保乳术后的 MRI 筛查,一般建议所有治疗完成后 3~4 个月才开展。若乳腺 MRI 出现异常强化的结节,其早期强化率较高,动力学曲线为流出型或平台型,弥散值降低,则可通过"二眼超声"辅助诊断。二眼超声是指使用乳腺超声技术在 MRI 异常强化区域进行重点检查。若二眼超声也有阳性发现,则可通过超声引导进行粗针穿刺活检,以进一步明确病变性质。

(胡越　刘凤桃)

参 考 文 献

1. Sadetzki S,Oberman B,Zipple D,et al. Breast conservation after neoadjuvant chemotherapy. Ann Surg Oncol,2005,12(6):480-487.

2. Singh G,Kumar P,Parshad R,et al. Role of color Doppler indices in predicting disease-free survival of breast cancer patients during neoadjuvant chemotherapy. Eur J Radiol,2010,75(2):158-162.

3. Akashi-Tanaka S,Fukutomi T,Sato N,et al. The use of contrast-enhanced computed tomography before neoadjuvant chemotherapy to identify patients likely to be treated safely with breast-conserving surgery. Ann Surg,2004,239(2):238-243.

4. Schwartz GF,Veronesi U,Clough KB,et al. Proceedings of the Consensus Conference on Breast Conservation,April 28 to 1,2005,Milan,Italy. Cancer,2006,107(2):242-250.

5. Yeh E,Slanetz P,Kopans DB,et al. Prospective comparison of mammography,sonography,and MRI in patients neoadjuvant chemotherapy for palpable breast cancer. AJR Am J Roentgenol,2005,184(3):868-877.

6. Bhattacharyya M,Ryan D,Carpenter R,et al. Using MRI to plan breast-conserving surgery following neoadjuvant for early breast cancer. Br J Cancer,2008,98(2):289-293.

7. Viehweg P,Lampe D,Buchmann J,et al. In situ and minimally invasive breast cancer:morphologic and kinetic features contrast-enhanced MR imaging. MAGMA,2000,11(3):129-137.

8. Loo CE,Straver ME,Rodenhuis S,et al. Magnetic resonance imaging response monitoring of breast cancer during neoadjuvant chemotherapy:relevance of breast cancer subtype. J Clin Oncol,2011,29(6):660-666.

9. Moon HG,Han W,Lee JW,et al. Age and HER2 expression status affect MRI accuracy in predicting residual tumor extent after neo-adjuvant systemic treatment. Ann Oncol,2009,20(4):636-641.

10. Chen JH,Feig B,Agrawal G,et al. MRI evaluation of pathologically complete response and residual tumors in cancer after neoadjuvant chemotherapy. Cancer,2008,112(1):17-26.

11. Boetes C,Mus RD,Holland R,et al. Breast tumors:comparative accuracy of MR imaging relative to mammography and for demonstrating extent. Radiology,1995,197(3):743-747.

12. Orel SG,Schnall MD,Powell CM,et al. Staging of suspected breast cancer:effect of MR imaging and MR-guided biopsy. Radiology,1995,196(1):115-122.

13. Pediconi F,Catalano C,Roselli A,et al. Contrast-enhanced MR mammography for evaluation of the contralateral breast in patients with diagnosed unilateral breast cancer or high-risk lesions. Radiology,2007,243(3):670-680.

14. Brennan ME,Houssami N,Lord S,et al. Magnetic resonance imaging screening of the contralateral breast in women with newly diagnosed breast cancer:systematic review and meta-analysis of cancer detection and impact on surgical management. J Clin Oncol,2009,27(33):5640-5649.

15. Fischer U,Zachariae O,Baum F,et al. The influence of preoperative MRI of the breasts on recurrence rate in patients with breast cancer. Eur Radiol,2004,14(10):1725-1731.

16. Bloom S,Morrow M. A clinical oncologic perspective on breast magnetic resonance imaging. Magn Reson Imaging Clin N Am,2010,18(2):277-294.

17. Liberman L,Morris EA,Dershaw DD,et al. MR imaging of the ipsilateral breast in women with percutaneously proven breast cancer. AJR Am J Roentgenol,2003,180(4):901-910.

18. Lim HI,Choi JH,Yang JH,et al. Does pre-operative breast magnetic resonance imaging in addition to and breast ultrasonography change the operative management of breast. Breast Cancer Res Treat,2010,119(1):163-167.

19. Holland R,Veling SH,Mravunac M,et al. Histologic multifocality of Tis,T1-2 breast carcinomas. Implications for clinical trials of breast-conserving surgery. Cancer,1985,56(5):979-990.

20. Solin LJ,Orel SG,Hwang WT,et al. Relationship of breast magnetic resonance imaging to outcome after breast-conservation treatment with radiation for women with early-stage invasive breast carcinoma or ductal carcinoma in situ. J Clin Oncol,2008,26(3):386-391.

21. Schouten van der Velden AP,Boetes C,Bult P,et al. The value of magnetic resonance imaging in diagnosis and size assessment of situ and small invasive breast carcinoma. Am J Surg,2006,192(2):172-178.

22. Peters NH,van Esser S,van den Bosch MA,et al. Preoperative MRI and surgical management in patients with nonpalpable breast cancer:the MONET - randomised controlled trial. Eur J Cancer,2011,47(6):879-886.

23. Turnbull L,Brown S,Harvey I,et al. Comparative effectiveness of MRI in breast cancer(COMICE)trial:a randomised controlled trial. Lancet,2010,375(9714):563-571.

24. Henderson TO,Amsterdam A,Bhatia S,et al. Systematic review:surveillance for breast cancer in women treated with chest radiation for childhood,adolescent,or young adult cancer. Ann Intern Med,2010,152(7):444-455; W144-154.

25. Hwang N,Schiller DE,Crystal P,et al. Magnetic resonance imaging in the planning of initial lumpectomy for invasive breast carcinoma:its effect on ipsilateral breast tumor recurrence after breast-conservation therapy. Ann Surg Oncol,2009,16(11):3000-3009.

26. Ngo C,Pollet AG,Laperrelle J,et al. Intraoperative ultrasound localization of nonpalpable breast cancers. Ann Surg Oncol,2007,14(9):2485-2489.

27. Schwartz GF,Goldberg BB,Rifkin MD,et al. Ultrasonography:an alternative to x-ray-guided needle localization of nonpalpable breast masses. Surgery,1988,104(5):870-873.

28. Paramo JC,Landeros M,McPhee MD,et al. Intraoperative Ultrasound-Guided Excision of Nonpalpable Breast Lesions. Breast J,1999,5(6):389-394.

29. Rahusen FD,van Amerongen AH,van Diest PJ,et al. Ultrasound-guided lumpectomy of nonpalpable breast cancers:A feasibility study looking at the accuracy of obtained margins. Journal of surgical oncology,1999,72(2):72-76.

30. Harlow SP,Krag DN,Ames SE,et al. Intraoperative ultrasound localization to guide surgical excision of nonpalpable breast carcinoma. Journal of the American College of Surgeons,1999,189(3):241-246.

31. Snider Jr HC, Morrison DG. Intraoperative ultrasound localization of nonpalpable breast lesions. Annals of surgical oncology, 1999, 6(3):308-314.

32. Smith LF, Henry-Tillman R, Rubio IT, et al. Intraoperative localization after stereotactic breast biopsy without a needle. The American journal of surgery, 2001, 182(6):584-589.

33. Moore MM, Whitney LA, Cerilli L, et al. Intraoperative ultrasound is associated with clear lumpectomy margins for palpable infiltrating ductal breast cancer. Annals of surgery, 2001, 233(6):761.

34. Rahusen FD, Bremers AJ, Fabry HF, et al. Ultrasound-guided lumpectomy of nonpalpable breast cancer versus wire-guided resection: a randomized clinical trial. Annals of surgical oncology, 2002, 9(10):994-998.

35. Kaufman CS, Jacobson L, Bachman B, et al. Intraoperative ultrasonography guidance is accurate and efficient according to results in 100 breast cancer patients. The American journal of surgery, 2003, 186(4):378-382.

36. Bennett I, Greenslade J, Chiam H. Intraoperative ultrasound-guided excision of nonpalpable breast lesions. World journal of surgery, 2005, 29(3):369-374.

37. Buman SJ, Clark DA. Breast intraoperative ultrasound: prospective study in 112 patients with impalpable lesions. ANZ journal of surgery, 2005, 75(3):124-127.

38. Haid A, Knauer M, Dunzinger S, et al. Intra-operative sonography: a valuable aid during breast-conserving surgery for occult breast cancer. Annals of surgical oncology, 2007, 14(11):3090-3101.

39. Ngô C, Pollet AG, Laperrelle J, et al. Intraoperative ultrasound localization of nonpalpable breast cancers. Annals of surgical oncology, 2007, 14(9):2485-2489.

40. Potter S, Govindarajulu S, Cawthorn S, et al. Accuracy of sonographic localisation and specimen ultrasound performed by surgeons in impalpable screen-detected breast lesions. The Breast, 2007, 16(4):425-428.

41. James T, Harlow S, Sheehey-Jones J, et al. Intraoperative ultrasound versus mammographic needle localization for ductal carcinoma in situ. Annals of surgical oncology, 2009, 16(5):1164-1169.

42. Krekel N, Zonderhuis B, Stockmann H, et al. A comparison of three methods for nonpalpable breast cancer excision. European Journal of Surgical Oncology (EJSO), 2011, 37(2):109-115.

43. Barentsz M, van Dalen T, Gobardhan P, et al. Intraoperative ultrasound guidance for excision of non-palpable invasive breast cancer: a hospital-based series and an overview of the literature. Breast cancer research and treatment, 2012, 135(1):209-219.

44. Rahusen FD, Bremers AJ, Fabry HF, et al. Ultrasound-guided lumpectomy of nonpalpable breast cancer versus wire-guided resection: a randomized clinical trial. Ann Surg Oncol, 2002, 9(10):994-998.

45. Barentsz MW, van Dalen T, Gobardhan PD, et al. Intraoperative ultrasound guidance for excision of non-palpable invasive breast cancer: a hospital-based series and an overview of the literature. Breast Cancer Res Treat, 2012, 135(1):209-219.

46. Kaufman CS, Jacobson L, Bachman B, et al. Intraoperative ultrasound facilitates surgery for early breast cancer. Ann Surg Oncol, 2002, 9(10):988-993.

47. Moore MM, Whitney LA, Cerilli L, et al. Intraoperative ultrasound is associated with clear lumpectomy margins for palpable infiltrating ductal breast cancer. Ann Surg, 2001, 233(6):761-768.

48. Eichler C, Hubbel A, Zarghooni V, et al. Intraoperative ultrasound: improved resection rates in breast-conserving surgery. Anticancer Res, 2012, 32(3):1051-1056.

49. Olsha O, Shemesh D, Carmon M, et al. Resection margins in ultrasound-guided breast-conserving surgery. Ann Surg Oncol, 2011, 18(2):447-452.

50. Fisher CS, Mushawah FA, Cyr AE, et al. Ultrasound-guided lumpectomy for palpable breast cancers. Ann Surg Oncol, 2011, 18(11):3198-3203.

51. Krekel NM, Haloua MH, Lopes Cardozo AM, et al. Intraoperative ultrasound guidance for palpable breast cancer excision (COBALT trial): a multicentre, randomised controlled trial. Lancet Oncol, 2013, 14(1):48-54.

52. Fingerhut AG. A self-contained radiographic unit. Radiology,1968,90(5):1030.

53. Miller CL,Coopey SB,Rafferty E,et al. Comparison of intra-operative specimen mammography to standard specimen mammography for excision of non-palpable breast lesions:a randomized trial. Breast Cancer Res Treat,2016,155(3):513-519.

54. Lloyd IE,Welm AL,DeRose Y,Neumayer LA,et al. X-Ray of Excised Cancerous Breast Tissue Does Not Affect Clinical Biomarker Expression. Applied Immunohistochemistry & Molecular Morphology,2017.

55. St John ER,Al-Khudairi R,Ashrafian H,et al. Diagnostic Accuracy of Intraoperative Techniques for Margin Assessment in Breast Cancer Surgery:A Ann Surg. 2017 Feb;265(2):300-310.

56. Hisada T,Sawaki M,Ishiguro J,et al. Impact of intraoperative specimen mammography on margins in breast-conserving surgery. Mol Clin Oncol,2016,5(3):269-272.

57. Layfield DM,May DJ,Cutress RI,et al. The effect of introducing an in-theatre intra-operative specimen radiography(IOSR)system on the management of palpable breast cancer within a single unit. The Breast,2012,21(4):459-463.

58. Chagpar AB,Butler M,Killelea BK,et al. Does three-dimensional intraoperative specimen imaging reduce the need for re-excision in breast cancer patients? A prospective cohort study. Am J Surg,2015,210(5):886-890.

59. Lange M,Reimer T,Hartmann S,et al. The role of specimen radiography in breast-conserving therapy of ductal carcinoma in situ. The Breast,2016,26:73-79.

60. Majdak-Paredes EJ,Schaverien MV,Szychta P,et al. Intra-operative digital specimen radiology reduces re-operation rates in therapeutic mammaplasty for breast cancer. Breast,2015,24(5):556-559.

61. Landercasper J,Attai D,Atisha D,et al. Toolbox to Reduce Lumpectomy Reoperations and Improve Cosmetic Outcome in Breast Cancer Patients:The American Society of Breast Surgeons Consensus Conference. Annals of Surgical Oncology,2015,22(10):3174-3183.

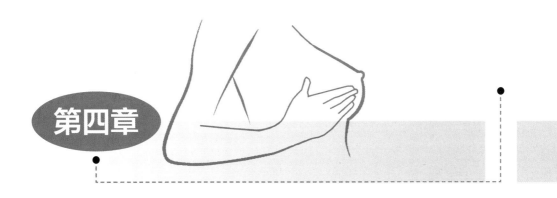

第四章

保乳手术的局部复发问题

第一节　局部复发的重要性

　　早期乳腺癌保乳术后的局部复发问题一直是医生及患者关注的焦点。无论是 NSABP B-06 还是 Milan 试验,都提示保乳手术局部复发率较乳房切除高。中国抗癌协会乳腺癌专业委员会制定的《中国抗癌协会乳腺癌诊治指南》中明确指出:"同样病期的乳腺癌,保留乳房治疗和乳房切除治疗后均有一定的局部复发率,前者 5 年局部复发率约 2%~3%(含第二原发乳腺癌),后者约 1%"。因此,较高的局部复发是否会影响到患者的生存成为重要的问题。事实上,这一问题在业界一度引起了广泛的争论,并由此引出了不同的假说。深入了解这些争议性的问题,有助于加深我们对乳腺癌肿瘤生物学的理解。

　　关于局部治疗与乳腺癌患者的预后,业界目前存在三种理论假说。传统的 Halsted 理论认为乳腺癌是一个局部性的疾病,肿瘤细胞通过原发灶附近的淋巴管扩散或转移至远处器官。因此,通过对局部进行广泛、彻底的外科治疗可以最大限度地限制肿瘤的转移,改善患者的生存。然而事实上,人们发现很多乳腺癌患者尽管得到了良好的局部控制,但却仍发生远处转移。因此,Bernard Fisher 等在一系列基础及临床研究(详见本书相关章节)的基础上提出了第二种理论假说——乳腺癌是一种全身系统性疾病,认为肿瘤细胞在早期就会通过血液播散至远处器官。患者是否会出现远处转移取决于肿瘤细胞与宿主免疫系统及微环境相互作用的结果。因此患者是否会发生远处转移不取决于局部治疗。NSABP B-04 及 B-06 的随访结果显示,局部治疗的扩大带来的局部控制率的提高并未转化为生存的获益。同时,2000 年 EBCTCG 的荟萃分析显示,术后放疗带来局部控制率的提高(8.8% *vs.* 27.2%),但放疗后年死亡率并没有明显改善,这些研究结果为全身疾病理论提供依据。Fisher 提出的系统性假说一度在全球范围内得到广泛接受。越来越多的研究也提示全身的系统性化疗、内分泌及靶向治疗可以显著地改善生存,这一结果也进一步证实了 Fisher 的理论假说。

　　然而,历史总是曲折地在发展。2005 年 EBCTCG 的研究首次提出局部控制的获益可以转化为总生存的获益,并提出与 Fisher 理论不一致的观点。其次,2010 年挪威的大规模流行病学调查数据显示钼靶的早期筛查可以带给乳腺癌患者生存获益,这意味患者的预后并非完全取决于肿瘤细胞与宿主的相互作用,早期诊断和干预可以影响生存。因此存在第三种假说以解释这种不一致,业界多称之为 Spectrum 理论。该假说认为乳腺癌是一组异质性疾病,包括了不同生物学特性的细胞,在早期的确是没有任何细胞发生转移,但很快随着基因突变,肿瘤生长,出现了能发生血性播散的肿瘤细胞并且发生全身性的播散。关键在于,患者就诊时现有的技术水平无法确认该患者是否存在肿瘤播散(对于已存在播散的患者局部治疗无获益)。该假说综合了前两种假说的要点,既解释了为何早期钼靶筛查可以带来生存获益(Halsted 理论),也说明了为何 Milan 及 NSABP B-06 的局部获益不能转化为生存获益(Fisher 理论)。该理论最大的特色在于解释了为何在 2005 年的 EBCTCG 的 meta 分析中,局部控制可转化为生存获益:在年代相对较早的研究中,因诊断能力有限,入组患者肿瘤多半已进入了发生血性播散的阶段,此时局部控制无法影响全身转移的发生;反之,年代较近的研究因诊断水平及入组条件的原因,相对较多的患者仍处于未发生血性播散的阶段,因此局部控制可以在一定程度上影响总生存。另一方面,年代较早的研究辅助治疗效果较差也是一个重要的原因。Marks 等曾提过倒 U 形曲线理论(图 4-1),该理论以系统性辅助治疗的有效性为横坐标,以局部治疗的生存获益为纵坐标。从图中可见在早期系统性治疗从无到有时,局部治疗的生存获益也是有所提高。但在未来,当系统性治疗进一步强大之时,局部治疗的生存获益或许又有所下降。我们可以通过一个极端的例子来理解这一现象:当出现一种足以杀灭体内所有肿瘤细胞的化疗药物时,肿瘤的局部外科治疗将变得不再重要。

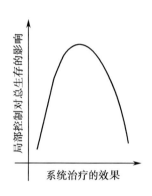

图 4-1   倒 U 形曲线

最近,Fisher 等对其系统性理论进行了修正和补充说明。首先,Fisher 认为他们提出的假说应称之为 Alternative hypothesis(备择假说),并不应该称之为 Systemic hypothesis。其次,备择假说与 EBCTCG 在 2005 年的研究并不矛盾。事实上在 NSABP B-06 研究中,放疗可降低乳腺癌相关死亡 7.2%,但放疗相关死亡抵消了约 6% 的上述生存获益,因此乳腺肿瘤切除术后的放疗的总生存获益仅为 1.2%,两组 OS 未见明显差异。在 2000 年的 EBCTCG 的研究中也有同样的现象:保乳联合放疗组与未放疗组相比 20 年乳腺癌相关生存率提高 4.8%,非乳腺癌相关死亡增加 4.3%,总生存率提高 1.2%。因此,Fisher 等认为放疗是可以带来生存获益的,但关键在于如何规避放疗带来的相关并发症风险。只有降低放疗相关的死亡事件发生,才可能突显出局部放疗的生存获益。在一项来自丹麦的研究中,研究者改进了放疗的技术,更好地保护了心脏等重要脏器不受射线损伤,结果显示放疗带来局部控制率增加,而放疗相关的死亡却并未增加,因此放疗组较未放疗组使患者的生存获益也得到了显著提高,具有统计学意义。在 2011 年的 EBCTCG 的荟萃分析中,研究者以乳腺癌相关死亡风险作为观察指标,也同样观察到了保乳术加放疗可通过改善 10 年的局部控制率(局部复发减少 15.7%),从而影响 15 年的乳腺癌相关死亡风险(减少 3.8%)。

既然保乳手术相比于乳房切除所带来的局部复发率增高对乳腺癌患者的生存率有影响,那么是否意味着我们应当放弃保乳手术而选择改良根治术呢? 我们应当如何理解保乳手术与乳房切除手术相比具有相同的生存预后呢? 关于这一问题我们需要仔细研究 2005

年的 EBCTCG 的研究数据方能找到答案。2005 年的 EBCTCG 的荟萃分析纳入来自 78 个随机临床研究的 42 000 例乳腺癌患者,研究关注了不同的局部治疗的范围(程度)对生存的影响,包括放射治疗 *vs.* 无放射治疗(23 500 例)、较大范围的手术 *vs.* 较小范围的手术(9300 例,伴或不伴放射治疗)、单纯较大范围的手术治疗 *vs.* 较小范围手术联合放射治疗(9300 例)等。研究者按局部复发率的下降程度的不同(<10%、10%~20% 及 >20%)将纳入的研究分成三组,每组的 5 年局部复发风险平均下降幅度分别为 1%、17% 和 26%,对应的第 15 年的乳腺癌相关死亡率平均下降幅度为 1.0%、4.5% 和 6.0%。至此,我们得到了一个现在被广为引用的重要结论:每 5 年减少 4 个局部复发,可在第 15 年减少 1 个乳腺癌相关死亡(4:1 理论)。即局部获益需达到一定的程度(>10%)才能转化为生存获益(即 5 年局部复发率下降 1%,带来 15 年的生存获益也仅 1%)。按此原则,乳房切除手术对比保乳联合放疗,5 年的局部复发率下降只有 3%,不大可能带来长期生存的改善,因此,保乳联合放疗是可行和安全的。

表 4-1　前瞻性临床试验中比较保乳手术 + 放疗与全乳切除术病例的生存率

试验	随访期（年）	局部复发率		总生存率	
		保乳手术 + 放疗（%）	全乳切除（%）	保乳手术 + 放疗（%）	全乳切除（%）
NSABP B-06	20	3	10	46	47
Milan I	20	9	2	59	59
NCI	10	19	6	77	75
EORTC	8	17	14	54	61
IGR	15	9	14	73	65
DBCG	6	3	4	79	82

综上所述,局部复发的重要性取决于其对长期生存的影响,局部治疗的改善程度决定了局部获益是否可以转化为长期的乳腺癌相关生存获益。保乳手术联合放疗对比乳房切除手术虽有较高的局部复发率,但对总生存影响不大(表 4-1),因此保乳治疗应当作为早期乳腺癌患者的标准外科治疗模式。然而,在临床实际工作中会存在另一种意见,即认为虽然保乳手术所带来的局部复发对生存没有影响,但给患者带来的经济压力、心理创伤都是不可忽视的。这种观点有其现实意义。从公共卫生经济学的角度而言,我们在进行临床决策时需注意,保乳所带来的年局部复发仅提高 1%~2%,如果因此放弃保乳手术,都选择乳房切除手术,将会使 98% 的患者接受了不必要的乳房切除手术,孰轻孰重需要仔细考量。

（胡婷婷　陈凯）

第二节　保乳术后局部复发的高危因素分析

乳腺癌患者接受保乳治疗后,具有一定的局部复发风险。考虑到小叶原位癌(LCIS)并非浸润性癌的癌前病变,因此对于 LCIS 患者,只需降低双侧乳腺癌的发生风险(如密切的乳腺监测、化学预防和预防性乳房切除),而无须接受针对癌灶的保乳手术治疗。因此,本节主要讨论导管原位癌(DCIS)和浸润性乳腺癌保乳治疗后局部复发的高危因素。

一、DCIS 保乳治疗后局部复发的高危因素分析

DCIS 是指一类导管上皮细胞异常增生但不超过基底膜的病变,又称为导管内癌(intraductal carcinoma)。DCIS 可进一步发展成为浸润性癌,其治疗策略也与浸润性癌基本一致。相比早期浸润癌,DCIS 具有较低的复发率,因此更适于保乳手术。防止 DCIS 进展为浸润性癌是治疗的关键,术后一旦局部复发,约 50% 为浸润性。在外科处理上更激进的治疗方法可以减少同侧乳腺肿瘤复发(IBTR)的风险,却不能改善生存。总体而言,病理存在粉刺样坏死病灶、多灶性、边缘阳性、DCIS 的发现方式、高核分级、肿瘤大小都与术后 IBTR 风险提高有关(表 4-2),此外,ER 阴性、PR 阴性或 Her2 阳性都可提高 DCIS 患者的 IBTR 风险。

表 4-2　DCIS 影响 IBTR 因素的风险值

	随机试验 HR	观察试验 HR	总的 HR
粉刺样坏死	1.79	1.68	1.71
多灶性	1.96	2.46	1.95
边缘	1.47	2.84	2.25
DCIS 发现方法	1.68	1.16	1.35
核分级	1.63	1.99	1.81
肿物大小	1.62	1.68	1.63

(一) 粉刺样坏死

DCIS 可分为粉刺型和非粉刺型。粉刺型 DCIS 是最常见的组织学结构,通常瘤体较大,易于浸润生长,增殖较快,具有高级核分裂象,高增殖率,因而表现更趋恶性,保乳术后较非粉刺型更易复发。NSABP B-17 也证实存在坏死的 DCIS 比无坏死或轻度坏死的 DCIS 患者具有更高的局部复发率。荟萃分析显示粉刺样坏死可以增加 IBTR 的风险(RCT:HR 1.79;观察性研究:HR 1.68)。

(二) 多灶性

Wang 等的荟萃分析中有 3 个随机对照研究和 2 个观察性研究关注了 DCIS 的患者的多灶性与 IBTR 的关系。DCIS 的多灶性与高 IBTR 率有关。多灶性 DCIS 患者相较单病灶DCIS 患者 IBTR 风险提高,主要原因还是考虑保乳手术的切除不干净所致。特别是对于沿导管分布的广泛性 DCIS,保乳术后的肿瘤残余可能性较高,复发风险增大。

(三) 边缘

DCIS 单纯肿块切除后切缘阳性或切缘过小均可增加局部复发的危险。Van Nuys 等研究提示 DCIS 保乳手术患者切缘 <1mm 的局部复发率为 58%,切缘 <10mm 为 20%,切缘>10mm 为 3%。小于 1mm 的切缘是不足够的,Chan 等的研究表明,手术切缘 <1mm 时,即使辅以放疗和他莫昔芬治疗也不能降低局部复发率。目前认为 2mm 的切缘宽度是合适的,一项涉及 4660 例的系统回顾研究表明,DCIS 患者接受保乳治疗后其边缘宽度在 2mm 以上的患者在局部控制方面显著优于 2mm 以下的患者。当然,更大的切缘例如 10mm 可能会对局部控制更有利,但会显著提高切除的体积,影响术后的美容效果。

(四) DCIS 的临床表现形式

不同的临床表现形式的 DCIS 复发风险不一样。没有可触及肿物或者乳头溢液的患者

其 IBTR 风险较有上述表现者显著降低。Kerlikowske 等的研究显示因可触及肿物前来就诊的 DCIS 患者,对比钼靶筛查发现的 DCIS 患者,IBTR 的风险值提高 2.7 倍。

(五) 核分级

DCIS 核分级的高低与患者的临床预后存在显著的相关性。核分级高(即肿瘤细胞分化差)的患者术后局部复发率也较高。Solin 对一组 DCIS 患者随访 87 个月的结果显示,高核分级 DCIS 与低核分级 DCIS 的局部复发率分别为 20% 和 5%。荟萃分析中高核分级 DCIS 的 IBTR 风险约为低分级的 1.81 倍。

(六) 肿物大小

肿物大小是 DCIS 的预后因素之一。DCIS 的肿物大小没有一个标准的测量方法,常通过钼靶摄片及病理估计。DCIS 的肿瘤越大,发生多中心性、隐性浸润或腋窝淋巴结转移的可能性就越大,局部复发率越高,预后越差。荟萃分析表明以大小 20mm 为分界点,大肿瘤的 DCIS 其 IBTR 的风险提高 1.62~1.68 倍。

(七) Van Nuys 预后指数

Van Nuys 预后指数(VNPI)是由 Silverstein 提出的 DCIS 术后局部复发风险综合评估系统。VNPI 对 DCIS 的组织病理、肿瘤大小、切缘距离三个方面的预后因素进行评分,每项因素分为 1~3 分,三项因素分数的总和为危险度指数,Van Nuys 预后指数的分值越高,预后越差,局部复发率越高。Silverstein 认为,可根据不同的 VNPI 来决定 DCIS 的手术方式。当 VNPI 为 8~9 分者考虑行全乳切除术,5~7 分者可根据医生和患者的意愿考虑行局部切除术加术后放疗,3~4 分者可行单纯局部广泛切除术。Van Nuys 预后指数是在总结既往一些客观经验的基础上提出的,但是其对临床手术术式指导(保乳或乳房切除的选择)的有效性仍缺少大型的前瞻试验予以证实。

(八) 其他

家族史、绝经情况、分子生物学等因素对 DCIS 局部复发的影响目前仍存在一定的争议,在大部分研究的多变量分析中均无确切的结论。但年龄是已被公认的独立预后因素,年轻的 DCIS 患者局部复发率较高。

(九) DCIS 患者保乳术预后预测模型

美国 MSKCC 就 DCIS 患者保乳治疗后的复发风险建立了一个预测量表,量表纳入了 10 项独立的预测因子包括年龄、家族史、临床或影像表现、放疗、内分泌治疗、核分级、坏死、外科边缘、边缘切除数目和手术年份。该量表可在 MSKCC 网站上查询并免费使用。近来,MD Anderson 癌症中心采用该中心 794 例原位癌接受保乳的患者资料验证了该模型的有效性,结果显示在更长的随访时间(MD Anderson 中位随访时间 7 年,MSKCC 研究中位随访时间 5.6 年)及更低的局部复发率(MD Anderson7.9%,MSKCC11%)的情况下,模型的表现并不完美。研究者在该人群中也没有发现其他良好的预测因子可以准确估计 DCIS 患者保乳术后的复发概率。因此,更多的研究仍需要进行。

二、浸润性乳腺癌保乳治疗后局部复发高危因素分析

(一) 患者相关因素

1. 年龄　年龄是保乳治疗后局部复发的重要高危因素。Nils 等对 1434 例接受保乳治疗的患者中位随访 85 个月的结果发现,局部复发的风险随着年龄的增大而降低,年龄 <46

岁的患者的 5 年局部复发率为 5.0%,而年龄 >55 岁的患者则不到 1.0%。年龄 <35 岁定义为年轻乳腺癌,对这部分患者 10 年随访 IBTR 率达 30% 或更高。Fisher 等对 NSABP B-06 试验中接受保乳手术的患者随访 8.5 年的数据显示,年龄 <35 岁是接受保乳手术的患者发生IBTR 的唯一相关因素,在该分析中 IBTR 与 EIC 及其他 31 项原发肿瘤相关指标都无关。在保乳患者术后全乳放疗对比是否瘤床加量的(WBI *vs.* WBI+BOOST)研究显示,年龄 <35 岁是最重要的 IBTR 因素;且放疗的获益在年轻乳腺癌中更显著。年轻乳腺癌保乳治疗后局部复发风险较高的原因目前尚不清楚,可能的原因是年轻乳腺癌患者肿瘤更大、核分级更高、激素受体容易阴性、LVI 容易阳性及腋窝淋巴结更容易发生转移。

2. 遗传易感性　乳腺癌的遗传易感性对于保乳手术而言十分重要。具有明确遗传家族史的患者或具有相关遗传易感基因(*BRCA1/2*)突变的患者,在接受保乳手术后,IBTR 及对侧乳腺新发乳腺癌风险相对于没有以上遗传史或基因突变的患者有显著提高。但是该基因的突变并不是一个生存的独立预后因子,Robson 等人研究发现,*BRCA* 基因的突变状态与DFS 和乳腺癌特异生存(breast cancer-specific survival,BCSS)都没有关系。因此,对于 *BRCA* 突变的患者,接受保乳治疗后,IBTR 的风险和对侧乳腺癌的发生率的增高才是外科治疗的关注点,也是应当与患者进行良好的术前沟通的重要点。

除了 *BRCA* 基因突变以外,具有明确乳腺癌家族史的患者也可认为具备乳腺癌的遗传易感性。Chabner 等对 201 例中位年龄为 39 岁的年轻乳腺癌患者进行的研究提示,有家族史对比无家族史的患者,在接受了保乳手术联合放疗后,局部复发率、远处转移率和非乳腺的第二肿瘤发生率都未见增高。但是,对侧乳腺癌发生率在有家族史的患者中明显升高。NCCN 治疗指南将有已知的或怀疑的遗传易感性的乳腺癌患者列为保乳治疗相对禁忌证。我们建议,有家族遗传易感性的年轻乳腺癌患者可考虑行预防性乳房切除联合乳房重建,以降低局部复发或对侧新发乳腺癌的风险,同时获得良好的美容效果。

(二) 肿瘤相关因素

肿瘤相关因素包括肿瘤大小、淋巴结情况、分子分型、EIC 及 LVI 等。淋巴结的阳性与否与保乳手术的局部复发关系目前尚无定论,主要原因是淋巴结阳性患者往往更倾向予以更强的系统性治疗。已有研究表明系统性治疗可显著改善局部复发的风险(见后)。我国上海复旦大学肿瘤医院的对 764 例接受保乳手术的患者术后复发高危因素进行了分析,仅淋巴结阳性一项在多因素分析中被显示出可独立预测保乳术后的局部复发。Wapnir 等回顾了 2669 例来自 NSABP B-15、B-16、B-22 和 B-25 研究的淋巴结阳性乳腺癌患者和3799 例来自 NSABP B-13、B-14、B-19、B-20 和 B-23 研究的淋巴结阴性乳腺癌患者在接受保乳加全乳放疗和系统治疗后的预后数据显示,淋巴结阳性和阴性的患者 IBTR 分别为 9.7%(259/2669) 和 9.0%(342/3799);在同侧乳房累积复发率(cumulative incidence of IBTR)方面,淋巴结阳性患者 10 年 IBTR 的累积率为 8.7%,而淋巴结阴性的患者 12 年的 IBTR 率为 6.6%。因此,目前证据仍提示淋巴结阳性患者局部复发率稍高,即便是这部分患者更倾向于或更易于接受更强的化疗方案。另一个值得注意的是,在 Wapnir 的研究中,淋巴结阳性的患者有 62.2% 的 IBTR 发生于前 5 年,而对于淋巴结阴性的患者则仅 37.1% 的 IBTR 发生在前5 年。

肿瘤大小与保乳术后 IBTR 的关系同样具有一定的争议性。Veronesi 等对 2233 例就诊于米兰癌症中心的患者行回顾性分析,这些患者都接受了象限切除和腋窝淋巴结清扫,并行乳腺放疗。观察终点是局部复发和新发同侧乳腺癌，一共观察到了 119 例局部复发、32 例新发同侧乳腺癌及 414 例远处转移。结果显示肿瘤大小和腋窝淋巴结并不是局部复发的预测因素，却是远处转移的预测因素。另外 Dalberg 等回顾分析了 759 例 T1/T2 期保乳术后的乳腺癌患者，中位随访时间 10 年，单因素分析中发现较大的肿物是 IBTR 的危险因素。

Wapnir 的研究同样关注了雌激素受体的状态与 IBTR 的关系，但随着 HER2 受体与分子分型的概念出现，更多的焦点集中在不同分子分型（Luminal A、Luminal B、Her2 型和三阴型）局部复发的情况。Nils 等对 1434 例接受保乳治疗的患者中位随访 85 个月的结果发现，在未接受过曲妥珠单抗治疗患者中，HER2 过表达型、三阴型、luminal B 型、luminal HER2 型及 luminal A 型的局部复发率分别为 10.8%、6.7%、2.3%、1.1% 及 0.8%。此结果提示，不同分子分型的乳腺癌患者的局部复发风险存在有一定的差异。Carey 和 Nguyen 等的研究发现，luminal A 型乳腺癌的局部复发率最低，HER2 阳性型和 Luminal B 型局部复发率相对增高，而 Luminal B 和三阴型相对于 Luminal A 远处转移率增高。

在肿瘤病理学相关指标方面，EIC 和 LVI 是一个长期以来被关注的指标，但他们与局部复发的关系则一直存在争议。EIC 是指原发性浸润癌中含有超过 25% 的导管原位癌（DCIS）成分，并且在癌周乳腺组织中也同时含有 DCIS 成分。浸润癌伴 EIC 倾向于多中心发生。EIC 往往从原发灶延伸至周围看似正常的乳腺实质，并倾向于在乳房内沿乳管浸润，从而威胁到整个切缘。有研究提示在浸润性乳腺癌接受保乳治疗时，EIC 是局部复发的高危因素：对 783 例接受保乳手术治疗、中位随访期为 80 个月的乳腺癌患者的随访资料进行分析，结果显示术后 5 年及 10 年的局部复发率分别为 10% 和 18%，EIC 阳性患者的 5 年局部复发率 24%，阴性患者为 6%。在这项研究中，他们还发现 EIC 阳性的年轻患者（<35 岁）具有更高的局部复发率（25% vs.11%）。类似的，Veronessi 等对 2233 例意大利米兰癌症中心的乳腺癌患者数据分析显示 EIC 是唯一的局部复发的危险因素。然而进一步地研究却发现，对于 EIC 阳性的患者，其高复发率主要集中在切缘阳性的患者中，特别是对于 EIC 阳性切缘不足 1mm 的患者。Smitt 等的多因素分析结果也证实，在切缘得到控制之后，EIC 并不是局部复发的预测指标。

肿瘤 LVI 浸润和血管浸润（blood vessel invasion，BVI）也被认为可能与局部复发有关。Pinder 等对 1704 例乳腺癌患者长期随访的结果显示，无 LVI 的患者局部复发率均明显低于有 LVI 的患者。尽管如此，目前更多认为 LVI 与淋巴结转移关系更为密切。LVI 常用于淋巴结阴性患者的预后判定。

多中心性或多灶性乳腺癌常被认为不适宜保乳，因为这部分患者如果进行保乳，局部复发是否会显著升高目前仍没有明确的资料。关于多中心性与多灶性乳腺癌是否合适保乳可参见本书相关章节。

（三）治疗相关因素

1. 保乳手术　　保乳手术有其相应的适应证与禁忌证，本书已在相关章节中进行探讨。需要指出的是，盲目追求高保乳率会导致不可避免的局部复发风险提高。对于适合进行保乳的患者，我国抗癌协会乳腺癌专业委员会乳腺癌诊治指南明确提到："同样病期的乳腺癌，保留乳房治疗和乳房切除治疗后均有一定的局部复发率，前者 5 年局部复发率约 2%~3%（含第二原发乳腺癌），后者约 1%"。EBCTCG 的大型荟萃分析表明，保乳不加放疗相比乳房切除可提高 20%~30% 的局部复发风险,而保乳联合放疗相比乳房切除局部复发风险并未显著提高。因此,在适应证范围内开展的保乳手术,联合规范完整的术后辅助治疗,不会提高局部复发风险。

2. 手术切缘　对保乳手术的所有手术标本均应进行切缘评估,合理而全面的切缘评估对保乳手术的预后具有至关重要的作用。切缘阳性是保乳手术复发的高危因素之一。首先,保乳手术的应用是以能达到病理阴性切缘为前提。切缘阳性者一般都需要进一步手术治疗,或再次进行切除以达到阴性切缘,或接受全乳切除手术。如果再次切除在技术上可以做到保乳,则可切除初次标本提示的阳性切缘,或再次切除整个原有的手术腔隙。如果多次切缘仍为阳性,可能需要全乳切除以达到最佳的局部控制效果。

获得可靠的保乳手术切缘评价有许多技术细节需要考量,如切缘取材的方式、病理切片的方式、是否使用术中冰冻、术中进行冰冻操作的病理医师的经验及切缘阴性的定义都很重要。将一个保乳手术后具有阳性切缘的患者错划为阴性切缘则必然提高了该患者局部复发的风险。

3. 放射治疗　保乳术后的全乳放疗是重要的局部控制策略之一,很多研究显示无论患者年龄、肿块大小及淋巴结状况如何,保乳术后的放疗都有着肯定的价值,在中位随访 9 年的患者中,接受放疗的保乳术患者同侧乳房的肿瘤复发率为 10%,而未接受放疗者则高达 40%。Fisher 等的 NSABP B-17 研究关注 DCIS 患者保乳术后是否需要放疗,中位随访 90 个月,结果显示放疗可以使同侧乳腺的非浸润性肿瘤发生率从 13.4% 降至 8.2%($P=0.007$),而同侧乳腺的浸润性肿瘤的发生率由 13.4% 降至 3.9%($P<0.0001$)。Veronesi 等报道 579 例保乳术后的乳腺癌患者,随访 10 年接受放疗组局部复发率为 5.8%,未接受全乳放疗组局部复发率为 23.5%。2011 年 EBCTCG 的大型荟萃分析显示放疗可以降低 1/6 的局部复发率。因此,为达到理想的局部控制,原则上所有保乳手术后的患者都具有术后放疗适应证。

然而,术后放疗需要一定的放疗设备,对于偏远地区的患者而言,到有放疗设备的地区接受放疗存在一定的不便。此时如果对患者没有进行足够的教育与跟踪,许多患者常常会自行放弃放疗,带来局部复发风险的提高。另一方面,许多外科医生不熟悉放疗在保乳中的地位,这也常常是导致保乳术后患者没有接受放疗的重要原因之一。

(四) 系统治疗相关因素

近年来,乳腺癌保乳手术后的局部复发率相较早期的研究已有明显下降。在 NSABP B-06 这一始于 1970 的研究中,20 年的随访 IBTR 为 14.3%。而在 1990 年才开始的一系列 NSABP 试验中,保乳患者的 10 年的局部复发率仅为 3.5%~ 6.5%。这一预后的改善一方面是由于早期诊断的普及,另一方面更是得益于强大的辅助放疗和系统性治疗。在 NSABP B-14 中,对 ER 阳性乳腺癌患者,使用他莫昔芬可使得 10 年的 IBTR 从 14.7% 降低到 4.3%。在 NSABP B-13 中,对淋巴结阴性、ER 阴性的乳腺癌患者,MF 化疗可使 10 年局部复发率从 13.4% 降低到 2.6%。同样的,化疗联合赫赛汀的辅助治疗在 HER2 过表达的患者中亦可降低中位随访 1.5~2 年的患者约 40% 的局部复发。因此,系统性治疗是局部复发的重要影响因素。

(胡婷婷　陈凯)

第三节　局部复发的临床表现及预后

一、乳腺癌保乳术后局部复发的临床表现

保乳术后局部区域复发(locoregional recurrence,LRR)是指乳腺癌保乳术后术侧乳腺实质、皮肤、瘢痕或区域淋巴结等处再次出现乳腺恶性肿瘤。它可在远处转移之前、之后发生，也可与远处转移同时出现。绝大多数情况下，局部复发在远处转移前出现。局部区域复发包括局部复发(LR)和区域复发(RR)两种形式，两者可并存。保乳术后局部复发较乳房全切术后局部复发时间平均晚约 1 年，绝大部分出现在保乳术后 5 年内，平均无复发间隔时间为 34~60 个月。乳腺癌治疗后的前 2 年内局部复发的风险不断增加，之后 2~6 年间保持 2.5%/年的水平，6 年后复发风险开始下降，8 年时降至 1%/ 年。

局部复发也称为同侧乳腺肿瘤复发(IBTR)，可由患者自己触及发现，又或在常规体检查体、B 超或钼靶检查时发现。常表现为切口瘢痕处无痛性肿块，也可表现为仅有皮肤湿疹样改变或红斑。值得一提的是，放疗完成 1~2 年后发生的体征变化要引起注意，需鉴别该体征变化是由保乳手术还是放疗所引起的，如纤维化形成的假肿瘤和局部复发相鉴别。有时候局部复发的临床表现可能会比较隐蔽，特别是原发肿瘤为浸润性小叶癌时，其局部复发可能仅表现为手术区域的轻度增厚或凹陷，而不以肿物为表现。在体征方面，正常保乳术后伤口下应表现为轻度增厚，而不应该有肿物感觉(血清肿除外)。绝大多数(>90%)好发于术侧乳腺实质和(或)皮肤、瘢痕内。Fisher 等曾总结局部复发的临床表现大致分为三大类：①局限类型(最常见)：大多表现为单一肿块，无皮肤、淋巴管或乳头浸润；②弥漫类型(5%~9%)(图 4-2)：表现为多发肿块，常有乳房的皮肤和(或)乳头受累，此类临床表现类似炎性乳腺癌或 Paget 病，远处转移率高，预后较差。病

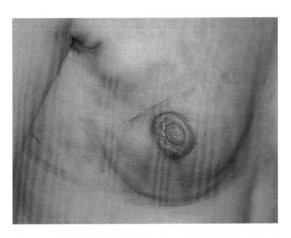

图 4-2　局部复发弥漫类型(中山大学孙逸仙纪念医院乳腺中心供图)

理见淋巴管弥漫性受累；③广泛弥漫类型，与第二类相似，但病理可见累及乳头淋巴管。

实验室检查：肿瘤系列如 CEA、CA12-5、CA15-3 等对乳腺癌的远处转移及生存预后有一定的预测能力。我中心的临床研究表明，对于早期 Luminal A 型乳腺癌患者，CA15-3 可以预测患者远处转移风险，但目前没有证据提示这些指标能预测保乳手术后的局部复发情况。

影像学检查：浸润性乳腺癌保乳术后局部复发病灶约 1/4~1/2 为常规钼靶检查所发现，它们一般较查体发现的病灶小。一般来说，复发病灶的影像学表现与首次发生的乳腺癌特征相似。Burrell 等研究中关注了 31 例保乳术后复发患者，其中 78% 以肿物为原发表现的患者复发时仍表现为肿物；83% 原发乳腺癌伴有钙化的患者在复发时仍有微钙化存在；原发病灶表现为钼靶可疑病灶的患者在复发时同样也是率先在钼靶上发现可疑复发灶(图 4-3)。

但需注意的是,手术和放疗本身会影响乳腺钼靶的表现,例如结构紊乱、小梁增粗、皮肤增厚等,从而影响复发病灶的检出(局部复发与正常保乳手术后的影像学表现鉴别参见本书相关章节)。对于亚洲人群中常见的致密型乳腺而言,超声则是一个很好的检查手段。对于临床可触及的肿块,若其超声表现可疑(图 4-4),可进行超声引导下的穿刺活检。MRI 也可用于术后局部复发的诊断,特别是在钼靶可疑的情况下,MRI(增强)可用于鉴别病灶为手术瘢痕还是复发肿瘤。手术瘢痕在增强剂注入后几乎不会有增强显影,复发肿瘤则增强显影显著。在术后早期 MRI 增强显示可能是由于脂肪坏死或炎性改变出现假阳性。

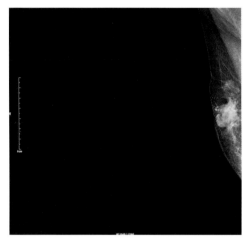

图 4-3　局部复发的钼靶表现(中山大学孙逸仙纪念医院乳腺中心供图)

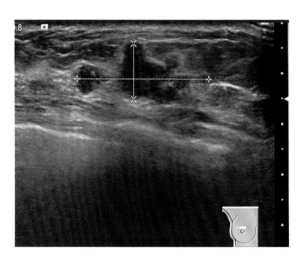

图 4-4　局部复发的超声表现(中山大学孙逸仙纪念医院乳腺中心供图)

二、真性复发与新发肿瘤

(一) 定义与分类标准

1993 年,Haffty 等最早提出将 IBTR 分为真性复发(true recurrence,TR)与新发肿瘤(new primary tumor,NP)。随后 Veronesi 等也提出这一概念,他们将真性复发定义为未被外科手术和放疗彻底消除的肿瘤细胞继续生长而引发的肿瘤,它与原发肿瘤位于同一象限,并有相同的组织学类型;新发肿瘤为源自术后剩余乳腺组织中乳腺上皮细胞的肿瘤,它是位于原发肿瘤 2cm 之外的新病灶。

当出现 IBTR 时,首要先考虑的是如何诊断该复发为 TR 还是 NP。依上述定义,最为准确的判定方法是采用诸如流式细胞分析、高分辨率 DNA 断点图谱、瘤内免疫应答、定量 DNA 指纹分析、分子克隆分析等分子生物学手段,通过分析肿瘤的遗传背景以区分 TR 与 NP。然而这一策略具有较高的经济成本,难以在临床实际中普及。因此有研究者也在寻求简单、实用的判定标准,通过分析复发肿物与原发肿物的临床病理学特点(如解剖学位置、组织学类型、分级、受体表达、DCIS 成分等)相似性来进行区分。然而不同研究者采用的区分标准也不尽相同。Yi 等开展了一项研究比较了两种分类标准的区别,标准一:复发肿瘤位于瘤床外开 3cm 以内且组织学类型与原发肿物相同(包括 DCIS 进展为浸润性导管癌)则判定为 TR,否则为 NP;标准二:在标准一的基础上要求复发肿物 ER 和 HER2 的状态与原发肿物一致方可判定为 TR。结果显示后者诊断效能略高。

值得注意的是,由 DCIS 向 IDC 的转变符合肿瘤的自然进展过程。

当原发肿瘤组织学类型为 DCIS 而复发为 IDC 时,此时的 IDC 绝大部分为残存的 DCIS 病灶突破基底膜向导管外生长而形成的 TR,此时往往不考虑 NP 的可能;反之,当原发肿瘤组织学类型为 IDC,而 IBTR 为 DCIS 时,此时的判断则相对较为困难。同样,当原发肿瘤组织学类型为 DCIS,复发的组织类型仍为 DCIS 时,也不容易区分 TR 与 NP,在这种情况下即使复发的部位与原发肿瘤不同,也可能是 TR。因为原发肿瘤含有的 DCIS 肿瘤细胞可沿着导管扩散使得复发肿瘤的病灶的位置远离原发病灶。因此,我们建议在区分 TR 或 NP 时,不仅要考虑组织学形态和解剖学位置,还要考虑受体表达情况及 DCIS 成分改变才能更为准确。

(二) TR 与 NP 的特点

因为存在不同的分类标准,TR 与 NP 的比例在不同研究中也有所不同。绝大多数研究显示 TR 多于 NP(44%~87% *vs.*13%~52%)(表 4-3)。我们有理由认为若采用分子生物学方法对两者进行区分,TR 与 NP 的比例可能会有所改变。

表 4-3 各研究区分 TR 与 NP 的方法

研究者(年份)	定义方法	IBTR:例(随访时间:年)	TR(%)	NP(%)	无法分类
Haffty(1993)	部位、病理、流式细胞术	80(5.4*)	47(59%)	33(41%)	N/A
Veronesi(1995)	部位、病理	151	119(79%)	32(21%)	N/A
Smith(2000)	部位、病理、流式细胞术	136(14.2^)	60(44%)	70(51%)	6(4.4%)
Huang(2002)	部位、病理	126(6.2^)	78(62%)	48(38%)	N/A
Krauss(2003)	部位	79(8.5*)	59(75%)	20(25%)	N/A
Komoike(2005)	部位、手术切缘、病理	172	135(79%)	26(15%)	11(6%)
Nishimura(2005)	手术切缘、IBTR 是否含导管内成分	83(6.2^)	42(51%)	41(49%)	N/A
Kasumi(2006)	手术切缘、IBTR 是否含导管内成分	99(6.5^)	48(48%)	51(52%)	N/A
Yoshida(2010)	部位、手术切缘、病理	60(5.4*)	52(87%)	8(13%)	N/A
Panet-Raymond(2011)	部位、病理	289(11.4*)	129(45%)	139(48%)	21(7%)

注:*.中位时间 ^.平均时间

保乳术后出现 TR 的时间为 30.6~68.4 月,要明显早于出现 NP 的时间(55~88.8 月)(表 4-4)。在放疗结束后一段时间内 TR 的风险不断增加,放疗后两年半达到 2%/年,然后维持这一水平直到放疗后 5 年。5 年以后 TR 的风险开始下降,8 年时降至 0.5%/年;另一方面,NP 的风险在放疗结束后始终保持缓慢上升的趋势。在 5 年时达 1%/年的平台期,之后波动很小。可以认为,10 年后,绝大多数 IBTR 可认为是 NP。

表 4-4　各研究 TR 与 NP 发生的时间

研究者（年份）	无局部复发间隔时间（月）	
	TR	NP
Haffty（1993）	38*	65*
Smith（2000）	44.4^	87.6^
Huang（2002）	67.2^	87.6^
Krauss（2003）	68.4*	88.8*
Nishimura（2005）	37^	55^
Komoike（2005）	46.6^	62.1^
Yoshida（2010）	30.6*	57.4*
Panet-Raymond（2011）	57.6^	75.6^

注：*. 中位时间；^. 平均时间

三、不同类型 IBTR 的预后分析

Anderson 等曾对 NSABPB-13、B-14、B-19、B-20 及 B-23 进行了汇总分析，目的在于评估淋巴结阴性的乳腺癌患者接受保乳手术后出现 IBTR 的预后情况。共有 3799 例接受了保乳手术的患者纳入分析，中位随访约 16 年。IBTR 的患者 5 年的 D-DFS 及 OS 分别为 66.9% 和 76.6%。Irene L 等进行了 NSABP B-15、B-16、B-18、B-22 和 B-25 5 项研究的汇总分析，目的在于评估淋巴结阳性的乳腺癌患者接受保乳手术后出现 IBTR 的预后情况。共有 2699 例接受了保乳手术的患者纳入分析，中位随访约 13 年。IBTR 的患者 5 年的 D-DFS 及 OS 分别为 51.4% 和 59.9%。上述两项研究中，IBTR 包括了所有在同侧乳腺实质或皮肤内复发的肿物。如果仅看炎性型 IBTR 的患者，则预后更差。

Huang 等研究了 TR 与 NP 的生存预后差别，发现 NP 的预后优于 TR，NP 具有更高的 10 年 OS（NP77% *vs.* TR46%）、病因特异性生存率（NP83% *vs.* TR49%）和 D-DFS（NP77% *vs.* TR26%）。另外，NP 的患者比 TR 的患者更容易出现对侧乳腺癌（10 年累积风险：NP29% *vs.* TR8%），但是发生远处转移的概率却较小（NP2% *vs.* TR18%）。

因此，不同类型的 IBTR 的远期预后结局不同。在 IBTR 的患者当中，还有其他因素也影响其预后，初次手术与 IBTR 出现的时间间隔就是一个重要的指标。多数局部复发在治疗后 5 年内发生，也有一部分发生较晚，尤其是在保乳的患者中。原发肿瘤后 1~5 年内发生 IBTR 的患者与原发肿瘤发生 5 年后的 IBTR 患者相比较，其总生存时间和远期无病生存时间均降低。可能的原因是该 IBTR 出现较晚时多为新发肿瘤。此外，患者年龄、复发肿瘤的大小和淋巴结情况、原发肿瘤的分期、组织病理学特点及家族史都对 IBTR 患者远期预后有影响。

（朱李玲　李顺荣）

第四节 局部复发治疗策略的优化

现在,越来越多的患者和医生都开始认可并接受保乳手术治疗。因此,保乳手术后出现的 IBTR 问题也越来越受到重视。一个重要的问题是,保乳术后的 IBTR 患者预后是否比乳房切除术后的胸壁复发患者差。在 EORTC 10801 和 DBCG-82TM 两大试验的 133 例局部 / 胸壁复发的患者二次分析中我们看到,只要接受合适的解救治疗,两类患者的 5 年的生存率分别为 59% 和 58%,因此,初始外科治疗策略的差异不会影响这些患者的预后。那么,对于保乳手术后出现的局部复发(IBTR)而言,何为合适的解救治疗?本节将从解救性局部治疗和解救性系统治疗两方面予以讨论。

一、解救性外科治疗

保乳术后局部复发患者的可手术率约为 75%~100%,不能手术的原因常常是局部区域的晚期病变,或同时存在远处转移。对于局部复发的患者,进行补救性外科治疗已被大多数的研究或国际共识所认可。据统计,补救性外科治疗后的局部再次复发率为 3%~32%,5 年生存率为 34%~85%,10 年生存率为 39%~64.5%(表 4-5)。

表 4-5　保乳术后局部复发行补救手术的总生存率

研究	患者数	总生存率	
		5 年	10 年
Fourquet 等 1989	56	73%	—
Fowble 等 1990	52	85%	—
Haffty 等 1991	50	59%	—
Haffty 等 1993	82	55%	—
Cajucom 等 1993	25	65%	—
Kemperman 等 1995	45	34%	—
Kurtz 等 1989	159	69%	57%
Stotter 等 1989	55	63%	—
Van Dongen 等 1992	50	49%	—
Voogd 等 1999/2005	266	61%	39%
Alpert 等 2005	166	—	64.5%

保乳术后 IBTR 的外科治疗包括解救性乳房全切术(联合 / 不联合放疗)、解救性二次保乳手术(联合 / 不联合放疗)。

1. 解救性乳房全切术(salvage mastectomy)　目前,保乳术后 IBTR 患者解救性乳房全切术是主要的解救性外科治疗方式,在生存率方面,IBTR 患者解救性乳房全切术后的再次复发率约 10%~15%,10 年的 DFS 约为 40%~45%,10 年的 OS 约为 70%。此外,解救性乳房全切术术后联合二次放疗也是可行的。Wahl 等报道了一项多中心研究中的数据,共 81 例保乳术后 IBTR 患者在接受了解救性乳房全切术后联合二次放疗(中位剂量为 48Gy)。共有 66 例达到了 1 年的无病生存。Hannoun-Levi 等回顾了 32 例保乳术后 IBTR 接受解救性乳房全切术联合二次放疗的患者,中位随访 22 个月,二次复发约 3%,但有 28% 的患者出现了远处转移。Muller 等的一项回顾性研究表明原发肿瘤首次保乳术后的初始放疗剂量为 54Gy,在 IBTR 出现后予乳房全切术联合二次放疗剂量为 60Gy,41 个月的中位随访显示 5 年的局部控制约为 62%,5 年总生存约为 59%。

2. 解救性二次保乳手术(salvage breast-conserving surgery)　保乳术后 IBTR 患者接受解救性二次保乳手术也是一种选择。解救性二次保乳患者的二次 IBTR 率约为 20%,高于单纯乳房全切患者。10 年病因特异性生存与总生存分别约 60% 和 50%,数值上比较要劣于解救性乳房全切术。因此,合适的患者选择尤为重要。如能选择相对低危的患者,解救性二次保乳手术也是安全有效的方式。Kurtz 等研究显示 IBTR 的患者中,获得阴性边缘以及 IBTR 出现的时间与初始手术时间间隔超过 5 年都是提示局部可控的有利因素,可根据这些特点选择相对低危的患者施行解救性二次保乳手术。Alper 则认为钼靶显示为单灶性、病理学大小 <3cm、少于 3 个淋巴结阳性、无 LVI 和皮肤累及的保乳术后 IBTR 患者均适合解救性二次保乳手术。在进行解救性二次保乳手术时,术后的放疗选择是个重要的问题,解救性二次保乳手术联合放疗的 5 年 DFS 和 OS 分别约为 40%~70% 和 60%~95%。不同的放疗方案效果不一。其中间质短距离放疗(interstitial brachytherapy)是可选策略。Hannoun-Levi 等回顾分析 69 例患者,采用低剂量短距离放疗策略时比较了不同剂量(30 vs. 46Gy)和不同周期数(1 vs. 2 周期)的效果,结果显示高剂量与长周期都可以显著降低二次复发的风险。GEC-ESTRO 乳腺癌工作组报告了一项国际多中心的研究,显示 217 例保乳术后 IBTR 患者接受了二次保乳手术联合间质短距离放疗,5 年和 10 年的二次复发率分别为 5.6% 和 7.2%,5 年和 10 年的 OS 分别为 88.7% 和 76.4%。

3. 解救性乳房全切术与解救性二次保乳手术的疗效比较　荷兰的局部复发研究组开展了一项中位随访时间为 52 个月的研究,发现解救性二次保乳手术的患者再次复发率为 38%,与解救性乳房全切术局部控制率相当。Alpert 等回顾分析了可手术治疗的 146 例保乳术后出现 IBTR 的患者,其中有 116 例接受解救性乳房全切术,30 例接受解救性二次保乳手术,两组的生存率并无明显差异(65.7% vs. 58%)。然而更多的研究却给出不一样的结论。Chen 等回顾分析了 747 例保乳术后 IBTR 患者中,568 例接受了解救性乳房全切术(5% 联合放疗),179 例接受了解救性二次保乳手术(21% 联合放疗)。临床病理特别分析显示接受解救性乳房全切术患者更年轻,肿瘤负荷更大。即便如此,5 年的 OS 方面单纯乳房全切术仍优于单纯二次保乳手术(78% vs. 67%)。Salvadori 等的回顾性研究中位随访时间约为 73 个月,解救性二次保乳手术组(57 例))的二次复发率较解救性乳房全切组(134 例)显著增高(19% vs. 4%)。Dalberg 等回顾了 85 例保乳后 IBTR 的患者,其中 65 例接受了解救性乳房全切术,14 例接受解救性二次保乳手术,5 年的随访前者和后者分别有 12% 和 33% 出现了不可控的局部复发。因此,在缺少更高质量的循证医学证据的情况下,目前普遍认为对于保乳手术后 IBTR 患者解救性乳房全切术优于解救性二次保乳手术,这也是当前国际共识的基本推荐。2017 年美国 NCCN 乳腺癌临床实践指南和 2015 年 NCCN 中国版乳腺癌临床实践指南均推荐解救性乳房全切术为保乳后的 IBTR 治疗的一线推荐。欧洲肿瘤医学会(ESMO)复发转移乳腺癌的治疗指南中对于孤立的局部区域复发,建议尽可能完全切除复发病灶,并未提及解救性乳房全切术。此外,意大利的米兰共识会议及德国的 AGO 早期与转移乳腺癌诊断与治疗指南虽然也是相同的推荐,但都提到解救性二次保乳手术在部份患者也是可行的,只是再次复发风险较高。

二、解救性放疗的国际共识

1. 对 IBTR 行解救性二保乳手术后进行的解救性放疗　米兰浸润性乳腺癌治疗共识认为,先前接受过放射治疗的保乳术后 IBTR 的患者不应再次行全乳放射治疗(whole breast irradiation,WBI)。而是否可行加速部分乳腺放疗(accelaterated partial breast irradiation,APBI)目前意见尚不统一。对于术后 2 年内局部复发的患者,由于可能对放疗有耐受,也不考虑行 APBI。

2. 对 IBTR 行解救性乳房全切术后进行的解救性放疗　欧洲肿瘤医学会(ESMO)局部复发乳腺癌治疗指南中提到,如患者之前未接受过放射治疗的,建议行胸壁及区域淋巴结放射治疗;如之前接受过放射治疗的,再次放疗的作用尚未证实,但在权衡利弊、充分考虑患者的无放疗期、放疗后皮肤改变及局部复发风险后可行局部再放射治疗。NCCN 指南则指出对于初始 DCIS 患者在接受全乳切除术后出现的局部复发,可考虑扩大切除后辅以解救性放疗。

然而在评估局部复发时,我们应该考虑到 IBTR 包括 TR 以及 NP 两种情况。两者的鉴别前文已述,已经有大量的临床研究显示 NP 的患者其预后较 TR 的患者好。因此有学者认为应该根据患者复发的类型来决定其治疗策略,但目前并未有专门对比两种复发类型接受不同手术治疗后的研究,因此对于局部治疗的策略选择应综合考虑。

三、解救性系统治疗

早期乳腺癌保乳手术 IBTR 后进行的解救性系统治疗目前研究较少。内分泌治疗策略在早期乳腺癌中的优越表现让人们对其在 IBTR 后的作用同样充满信心。Borner 等报道的 Swiss SAKK 研究,针对 178 例乳房全切术后胸壁复发的 ER 阳性患者(术后未接受 Tamoxifen 治疗),在进行复发灶解救性切除手术后随机分组进入 Tamoxifen 治疗组和安慰剂组。中位随访 76 个月结果显示解救性内分泌治疗显著延长 DFS(Tamoxifen 组为 82 个月,安慰剂组为 26 个月),5 年总生存两组没有统计学差异(Tamoxifen 组为 74%,安慰剂组为 76%)。但是该研究在目前来看价值有限,主要原因有:①纳入的患者并非保乳后的 IBTR;②纳入的患者在复发之前并未接受过 Tamoxifen 治疗,这种情况在当前发生的可能性不大。另一回顾性研究则显示保乳手术后 IBTR 的患者接受解救性内分泌治疗可能可以改善 DFS 和 OS,需要注意的是该研究纳入的 IBTR 患者在复发后并未接受任何形式的外科治疗,且考虑到回顾性研究的各种混杂因素的存在,对于解救性内分泌治疗对 IBTR 的效果目前仍不能给出肯定的答案。我们认为对于复发病灶应当积极检测雌激素受体的情况,雌激素受体阳性则有必要进行解救性内分泌治疗。

解救性化疗方面,一项全球性的随机对照研究(CALOR 试验)给了我们非常有价值的参考。该研究纳入保乳或乳房切除(获得阴性边缘)后出现局限性的局部复发患者,在接受解救性外科治疗后,随机进入化疗组与不化疗组,中位随访 4.9 年后,化疗组与不化疗组的总 DFS 分别为 69% 和 57%,差异具有统计学意义。同样在 5 年的总生存方面化疗组也具有显著的优势(88%*vs.*76%)。化疗的获益更多集中在ER阴性的患者。因此,NCCN指南也推荐对这部分患者予以适当的化疗。

(朱李玲 李顺荣)

参 考 文 献

1. Fisher B, Anderson S, Bryant J, et al. Twenty-year follow-up of a randomized trial comparing total mastectomy, lumpectomy, and lumpectomy plus irradiation for the treatment of invasive breast cancer. N Engl J Med, 2002, 347(16):1233-1241.

2. Fisher B, Jeong JH, Anderson S, et al. Twenty-five-year follow-up of a randomized trial comparing radical mastectomy, total mastectomy, and total mastectomy followed by irradiation. N Engl J Med, 2002, 347(8):567-575.

3. Early Breast Cancer Trialists' Collaborative Group. Favourable and unfavourable effects on long-term survival of radiotherapy for early breast cancer: an overview of the randomised trials. Lancet, 2000, 355(9217):1757-1770.

4. Clarke M, Collins R, Darby S, et al. Effects of radiotherapy and of differences in the extent of surgery for early breast cancer on local recurrence and 15-year survival: an overview of the randomised trials. Lancet, 2005, 366(9503):2087-2106.

5. Hellman S. Karnofsky Memorial Lecture. Natural history of small breast cancers. J Clin Oncol, 1994, 12(10):2229-2234.

6. Fisher B, Anderson SJ. The breast cancer alternative hypothesis: is there evidence to justify replacing it? J Clin Oncol, 2010, 28(3):366-374.

7. Darby S, McGale P, Correa C, et al. Effect of radiotherapy after breast-conserving surgery on 10-year recurrence and 15-year breast cancer death: meta-analysis of individual patient data for 10,801 women in 17 randomised trials. Lancet, 2011, 378(9804):1707-1716.

8. Wapnir IL, Dignam JJ, Fisher B, et al. Long-term outcomes of invasive ipsilateral breast tumor recurrences after lumpectomy in NSABP B-17 and B-24 randomized clinical trials for DCIS. J Natl Cancer Inst, 2011, 103(6):478-488.

9. Fisher ER, Costantino J, Fisher B, et al. Pathologic findings from the National Surgical Adjuvant Breast Project (NSABP) Protocol B-17. Five-year observations concerning lobular carcinoma in situ. Cancer, 1996, 78(7):1403-1416.

10. Wang SY, Shamliyan T, Virnig BA, et al. Tumor characteristics as predictors of local recurrence after treatment of ductal carcinoma in situ: a meta-analysis. Breast Cancer Res Treat, 2011, 127(1):1-14.

11. Silverstein MJ. The University of Southern California/Van Nuys prognostic index for ductal carcinoma in situ of the breast. American Journal of Surgery, 2003, 186(4):337-343.

12. Chen W, Stroom J, Sonke JJ, et al. Impact of negative margin width on local recurrence in breast conserving therapy. Radiother Oncol, 2012, 104(2):148-154.

13. Dunne C, Burke JP, Morrow M, et al. Effect of margin status on local recurrence after breast conservation and radiation therapy for ductal carcinoma in situ. J Clin Oncol, 2009, 27(10):1615-1620.

14. Kerlikowske K, Molinaro AM, Gauthier ML, et al. Biomarker expression and risk of subsequent tumors after initial ductal carcinoma in situ diagnosis. J Natl Cancer Inst, 2010, 102(9):627-637.

15. Solin LJ, Yeh IT, Kurtz J, et al. Ductal carcinoma in situ (intraductal carcinoma) of the breast treated with breast-conserving surgery and definitive irradiation. Correlation of pathologic parameters with outcome of treatment. Cancer, 1993, 71(8):2532-2542.

16. Silverstein MJ. The University of Southern California/Van Nuys prognostic index for ductal carcinoma in situ of the breast. Am J Surg, 2003, 186(4): 337-343.

17. Arvold ND, Taghian AG, Niemierko A, et al. Age, breast cancer subtype approximation, and local recurrence after breast-conserving therapy. J Clin Oncol, 2011, 29(29): 3885-3891.

18. Fisher ER, Anderson S, Redmond C, et al. Ipsilateral breast tumor recurrence and survival following lumpectomy and irradiation: pathological findings from NSABP protocol B-06. Semin Surg Oncol, 1992, 8(3): 161-166.

19. Bartelink H, Horiot JC, Poortmans PM, et al. Impact of a higher radiation dose on local control and survival in breast-conserving therapy of early breast cancer: 10-year results of the randomized boost versus no boost EORTC 22881-10882 trial. J Clin Oncol, 2007, 25(22): 3259-3265.

20. Robson M, Levin D, Federici M, et al. Breast conservation therapy for invasive breast cancer in Ashkenazi women with BRCA gene founder mutations. J Natl Cancer Inst, 1999, 91(24): 2112-2117.

21. Chabner E, Nixon A, Gelman R, et al. Family history and treatment outcome in young women after breast-conserving surgery and radiation therapy for early-stage breast cancer. J Clin Oncol, 1998, 16(6): 2045-2051.

22. Li S, Yu KD, Fan L, et al. Predicting breast cancer recurrence following breast-conserving therapy: a single-institution analysis consisting of 764 Chinese breast cancer cases. Ann Surg Oncol, 2011, 18(9): 2492-2499.

23. Wapnir IL, Anderson SJ, Mamounas EP, et al. Prognosis after ipsilateral breast tumor recurrence and locoregional recurrences in five National Surgical Adjuvant Breast and Bowel Project node-positive adjuvant breast cancer trials. J Clin Oncol, 2006, 24(13): 2028-2037.

24. Veronesi U, Marubini E, Del Vecchio M, et al. Local recurrences and distant metastases after conservative breast cancer treatments: partly independent events. J Natl Cancer Inst, 1995, 87(1): 19-27.

25. Dalberg K, Mattsson A, Rutqvist LE, et al. Breast conserving surgery for invasive breast cancer: risk factors for ipsilateral breast tumor recurrences. Breast Cancer Res Treat, 1997, 43(1): 73-86.

26. Nguyen. Breast cancer subtype approximated by estrogen receptor, progesterone receptor, and HER-2 is associated with local and distant recurrence after breast-conserving therapy (vol 26, pg 2373, 2008). Journal of Clinical Oncology, 2008, 26(18): 3110.

27. Boyages J, Recht A, Connolly JL, et al. Early breast cancer: predictors of breast recurrence for patients treated with conservative surgery and radiation therapy. Radiother Oncol, 1990, 19(1): 29-41.

28. Pinder SE, Ellis IO, Galea M, et al. Pathological prognostic factors in breast cancer. III. Vascular invasion: relationship with recurrence and survival in a large study with long-term follow-up. Histopathology, 1994, 24(1): 41-47.

29. Fisher B, Dignam J, Wolmark N, et al. Lumpectomy and radiation therapy for the treatment of intraductal breast cancer: findings from National Surgical Adjuvant Breast and Bowel Project B-17. J Clin Oncol, 1998, 16(2): 441-452.

30. Veronesi U, Marubini E, Mariani L, et al. Radiotherapy after breast-conserving surgery in small breast carcinoma: long-term results of a randomized trial. Annals of Oncology, 2001, 12(7): 997-1003.

31. Fisher B, Dignam J, Bryant J, et al. Five versus more than five years of tamoxifen therapy for breast cancer patients with negative lymph nodes and estrogen receptor-positive tumors. J Natl Cancer Inst, 1996, 88(21): 1529-1542.

32. Fisher B, Dignam J, Mamounas EP, et al. Sequential methotrexate and fluorouracil for the treatment of node-negative breast cancer patients with estrogen receptor-negative tumors: eight-year results from National Surgical Adjuvant Breast and Bowel Project (NSABP) B-13 and first report of findings from NSABP B-19 comparing methotrexate and fluorouracil with conventional cyclophosphamide, methotrexate, and fluorouracil. J Clin Oncol, 1996, 14(7): 1982-1992.

33. Fisher ER, Sass R, Fisher B, et al. Pathologic findings from the National Surgical Adjuvant Breast Project

(protocol 6). Ⅱ. Relation of local breast recurrence to multicentricity. Cancer, 1986, 57(9): 1717-1724.

34. Li H, Chen K, Su F, et al. Preoperative CA 15-3 levels predict the prognosis of nonmetastatic luminal A breast cancer. J Surg Res, 2014, 189(1): 48-56.

35. Burrell HC, Sibbering DM, Evans AJ, et al. Do mammographic features of locally recurrent breast cancer mimic those of the original tumour? The Breast, 1996, 5(4): 233-236.

36. Yi M, Buchholz TA, Meric-Bernstam F, et al. Classification of ipsilateral breast tumor recurrences after breast conservation therapy can predict patient prognosis and facilitate treatment planning. Ann Surg, 2011, 253(3): 572-579.

37. Haffty BG, Carter D, Flynn SD, et al. Local recurrence versus new primary: clinical analysis of 82 breast relapses and potential applications for genetic fingerprinting. Int J Radiat Oncol Biol Phys, 1993, 27(3): 575-583.

38. Smith TE, Lee D, Turner BC, et al. True recurrence vs. new primary ipsilateral breast tumor relapse: an analysis of clinical and pathologic differences and their implications in natural history, prognoses, and therapeutic management. Int J Radiat Oncol Biol Phys, 2000, 48(5): 1281-1289.

39. Huang E, Buchholz TA, Meric F, et al. Classifying local disease recurrences after breast conservation therapy based on location and histology: new primary tumors have more favorable outcomes than true local disease recurrences. Cancer, 2002, 95(10): 2059-2067.

40. Krauss DJ, Kestin LL, Mitchell C, et al. Changes in temporal patterns of local failure after breast-conserving therapy and their prognostic implications. Int J Radiat Oncol Biol Phys, 2004, 60(3): 731-740.

41. Komoike Y, Akiyama F, Iino Y, et al. Analysis of ipsilateral breast tumor recurrences after breast-conserving treatment based on the classification of true recurrences and new primary tumors. Breast Cancer, 2005, 12(2): 104-111.

42. Kasumi F, Takahashi K, Nishimura S, et al. CIH-Tokyo experience with breast-conserving surgery without radiotherapy: 6.5 year follow-up results of 1462 patients. Breast J, 2006, 12(5): S181-190.

43. Yoshida T, Takei H, Kurosumi M, et al. True recurrences and new primary tumors have different clinical features in invasive breast cancer patients with ipsilateral breast tumor relapse after breast-conserving treatment. Breast J, 2010, 16(2): 127-133.

44. Panet-Raymond V, Truong PT, McDonald RE, et al. True recurrence versus new primary: an analysis of ipsilateral breast tumor recurrences after breast-conserving therapy. Int J Radiat Oncol Biol Phys, 2011, 81(2): 409-417.

45. Anderson SJ, Wapnir I, Dignam JJ, et al. Prognosis after ipsilateral breast tumor recurrence and locoregional recurrences in patients treated by breast-conserving therapy in five National Surgical Adjuvant Breast and Bowel Project protocols of node-negative breast cancer. J Clin Oncol, 2009, 27(15): 2466-2473.

46. van Tienhoven G, Voogd AC, Peterse JL, et al. Prognosis after treatment for loco-regional recurrence after mastectomy or breast conserving therapy in two randomised trials (EORTC 10801 and DBCG-82TM). EORTC Breast Cancer Cooperative Group and the Danish Breast Cancer Cooperative Group. Eur J Cancer, 1999, 35(1): 32-38.

47. Fourquet A, Campana F, Zafrani B, et al. Prognostic factors of breast recurrence in the conservative management of early breast cancer: a 25-year follow-up. Int J Radiat Oncol Biol Phys, 1989, 17(4): 719-725.

48. Fowble B, Solin LJ, Schultz DJ, et al. Breast recurrence following conservative surgery and radiation: patterns of failure, prognosis, and pathologic findings from mastectomy specimens with implications for treatment. Int J Radiat Oncol Biol Phys, 1990, 19(4): 833-842.

49. Haffty BG, Fischer D, Rose M, et al. Prognostic factors for local recurrence in the conservatively treated breast cancer patient: a cautious interpretation of the data. J Clin Oncol, 1991, 9(6): 997-1003.

50. Cajucom CC, Tsangaris TN, Nemoto T, et al. Results of salvage mastectomy for local recurrence after breast-

conserving surgery without radiation therapy. Cancer,1993,71(5):1774-1779.

51. Kemperman H,Borger J,Hart A,et al. Prognostic factors for survival after breast conserving therapy for stage I and II breast cancer. The role of local recurrence. Eur J Cancer,1995,31A(5):690-698.

52. Kurtz JM,Amalric R,Brandone H,et al. Local recurrence after breast-conserving surgery and radiotherapy. Frequency,time course,and prognosis. Cancer,1989,63(10):1912-1917.

53. Stotter AT,McNeese M D,Ames FC,et al. Predicting the rate and extent of locoregional failure after breast conservation therapy for early breast cancer. Cancer,1989,64(11):2217-2225.

54. van Dongen JA,Bartelink H,Peterse JL. [Local recurrence following breast-conserving therapy in breast carcinoma]. Ned Tijdschr Geneeskd,1989,133(52):2595-2598.

55. Voogd AC,van Tienhoven G,Peterse HL,et al. Local recurrence after breast conservation therapy for early stage breast carcinoma:detection,treatment,and outcome in 266 patients. Dutch Study Group on Local Recurrence after Breast Conservation(BORST). Cancer,1999,85(2):437-446.

56. Alpert TE,Kuerer HM,Arthur DW,et al. Ipsilateral breast tumor recurrence after breast conservation therapy: outcomes of salvage mastectomy vs. salvage breast-conserving surgery and prognostic factors for salvage breast preservation. Int J Radiat Oncol Biol Phys,2005,63(3):845-851.

57. Wahl AO,Rademaker A,Kiel KD,et al. Multi-institutional review of repeat irradiation of chest wall and breast for recurrent breast cancer. Int J Radiat Oncol Biol Phys,2008,70(2):477-484.

58. Hannoun-Levi JM,Raoust I. In regard to Wahl et al. (Int J Radiat Oncol Biol Phys 2008;70:477-484). Int J Radiat Oncol Biol Phys,2008. 71(5):1603-1604; author reply 1604.

59. Muller AC,Eckert F,Heinrich V,et al. Re-surgery and chest wall re-irradiation for recurrent breast cancer:a second curative approach. BMC Cancer,2011,11(11):197.

60. Kurtz JM,Jacquemier J,Amalric R,et al. Is breast conservation after local recurrence feasible? Eur J Cancer, 1991,27(3):240-244.

61. Hannoun-Levi JM,Houvenaeghel G,Ellis S,et al. Partial breast irradiation as second conservative treatment for local breast cancer recurrence. Int J Radiat Oncol Biol Phys,2004,60(5):1385-1392.

62. Hannoun-Levi JM,Resch A,Gal J,et al. Accelerated partial breast irradiation with interstitial brachytherapy as second conservative treatment for ipsilateral breast tumour recurrence:Multicentric study of the GEC-ESTRO Breast Cancer Working Group. Radiother Oncol,2013,108(2):226-231.

63. Salvadori B,Marubini E,Miceli R,et al. Reoperation for locally recurrent breast cancer in patients previously treated with conservative surgery. Br J Surg,1999,86(1):84-87.

64. Dalberg K,Mattsson A,Sandelin K,et al. Outcome of treatment for ipsilateral breast tumor recurrence in early-stage breast cancer. Breast Cancer Res Treat,1998,49(1):69-78.

65. Cardoso F,Castiglione M. Locally recurrent or metastatic breast cancer:ESMO clinical recommendations for diagnosis,treatment and follow-up. Annals of Oncology,2009,20(4):15-18.

66. Schwartz GF,Veronesi U,Clough KB,et al. Proceedings of the Consensus Conference on Breast Conservation, April 28 to May 1,2005,Milan,Italy. Cancer,2006,107(2):242-250.

67. Thomssen C,Harbeck N. Update 2010 of the German AGO recommendations for the diagnosis and treatment of early and metastatic breast cancer - chapter B:prevention,early detection,lifestyle,premalignant lesions,DCIS, recurrent and metastatic breast cancer. Breast Care(Basel),2010,5(5):345-351.

68. Borner M,Bacchi M,Goldhirsch A,et al. First isolated locoregional recurrence following mastectomy for breast cancer:results of a phase Ⅲmulticenter study comparing systemic treatment with observation after excision and radiation. Swiss Group for Clinical Cancer Research. J Clin Oncol,1994,12(10):2071-2077.

69. Aebi S,Gelber S,Anderson SJ,et al. Chemotherapy for isolated locoregional recurrence of breast cancer (CALOR):a randomised trial. Lancet Oncol,2014,15(2):156-163.

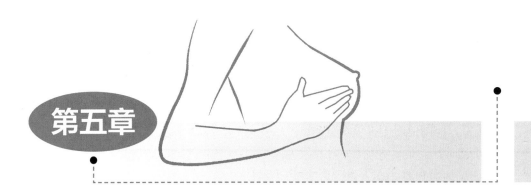

第五章

新辅助治疗后的保乳手术问题

第一节 新辅助化疗降期后的保乳问题

乳腺癌新辅助化疗（或新辅助内分泌治疗）是指乳腺癌患者在手术等局部治疗前，首先进行系统化疗（或内分泌治疗），而后再行局部治疗。目前大量高级别循证医学证据证实，新辅助化疗与辅助化疗具备相似疗效。同时，新辅助治疗还具有以下的优势：①通过对肿瘤降期，使不可手术的乳腺癌转变为可手术的乳腺癌；②提高可手术乳腺癌的保乳成功率；③化疗后是否达到病理完全缓解（pCR）是患者重要的预后预测指标；④提供一个良好的体内药敏试验模型。已有多个经典的临床研究证实了新辅助治疗在乳腺癌治疗尤其是保乳手术中的应用价值。UK Trial 是最早的新辅助化疗临床研究，其结果提示新辅助化疗组同侧乳腺内复发（IBTR）率为 1%，术后辅助化疗组 IBTR 率为 2%，两者结果相似。另两项大型的新辅助化疗随机研究 NSABP B-18 及 B-27 最新随访结果提示：新辅助化疗组无病生存（DFS）率和总生存（OS）率与术后化疗组相比无统计学差异，并且达到 pCR 的患者 DFS 明显高于其他患者。因此新辅助化疗在乳腺癌治疗中是安全可行的。更值得关注的是，这些临床研究的结果提示新辅助治疗能显著提高保乳手术率。由此可见，新辅助治疗不仅可使部分不可手术的患者重新获得手术的机会，而且能使不能行保乳手术的患者获得保乳的机会。

目前，有多种可供选择的乳腺癌新辅助化疗方案，2017 年乳腺癌 St. Gallen 共识建议乳腺癌新辅助一线化疗宜选择以蒽环类联合紫杉类加或不加铂类和烷化剂的方案。中国 2015 年乳腺癌诊治指南指出乳腺癌新辅助化疗方案常用的是含蒽环类和紫杉类的联合化疗方案。另外，新辅助化疗方案的选择还要依据乳腺癌患者的分子分型，对于 HER2 阳性的乳腺癌患者宜选用包含赫塞汀的治疗方案，而对于三阴性乳腺癌应用含铂类的方案效果可能会更好。

在新辅助治疗实施前，临床医师和乳腺癌患者关注的还是以下问题：新辅助治疗过程中，怎样进行疗效监测？有哪些监测手段？要监测哪些指标？何时进行监测？如何选择适合保乳手术的患者？事实上，新辅助化疗疗效的精确评估对决定患者是否适合保乳手术具有至关重要的作用。目前临床上对乳腺癌新辅助治疗的疗效评估主要包括临床和组织病理学评估。临床评估是依据临床触诊及各种影像学方法测量肿瘤大小及腋窝淋巴结大小。其中影像学方法主要有乳腺彩超(图 5-1)、乳腺钼靶(图 5-2)及乳腺磁共振检查(MRI)(图 5-3)，部分临床医生也推荐对比增强 CT(CE-CT)或 PET-CT 检查。这些检查从不同角度对新辅助治疗前后的肿瘤进行测量及评估其变化，各具优势。组织病理学是评估肿瘤的金标准，尤其在判断肿瘤是否达到 pCR 方面。此外，肿瘤分子标志物的检测可从基因分子水平评估肿瘤变化，也可作为新辅助治疗疗效的生物学评估指标。通过各种评估手段，能够精确评价新辅助治疗的反应性，从而有助于选择后续治疗方法，尤其是选择适合保乳手术的患者以及制定最佳手术方案。

　　乳腺彩超是乳腺科最常用的诊疗手段，也是评价乳腺癌新辅助治疗效果的重要工具之一。一般选择肿瘤和淋巴结长径作为评价指标，并且每次测量由同一位超声检查医师采用相同的超声成像条件进行。在第一次新辅助治疗前测量获得基线资料，而后在每次治疗前及手术前都要进行测量。普通乳腺彩超评价新辅助治疗后残留肿瘤大小的精确度约在 60%左右，而三维乳腺超声对于新辅助治疗后 pCR 的评价灵敏度和特异度分别为 61% 和 77%。

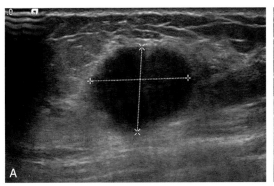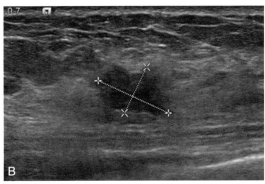

图 5-1　B 超测量肿物大小(中山大学孙逸仙纪念医院乳腺中心供图)
A. 化疗前肿物；B. 化疗后肿物

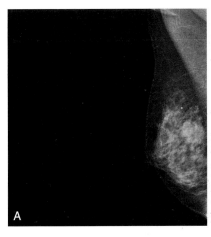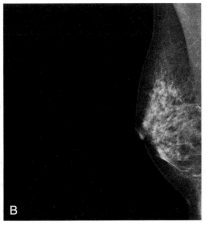

图 5-2　X 线照片测量肿物大小(中山大学孙逸仙纪念医院乳腺中心供图)
A. 化疗前患侧乳房 MLO 位钼靶；B. 化疗后患侧乳房 MLO 位钼靶

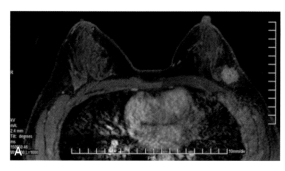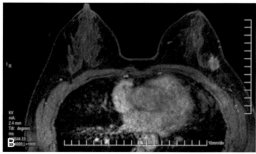

图 5-3   乳腺磁共振检查(MRI)测量肿物大小(中山大学孙逸仙纪念医院乳腺中心供图)
A. 化疗前 MRI;B. 化疗后 MRI

乳腺钼靶是乳腺癌筛查的重要影像学检查方法,其操作简便,费用低廉且诊断正确性高。目前一般建议第一次新辅助治疗前和术前均要利用钼靶进行疗效评价。然而,对于致密型腺体及多中心病灶,乳腺钼靶有其一定的局限性,并且钼靶对于评价乳腺癌新辅助化疗的患者是否达到 pCR 并不准确。

乳腺 MRI 是一种评价乳腺癌新辅助治疗疗效较新的方法,它与传统彩超和钼靶相比,具有如下优势:①对于致密型乳腺的浸润性肿瘤具有较高的敏感度,且对于新辅助化疗的反应性评价,其效果优于乳腺钼靶;②可较好区分残留的乳腺组织与化疗后引起的纤维组织增生或者坏死;③由于其对于多灶性和多中心性乳腺癌的诊断敏感性最高,有助于外科医生选择新辅助治疗后适合进行保乳手术的患者;④MRI 能准确识别乳腺癌新辅助化疗后原发肿瘤病灶的变化模式,即区分向心性缩小和马赛克样缩小,这点对保乳手术边缘的确定非常重要。最新的 NCCN 指南及中国抗癌协会乳腺癌诊治指南均推荐有条件的患者在第一次新辅助治疗前和术前利用乳腺 MRI 进行疗效评价。但是 MRI 也有不足之处,其对于乳腺导管原位癌(DCIS)不够敏感,因此其可能低估新辅助治疗后残留的原位癌病灶;并且有多个研究提示对于未达到 pCR、仅达到临床部分缓解的患者,MRI 不能精确评估残留肿瘤的真实大小。此外,MRI 有敏感性高但特异性低的特点,这可能导致对乳腺恶性病灶的过度判定,故在评价新辅助疗效时也要留意。

对比增强 CT 即 CE-CT,对于评价乳腺癌新辅助治疗效果也有较高的敏感性和特异性。与乳腺 MRI 相似,CE-CT 也能准确地区分乳腺肿瘤新辅助化疗后的向心性缩小和马赛克样缩小,并且 CE-CT 的费用比 MRI 低廉,其成本效益更高。

另外,PET-CT 也能准确评价化疗反应性,并且可以较好地评价新辅助治疗前后局部区域淋巴结状态。但其对于 pCR 的评价精确性仍存在争议。目前 PET-CT 费用较高,在我国仍然未进入医疗保险报销范畴,其实际应用不广泛。

相比影像学手段,组织病理学检测对于评价新辅助治疗疗效更为准确,组织病理学检测主要包括术前穿刺病理检测和术后病理检测。常见的穿刺活检方法包括细针穿刺和粗针穿刺。细针穿刺活检取得的组织标本量很少,不能很好地鉴别浸润性病灶和非浸润性病灶,并且很难进一步完成免疫组化及原位杂交的检测,因此不推荐该种活检方法。新辅助治疗患者的活检目前多推荐粗针穿刺活检,其效果肯定且方便、经济。对于穿刺活检的时机目前尚无定论,目前多推荐治疗前及两程新辅助化疗后进行,有甚者更推荐新辅助治疗前及化疗

14天(两周)后就进行活检。密切的病理学跟踪可实时观察肿瘤的各项生物学指标变化,有助于更好地监测肿瘤对治疗的反应性。

　　临床乳腺外科医生非常关注新辅助治疗降期后,保乳手术的指征是否与未经新辅助治疗的早期乳腺癌的保乳指征一致。针对该问题,美国的2017年NCCN指南及中国抗癌协会2015年乳腺癌诊治指南均指出,新辅助治疗降期后保乳手术的指征与未经新辅助治疗的早期乳腺癌保乳指征一致。

(朱李玲　李顺荣　刘洁琼)

第二节　新辅助化疗的保乳手术方法

一、新辅助化疗前原发肿物标记技术

　　新辅助化疗可以使肿瘤降期,让不可手术的乳腺癌患者获得手术的机会,使不能保乳的患者获得保乳的机会。对于接受新辅助化疗的患者,尤其是化疗后临床完全缓解(clinical complete response,cCR)的患者,原发肿物的定位是外科医生在新辅助化疗前必须考虑的重要问题。2003年的新辅助化疗的共识会中建议应予以肿物标记。对于原发肿物的定位方法,目前较常见的有肿物标记法(金属夹和碳标记)和体表标记法(纹身法、坐标法和描绘法)。

(一)肿物标记法

　　1. 金属夹法　　金属夹法最早见于1999年的报道,目前应用较为广泛。具体是指在B超引导下,采用针套与钝头钢针将金属夹推送到待标记肿物内部或边缘。在完成金属夹置入后需进行B超或钼靶复查以确保金属夹的位置正确。化疗结束后,可根据金属夹位置,辅以B超引导下导丝定位,以提高术者对原发肿物定位的准确性。保乳手术中,需要按照触诊范围完整切除肿物。对于新辅助治疗后影像学评估达到临床完全缓解的患者,化疗前所置入的金属夹是唯一残留的影像学证据。有研究显示金属夹法的使用可以带来预后的获益:在对比MD Anderson肿瘤中心410例新辅助化疗患者的数据后,未放置金属夹的患者保乳后的局部复发率高于放置金属夹患者,并且也使得MD Anderson的新辅助化疗的保乳率提高了20%。但是值得注意的是,该法可能会出现金属夹移位的情况。此外,国内现有的金属夹大小约为4mm,置入后在实际的手术过程中寻找不易,常需要术中X线片摄像系统协助以确保切中金属定位夹所在的部位。

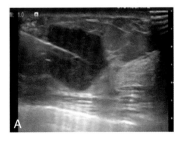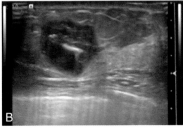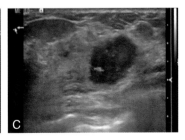

图 5-4　金属夹标记新辅助化疗前肿物(中山大学孙逸仙纪念医院乳腺中心供图)
A. 穿刺置入过程截图;B. 为金属夹置入即刻图像;C. 金属夹置入一段时间后图像

2. 碳标记法   Svane 在 1983 年第一次描述使用液态碳在立体定位下标记不可触及肿物。Bonhomme 团队于 1999 年率先开始在接受新辅助化疗的乳腺癌患者中使用碳标记肿瘤。使用方法是将 0.5~2ml 的 4%~10% 的液态活性碳用 22-Gauge 的针注射到肿瘤内部,并对新辅助化疗前肿瘤的位置进行描述,拍摄照片进行记录。完成化疗后进行手术时,对于仍有可触及肿物的患者,要求保证肿物的完整切除,不需要在术中切开肿物寻找液体碳标记物;而对于临床完全缓解的患者,需要根据化疗前的标记位置进行区段切除术,并要求完整切除含有液态碳的组织。如果没有发现标记液态碳,则需要根据化疗前肿物所在象限行象限切除术;如果切除标本完全未见液态碳,则可能需要乳房切除手术。液态碳跟其他染料如甲苯胺蓝(toluidine blue)、甲基蓝(methylene blue)或者吲哚菁绿(indocyanine green)相比,弥散和吸收速度较慢,在 6 个月后仍肉眼可见,因此液态碳是可靠的肿瘤位置标记物。

(二) 体表定位法

1. 纹身法   纹身法是一种简便直观的方法,可以清楚地显示患者在接受化疗前的肿物大小及位置。操作如下:①新辅助化疗前,患者取手术体位,于体表将肿物触诊边界用标记笔标记;②在患者皮肤上同时画出预行手术切口;③标记肿瘤位置的体表投影和记录切口位置,做 3~4 个小的标记;④手术前将所有的数据还原,在患者皮肤上重新描画原来的肿物位置和预定的切口形状,以指导手术切除。

Espinosa-Bravo 等曾对比了金属夹法与纹身法在新辅助化疗后保乳手术中的应用价值,结果提示纹身法比金属夹法切除的肿物体积大,但这两组患者的边缘阳性率无差别。

2. 坐标定位法   我中心早期对新辅助化疗肿物定位也予以了定量描述——对每个肿物大小以坐标的方式进行记录。方法为:①以乳头为原点,建立平面直角坐标系;②两乳头连线为 X 轴,过乳头垂直于 X 轴作 Y 轴;③于体表描绘肿物的位置及大小,取最长径的中点为肿物的中心,以最长径的半径(r)作一个圆;④测量肿物中点坐标(即 x,y)以建立以乳头为原点、带有三个参数(x,y,r)的直角坐标系。术前于患者的体表用画线笔还原化疗前的直角坐标系,重新勾画肿物位置(图 5-5)。

3. 肿物描绘法   本中心早期采用坐标定位法确定肿物位置,但因其操作较复杂,遂改良为肿物描绘法。具体方式如下:先在体表勾画肿物范围,可以在 B 超辅助下确定肿物边界;取 A4 纸一张,中心打孔为乳头位置;将 A4 纸穿过乳头,覆盖在乳房表面,按照皮肤划痕将肿物描绘于 A4 纸上;完成后标记腋窝方向、肿

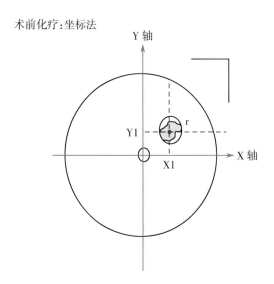

术前化疗:坐标法

图 5-5   术前化疗坐标法

注:以乳头为中线,建立直角坐标系,确定肿物中点坐标(X1,Y1),以肿物的 1/2 最大径为半径(r)画圆以确定肿物范围。肿物则标记为(X1,Y1,r)

物大小、患者个人信息,归档保存。完成新辅助化疗后,将图纸重新覆盖于患者乳房上,按照笔迹描绘肿物范围,同时辅以 B 超定位残留肿物。目前我中心的新辅助化疗患者均采用此定位方法(图 5-6)。

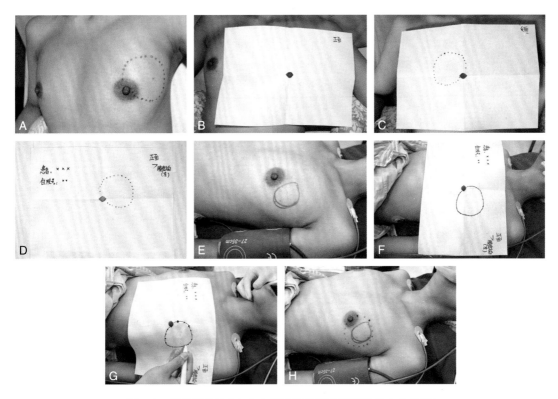

图 5-6　肿物描绘法（中山大学孙逸仙纪念医院乳腺中心供图）

A. 新辅助化疗前,患者仰卧位下用油性标记笔标记肿物大小范围;B. 取 A4 纸,双向对折后取其中心点为乳头所在位置;C. 将 A4 纸按压在体表处,油性标记可印在 A4 纸张的背面;D. 在 A4 纸的正面标记出肿物大小范围,并记录患者相关信息,注意记录左侧 / 右侧信息;E. 新辅助化疗结束,患者仰卧位准备接受手术。于体表标记化疗后肿物的实际大小范围;F. 取出之前的 A4 纸,以乳头为定位点,将 A4 纸放置于患者手术部位;G. 按 A4 纸上肿物的大小范围,标记出肿物化疗前的大小;H. 标记完成,虚线为化疗前肿物的(触诊)大小,实线为化疗后肿物的大小

二、新辅助化疗后手术技巧及肿物切除范围

患者的选择对新辅助治疗后能否取得保乳手术的成功至关重要。残留肿物占据乳房的比例过大、多中心性病灶、持续性的皮肤水肿、术后不愿意放疗及炎性乳腺癌(inflammatory breast cancer,IBC)等问题都是新辅助化疗后保乳手术的禁忌证。而适应证则基本与常规治疗的患者类似。

(一) 治疗前

为了取得新辅助治疗后保乳手术的成功,化疗前充分掌握乳腺肿物的特征是非常必要的。双侧乳腺钼靶、乳腺、腋窝、锁骨上下淋巴结彩超都是必须完成的检查。乳腺 MRI 检查也推荐进行,它可以更为准确地评估肿瘤范围及后续治疗疗效。同时化疗前必须明确是否有多中心性乳腺癌或者双侧乳腺癌。

(二) 治疗中

新辅助治疗过程中需密切评估疗效,以确保肿瘤在治疗过程中没有进展。通常结合临床查体和影像学评价。如有以下几种情况,需要在治疗前或治疗过程中及时放置肿物标记物：①原发肿物≤2cm；②原发肿物在治疗两周期后缩小到 2cm 以内；③原发肿物在第一周期治疗后缩小≥50%。对于多灶性肿物，在治疗开始前就应该分别放置标记物。

(三) 术前准备与手术技巧

完成新辅助治疗后，手术前肿物范围的确定非常重要。手术目的是切除所有的残余肿瘤，如果化疗后评估仍有一定体积的残余肿瘤，则可以按照常规的保乳手术进行。若肿物伴有细小钙化或为多灶性肿瘤，则需予导丝定位，完整切除病变直至获得阴性边缘。

新辅助治疗后，若肿物达到 pCR，关于肿物切除范围有两种不同的观点。《Kuerer's 外科学》认为，pCR 的患者可以术前标记物为中心，切取边缘宽为 1cm 的乳腺组织予以送检，只要保证阴性边缘，无需按照原肿物范围切除。我中心对于新辅助治疗达到临床完全缓解的患者处理方法分为两种情况：①若乳腺超声或术中探查发现可疑病灶，则切除该病灶并获得阴性边缘；②若未发现可疑病灶，则以原体表定位的中心点为原点将直径为 2cm 的乳腺组织切除并获得阴性边缘，可称之为"打井法"。

也有观点认为，肿物变软是因为经治疗后出现部分坏死所致，这些残留的肿瘤细胞可能是散发存在或是死亡不完全甚至耐药的，因此外科切除时需要将原发肿物所累及的范围全部切除。Veronesi 和 Lannin 等学者均提出过类似观点，并且不认为这样做会失去新辅助化疗的优势，因为如不进行新辅助化疗，直接切除原发肿物，必须切除至少 1cm 的包绕正常组织，这样所切除的组织的直径增加会使切除体积指数级增大（表 5-1）；新辅助化疗后即便按原发肿物的体积范围进行手术切除（无须外开 1cm 正常组织），相对化疗前肿物手术切除的体积仍可显著减少。此外，新辅助化疗可以提高边缘阴性率，评估药敏性等优势仍然得以保留。

表 5-1   直径与体积的关系

直径（cm）	肿瘤体积（cm³）	包裹 1 厘米边缘（cm³）
3cm	14	65
4cm	34	113
5cm	65	180

既然如此，我们应当如何正确看待新辅助治疗后的手术切除范围的选择呢？事实上，这涉及肿瘤在治疗后发生坏死、缩小甚至达到 pCR 时局部的肿瘤负荷究竟发生了多少变化的问题。著名的乳腺外科学专家 Monica Morrow 曾提到，对于新辅助化疗后的肿瘤生物学特性是否发生变化，我们其实并不清楚，特别是对于达到 pCR 的患者。因为我们无法通过现有的检测技术确定残留的微小病灶的活性，如果残余的肿瘤细胞是具有更强的耐药性的"肿瘤干细胞"或者发生了上皮间质转换（EMT）的具有更强转移特性的细胞，并且这些细胞不能被术后的辅助治疗所控制，那么外科切除范围需按治疗前的进行。反之，如果并非如此或者术后的辅助治疗完全有能力控制残余的肿瘤负荷，则可以按肿瘤缩小后的范围进行切除。目前的肿瘤生物学研究并没有完全描绘清楚肿瘤在化疗后的负荷变化情况，也没有前瞻性的临床研究回答化疗后的残余肿瘤负荷是否可以被辅助治疗所控制，因此，关于最佳切除范围的选择仍没有最终的答案。值得注意的是，Boughey 等回顾了一项前瞻性新辅助化疗研究，对比了 T1~T3、N0~N2 期的接受新辅助化疗的患者与先接受手术治疗的患者的术中切除范

围,发现接受新辅助化疗的患者术中切除范围明显小于未接受新辅助化疗的患者,并且经过 33 个月的随访并未发现两组患者同侧乳房内复发率有差异。故可认为经过筛选后适合新辅助化疗的患者经过化疗后可缩小手术切除范围,保留更多的乳腺组织,并且获得更好的美容效果。

和传统的保乳手术一样,新辅助化疗的患者保乳手术需要达到切缘阴性。然而,在新辅助化疗的保乳手术患者中,如果出现边缘阳性,术中再切至阴性,其预后是否等同于初始边缘阴性的患者呢? 我中心回顾性研究的数据显示,前者的复发率更高。因此,保乳手术中,初始切缘阳性的患者,是否意味着其具有广泛散在的病灶不适宜保乳,这个问题目前仍在研究当中。

(胡婷婷　贾卫娟)

第三节　局部晚期乳癌新辅助化疗后的保乳

局部晚期乳腺癌(locally advanced breast cancer,LABC)是浸润性乳腺癌的一个亚型,它是指临床和影像学初步评估显示疾病临床进展、但病灶仍局限于乳腺和区域淋巴结内的乳腺癌。NCCN 推荐使用 AJCC 系统进行临床分期,根据该系统将Ⅲ期乳癌归为 LABC。炎性乳腺癌(IBC)由于其独特的临床特征和较差的预后也被归于 LABC。

LABC 可以分为可手术的 LABC 和不可手术的 LABC。对于可手术的 LABC 可以选择传统的根治术或保乳手术,尤其是对于有强烈保乳期望的患者可以在新辅助治疗后再进行保乳手术。对于不可以手术的 LABC,可根据新辅助治疗后的肿瘤缓解情况,再选择进行保乳手术或者根治术。然而与早期乳腺癌不同,LABC 行保乳手术是一个艰难的过程。首先,接受新辅助治疗并获得临床缓解的患者,其原发肿瘤的准确定位是外科手术面临的关键问题,这个问题可以通过前一节中提到的定位方法解决。其次,病理研究显示对于蜂窝状癌和多灶性癌,新辅助化疗后仍有成群的有活力的肿瘤细胞残留在残存癌灶中心稍远的区域。前述新辅助化疗后患者的肿瘤缩小是以同心圆或者马赛克状的方式缩小,具体以哪种方式缩小不可预知。目前尚没有一种可以明确实际外科手术边缘的显像模式,因此,如何确定新辅助治疗后的 LABC 的保乳手术切除范围仍是一个难题。越来越多的证据证明,许多Ⅲ期乳腺癌患者接受新辅助治疗后可重新获得保乳机会。关于 LABC 保乳的研究比较少,因此 LABC 患者的保乳治疗应该谨慎。

LABC 保乳术后的效果也存在争议。在美国 NSABP B-18 试验中,新辅助化疗使 22% 的 T3 期肿瘤降期,获得保乳手术的机会。然而经过 9 年的随访,新辅助化疗组中最初认为不适合保乳而化疗后接受保乳的患者与初始可以保乳的患者相比,前者 IBTR 明显升高 (15.9%vs.9.9%,P=0.04)。OS 方面,EORTC-10902 试验中有 23% 患者因化疗降期而适宜保乳,与化疗前就适宜保乳的患者相比 OS 显著偏低。遗憾的是这两个试验均未比较新辅助化疗后接受保乳术的病例与接受乳房切除术者的疗效。Kuerer 等观察了 372 例行新辅助化疗的 LABC 患者,发现保乳手术组与乳房切除组相比,前者有显著较好的 5 年 DFS 和 OS (73%vs.57%,82%vs.66%,P<0.01)。然而手术的选择并非随机,存在选择偏倚。Merajver 等对 89 例 LABC 患者进行新辅助化疗,对达到 pCR 的患者进行乳腺放疗;对未达 pCR 的患者进行乳腺切除手术 + 术后放疗。两组患者 5 年的局部复发率分别为 82% 和 78%,提示对于化

疗反应好的患者,保留乳房的患者可获得满意疗效。还有其他类似的研究也观察到类似结果。即便如此,目前对于 LABC 在新辅助化疗后进行保乳手术的安全性仍存在争议,尤其在缺少大样本的多中心随机研究的前提下,因此 LABC 经新辅助化疗后行保乳手术应当慎重。对于合适的病例,后续的激素治疗和靶向治疗仍是不可缺少的多学科治疗的一部分。

　　IBC 是特殊类型的 LABC,其临床特点是病情发展极为迅速,一般为数周至数月,不会超过数年,至少有 1/3 一的皮肤受累变为红色甚至紫色,皮肤变厚成为橘皮样变,可伴有酒窝征、皮温升高,而且在硬化皮肤的边缘可触及隆起。IBC 还有其他的特征,包括散在的红斑、胸壁小结节、乳房疼痛和瘀斑;50% 的患者不能触及明显肿块;对受累皮肤进行活检,其病理特征是皮下淋巴管内见到聚集成串的肿瘤细胞,这一特点对于诊断 IBC 非常有帮助。符合以下情况 IBC 的诊断立即成立:查体显示皮肤特征性改变且疾病进展迅速(几周到几个月,不超过 1 年),乳腺或者受累的皮肤活检显示为乳腺癌,且几乎都为浸润性导管癌。几乎所有的 IBC 患者均出现淋巴结转移,体格检查时可触及融合的腋窝淋巴结。出现炎性乳腺癌特征性病变则肿瘤分期为 T4d,属于Ⅲb 期。

　　IBC 倾向于迅速发生远处转移,明显的远处转移是决定 IBC 患者预后的主要因素。局部治疗如手术和放疗已经证实不能提高患者长期生存率。此外,考虑到 IBC 存在广泛皮肤浸润的风险,不建议对 IBC 患者进行保乳手术。乳房全切术应当是标准的外科治疗。在手术之前,推荐先行新辅助化疗进行降期。有观点认为 IBC 在被诊断时已呈现全身微转移。因此,IBC 的新辅助化疗有两个不同却又相关的目的:全身微小转移灶的控制和乳房与腋窝疾病的降期。不同研究组研究乳房切除术治疗 IBC 的局部控制率和 OS,得到了不同的结果。Fields 及其同事报道了 107 例非转移性 IBC 患者分别接受单独放疗、手术和化疗、化疗 + 放疗联合治疗、放疗 + 手术 + 化疗三联治疗,平均随访 30 个月,接受三联并达到化疗要求剂量的患者,5 年生存率和 OS(分别为 37% 和 48%)明显高于其他组。Perez 及其同事发现放化疗如果联合乳房切除术可以明显减少局部复发,提高 DFS(6% vs. 40%)和 OS(16% vs. 38%)。MD Anderson 中心的数据显示,178 例 IBC 患者在以阿霉素为基础的化疗和放疗后进行乳房切除术改善了局部复发,由 36% 降为 16%。因此,我中心推荐 IBC 患者予行新辅助化疗后,进行全乳切除术联合术后放疗,其他系统性治疗选择参考常规乳腺癌。

(胡婷婷　陈凯)

参 考 文 献

1. Powles TJ,Hickish TF,Makris A,et al. Randomized trial of chemoendocrine therapy started before or after surgery for treatment of primary breast cancer. J Clin Oncol,1995,13(3):547-552.

2. Rastogi P,Anderson SJ,Bear HD,et al. Preoperative chemotherapy:updates of National Surgical Adjuvant Breast and Bowel Project Protocols B-18 and B-27. J Clin Oncol,2008,26(5):778-785.

3. Esserman L,Kaplan E,Partridge S,et al. MRI phenotype is associated with response to doxorubicin and cyclophosphamide neoadjuvant chemotherapy in stage Ⅲ breast cancer. Ann Surg Oncol,2001,8(6):549-559.

4. Esserman L,Hylton N,Yassa L,et al. Utility of magnetic resonance imaging in the management of breast cancer: evidence for improved preoperative staging. J Clin Oncol,1999,17(1):110-119.

5. Nakamura S,Kenjo H,Nishio T,et al. Efficacy of 3D-MR mammography for breast conserving surgery after neoadjuvant chemotherapy. Breast Cancer,2002,9(1):15-19.

6. Oh J L, Nguyen G, Whitman GJ, et al. Placement of radiopaque clips for tumor localization in patients undergoing neoadjuvant chemotherapy and breast conservation therapy. Cancer, 2007, 110(11):2420-2427.

7. Espinosa-Bravo M, Sao Aviles A, Esgueva A, et al. Breast conservative surgery after neoadjuvant chemotherapy in breast cancer patients:comparison of two tumor localization methods. Eur J Surg Oncol, 2011, 37(12):1038-1043.

8. 贾海霞,苏逢锡,郭巨江,等. 乳腺癌新辅助化疗的坐标法定位. 中华普通外科杂志,2006,21(3):225-225.

9. Henry M. Kuerer's Breast Surgical Oncology. McGraw-Hill Medical, 2010.

10. Boughey JC, Peintinger F, Meric-Bernstam F, et al. Impact of preoperative versus postoperative chemotherapy on the extent and number of surgical procedures in patients treated in randomized clinical trials for breast cancer. Ann Surg, 2006, 244(3):464-470.

11. Chen K, Jia W, Li S, et al. Cavity margin status is an independent risk factor for local-regional recurrence in breast cancer patients treated with neoadjuvant chemotherapy before breast-conserving surgery. Am Surg, 2011, 77(12):1700-1706.

12. van der Hage JA, van de Velde CJ, Julien JP, et al. Preoperative chemotherapy in primary operable breast cancer:results from the European Organization for Research and Treatment of Cancer trial 10902. J Clin Oncol, 2001, 19(22):4224-4237.

13. Carlson RW, Favret AM. Multidisciplinary Management of Locally Advanced Breast Cancer. Breast J, 1999, 5(5):303-307.

14. Touboul E, Lefranc JP, Blondon J, et al. Multidisciplinary treatment approach to locally advanced non-inflammatory breast cancer using chemotherapy and radiotherapy with or without surgery. Radiother Oncol, 1992, 25(3):167-175.

15. Rubens RD, Sexton S, Tong D, et al. Combined chemotherapy and radiotherapy for locally advanced breast cancer. Eur J Cancer, 1980, 16(3):351-356.

16. De Lena M, Zucali R, Viganotti G, et al. Combined chemotherapy-radiotherapy approach in locally advanced (T3b-T4) breast cancer. Cancer Chemother Pharmacol, 1978, 1(1):53-59.

17. Fisher B, Brown A, Mamounas E, et al. Effect of preoperative chemotherapy on local-regional disease in women with operable breast cancer:findings from National Surgical Adjuvant Breast and Bowel Project B-18. J Clin Oncol, 1997, 15(7):2483-2493.

18. Kuerer HM, Newman LA, Smith TL, et al. Clinical course of breast cancer patients with complete pathologic primary tumor and axillary lymph node response to doxorubicin-based neoadjuvant chemotherapy. J Clin Oncol, 1999, 17(2):460-469.

19. Merajver SD, Weber BL, Cody R, et al. Breast conservation and prolonged chemotherapy for locally advanced breast cancer:the University of Michigan experience. J Clin Oncol, 1997, 15(8):2873-2881.

20. Aggarwal V, Agarwal G, Lal P, et al. Feasibility study of safe breast conservation in large and locally advanced cancers with use of radiopaque markers to mark pre-neoadjuvant chemotherapy tumor margins. World J Surg, 2008, 32(12):2562-2569.

21. Perez CA, Fields JN, Fracasso PM, et al. Management of locally advanced carcinoma of the breast. II. Inflammatory carcinoma. Cancer, 1994, 74(Sl):466-476.

22. Fleming RY, Asmar L, Buzdar AU, et al. Effectiveness of mastectomy by response to induction chemotherapy for control in inflammatory breast carcinoma. Ann Surg Oncol, 1997, 4(6):452-461.

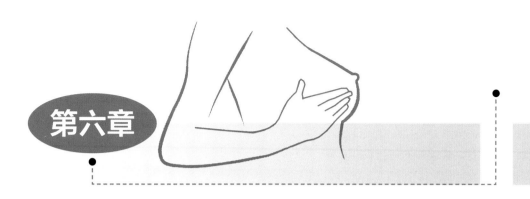

第六章

保乳治疗中的放射治疗

放射治疗是乳腺癌多学科综合治疗中的重要治疗手段之一,传统意义上与外科手术治疗被视为局部治疗方法。乳腺癌是放射中度敏感恶性肿瘤,即使高剂量的单纯放射治疗也很难达到根治效果,而 45~50Gy 的照射即可杀灭 95% 以上的全乳亚临床病灶,60Gy 以上的照射可以控制肿瘤负荷较高的瘤床亚临床病灶。因此,早期乳腺癌保乳术后全乳加或不加瘤床的根治性放疗,成为乳房保留综合治疗中的标准甚至是不可或缺的治疗组成部分;针对区域淋巴结阳性乳腺癌相关淋巴引流区的术后预防性放疗,可有效降低 2/3~3/4 的局部和(或)区域复发率,使得保乳治疗可以获得和乳房切除治疗相当的局部控制,并在一定程度上甚至可提高总生存率。近年来,整体医学逐渐进入精准医学时代,同时放射肿瘤学也全面进入精确放射治疗时代,一方面随着乳腺癌生物学行为的进一步认识,更多保乳治疗相关临床研究和高级别循证证据涌现;另一方面随着放射治疗设备的更新、放射生物和放射物理的飞速进展,促成了放射治疗技术不断发展完善,使得保乳术后放射治疗出现了以下几个方面的发展。

1. 保乳术后放疗不仅仅是一种单纯的局部治疗手段,在有效保障局控率的同时,术后放疗更可以通过降低远处转移率而转化成为总生存率的显著提高。

2. 随着对乳腺癌放射生物学特性新认识和低危复发风险患者的高度精准筛选,保乳术后短疗程放疗方案如大分割放疗、加速部分乳腺放疗等新模式逐渐得到认可并推广应用于临床实践。

3. 精准医学时代下重磅临床研究结果的发表和乳腺癌医学工作者对其的精细解读和临床应用,使得在一些特殊临床情况下可对乳腺癌保乳术后放疗进行加减法决策,如免除老年低危复发乳腺癌保乳术后放疗;对临床阴性前哨淋巴结活检阳性乳腺癌,以腋窝照射取代传统腋窝清扫手术;新辅助化疗后达到区域淋巴结 pCR 乳腺癌,免除术后区域放疗而达到乳房局部 pCR 乳腺癌,以根治性放疗取代传统保乳手术等。

4. 在较早的二维放疗和近年来三维适形放疗的基础上,开发调强放射治疗、质子治疗等更精确的放疗新技术应用与早期乳腺癌保乳术后放射治疗,在保障相同疗效的基础上,进一步降低正常组织和危及器官的照射以减少放疗副作用和并发症,从而获得更好的生活质量和长期美容结果。

第一节　放射治疗在保乳综合治疗中的历史发展地位和价值

1894 年 Halsted 提出乳腺癌根治术,奠定了现代乳腺癌手术治疗的基础,在随后的近 1 个世纪以来它一直被当做是乳腺癌的标准化手术治疗方式。1895 年伦琴发现了 X 线后,次年即应用 X 线放射治疗了第一例晚期乳腺癌病例。在之后的二、三十年间,随着对 X 线特性和放射生物学认识的不断深入,建立了成熟的放射肿瘤学学科系统,放射治疗作为乳腺癌的局部治疗方式,得以在乳腺癌的综合治疗特别是术后放疗中广泛应用从而发挥着重要的作用。然而在当时,对乳腺癌的生物学行为认识尚比较局限,Halsted 的"乳腺癌有序浸润学说"甚嚣尘上,其认为乳腺癌是一种局部性病变,其进一步发展必须先经过淋巴道区域转移之后才会发生血行远处转移,因此局部治疗是影响乳腺癌疗效和生存最重要的决定性因素。而且,当时乳腺癌的综合治疗尚缺乏系统有效的辅助全身治疗手段,这样的历史背景决定了放射治疗是那个时代乳腺癌术后唯一的辅助治疗手段,且一刀切地普遍应用于既包括淋巴结阳性患者又包括淋巴结阴性病例的术后放疗中。20 世纪 70 年代前,以 Manchester Ⅰ、Ⅱ期、NSABPB-02、B-04、Oslo Ⅰ、Ⅱ期及 Stockholm 研究等为代表的临床试验对根治性乳房切除术后辅助放射治疗的早期随机分组研究结果显示,辅助放射治疗对降低胸壁和区域淋巴结复发意义是肯定的,局部 - 区域复发率(local-regional recurrence,LRR)从 30%~45% 降低到 10%~15%,但对患者无瘤生存率(disease free survival,DFS)和总生存率(overall survival,OS)等其他预后指标的影响仍是个未知数。

历史上第一例保乳术后放射治疗出现在 1945 年,Mustakiallio 对保乳术后病例行切线野照射 2100cGy(6×350cGy)并同时照射腋窝及锁骨上区,在后期随访中发现该组患者 OS 与根治术手术相同,但局部肿瘤复发率为 20%。而保乳治疗和保乳术后放疗的广泛应用则始于 20 世纪 70 年代,这个时期中,乳腺癌综合治疗的最大变化就是化学治疗、内分泌治疗等系统治疗涌现并得到快速发展,从而在乳腺癌的术后辅助治疗中逐渐占据了至关重要的地位;同时,对乳腺癌生物学行为的认识也逐渐被 Fisher 著名的"全身性疾病学说"所替代,使得放疗在乳腺癌综合治疗中的作用和临床地位一度被弱化。这段时间乳腺癌的治疗理念发生了重大改变,从最大耐受治疗逐渐向最小的有效治疗转换,而且人们对生活质量的要求也开始越来越高。术后放疗发展的主要关注热点集中在两个方面,一方面是探讨在有充分地辅助全身治疗的基础上术后放疗对局部控制的价值和临床适应证,以 Glasgo、ECOG 等为代表的随机和非随机研究几乎得到一致的结论,乳腺癌根治术后即使已有辅助全身治疗,但术后放疗能够降低 2/3 到 3/4 的局部 - 区域复发率,然而仍然没有显著的生存获益,仅在淋巴结阳性的患者中显示出术后放疗微弱的 DFS 生存优势,同时确立了"腋窝淋巴结转移≥4个、原发肿瘤 >5cm、切缘阳性"的全乳切除术后放疗适应证。另一方面,则是探讨术后放疗在保乳治疗中的作用和价值,以 Milan Ⅰ期、IGR、NSABP B-06、NCI、EORTC 10801、DBCG 82TM 等为代表的六大随机前瞻性研究结果得出一个共同的结论,即对Ⅰ和Ⅱ期早期乳腺癌采用保乳手术加术后放疗能取得与乳房根治术或改良根治术相似的肿瘤局控率和生存率,而其美容效果显著优于改良根治术,且没有明显增加乳房第二原发肿瘤的风险,但仍然未显示出保乳治疗的生存优势。这些研究证据很好地确立了早期乳腺癌中保乳综合治疗和保乳术后放疗的地位和价值,使得保乳治疗从 20 世纪 70 年代开始一直至今得到广泛临床应用和长久发展。

到了 20 世纪 90 年代,随着临床上对术后放疗应用指征的严格把控、术后放疗靶区、剂量分割方案的逐渐规范化实施以及放射治疗设备、技术的飞速发展,使得对术后放疗价值的研究聚焦在术后放疗可否进一步显著提高生存上。在 20 世纪 90 年代末发表的温哥华研究、丹麦 82b 和 82c 研究,首次报道了术后放疗可取得达到显著统计学意义的 DFS、OS 提高,其中 10~15 年 OS 的改善达到 8%~10%。而 Hellman 也对乳腺癌的生物学行为提出了新的“异质性疾病 / 不均质细胞谱学说”,其认为乳腺癌转移既可通过直接血道转移,也可以通过先淋巴道再发生血道转移的有序浸润,大多数乳腺癌患者两种转移途径都有,但部分早期乳腺癌患者也可能仅有有序浸润的转移途径,因此局部治疗包括放射治疗对改善乳腺癌的生存仍是有意义的。随后,2005 年发布的 EBCTCG 荟萃分析报道了 1214 例比较单纯保乳手术无放疗与保乳手术 + 术后全乳放疗的 15 年治疗随访结果显示,保乳手术后放疗可通过改善 5 年局部控制率(30.1%)使得 15 年总生存率显著提高(7.1%),每增加 4% 的 5 年局部控制率可转换为 1% 的总生存率的提高,从而使得放射治疗在乳腺癌综合治疗中不仅可提高局部区域控制,更可以改善生存的重要价值和地位得到盖棺定论式的确认。但当时对术后放疗如何提高总生存率的机制仍不明确。2011 年发表的 EBCTCG 荟萃分析则更进一步指出术后放射治疗可通过降低 1.5% 的 5 年任何复发 / 转移风险得到 1% 的 20 年总生存率获益,并对术后放疗提高总生存率的机制更多地集中在了降低远处转移风险上。随着基础研究的深入,临床效果也显示乳腺癌治疗失败的主要原因是远处转移而非局部复发。值得一提的是,2017 年欧洲癌症大会(ECCO)报道了迄今为止样本规模最大的来自荷兰癌症登记处数据库 129 692 例乳腺癌病例,对比保乳手术 + 术后放疗与全乳切除的回顾性研究,研究结果显示,即使在有充分辅助系统治疗的研究队列中,在局部控制相当的情况下,保乳手术 + 术后放疗组的患者拥有更好的乳腺癌特异性生存(reast cancer specific survival,BCSS)和 OS(HR 分别为 0.75 和 0.67),特别是对 T1-2N0-1 的患者比较明显。早两年 2015 发表的对 T1-2N1 患者前瞻性对比保乳术后进一步加术后区域淋巴结放疗和无区域淋巴结放疗的 MA20 和 EORTC22922 研究,也显示了对 T1-2N1 或高危 T2N0 患者采用更积极的术后区域淋巴结照射可获得更好的无远处转移生存率(distant-metastases free survival,DMFS)、DFS 或乳腺癌相关死亡率。这些研究更进一步充分证明了术后放疗通过降低远处转移风险提高总生存率的重要价值。放疗对肿瘤远处转移的作用机制近年来越来越被关注,有研究对其做了明确定义和探讨,即“放疗远隔杀灭效应(radiation induced abscopal killing effect,RIAKE)”,机制为被放疗局部致死的肿瘤形成肿瘤原位疫苗,然后出现肿瘤抗原暴露和抗原递呈细胞活化、淋巴结中 T 细胞致敏,最后效应 T 细胞离开淋巴结归巢于肿瘤特别是迁徙到射野外甚至是远隔的肿瘤病灶,使其被免疫细胞杀灭。RIKAE 已经在非小细胞肺癌、恶性黑色素瘤和大肠癌上有了较好的应用和相关研究,然而在乳腺癌综合治疗中如何更好地发挥其疗效以及如何与免疫治疗或其他系统治疗优化使用扩大效应尚缺乏相关报道,值得进一步深入研究。

(黄晓波　温戈)

第二节 放射治疗在保乳综合治疗中与 其他治疗手段的优化时序配合

一、保乳术后放疗与手术的安全时间间隔

保乳术后延迟辅助放疗的开始时间可能对疗效有重要的影响,同时术后辅助全身治疗又能一定程度抵消延迟放疗的影响。在系统辅助治疗还以 CMF 方案为主的年代,各项相关研究对术后放疗与手术的安全间隔时间从 3~6 个月,大多数研究结果并未显示延迟放疗对局部控制存在显著影响,仅 Buchholz 的研究显示,早放疗组(6 个月内)较延迟放疗组(超过 6 个月)能显著降低 5 年 LRR(2% $vs.$ 24%,P=0.004),并提高 DFS(71% $vs.$ 48%,P=0.008)和 OS(80% $vs.$ 52%,P=0.016)。因此,很长一段时间乳腺癌术后放疗必须在术后半年内开始,一度成为了术后放疗与手术的安全间隔时间的金标准。同期包括 6393 例患者的 8 项回顾性临床研究的荟萃分析显示 8 周内治疗患者(5.8%))较术后 9~16 周治疗患者(9.1%)具有显著更低的 5 年复发率,提示术后放疗开始时间更早到术后 8 周内可更好地提高局部控制,特别是术后无辅助化疗的患者,包括激素受体阳性低危复发风险乳腺癌仅需接受辅助内分泌治疗的患者,或新辅助化疗阶段已完成足疗程化疗术后无须再行辅助化疗的患者,更强调 8 周内的安全间隔时间开始放疗。另外如果术后放疗采用的不是全乳放疗(whole breast irradiation,WBI)而是加速部分乳腺照射方式,根据 ASTRO、ESTRO、NCCN 指南的要求,严格规定放疗开始时间必须在术后 8 周内。而随着近年来系统辅助治疗取得的长足发展,这种情况发生了较大变化。Vujovic 等报道了 566 例 T1-3N0M0 乳腺癌保乳术 +WBI 术后放疗开始时间在 8 周内、8~12 周、12~16 周、16 周以上 17 年随访的 RFS 和 DFS 各组间差异均无统计学意义,其最大的变化是患者均接受了规范的以蒽环类、紫杉类为主的辅助化疗,激素受体阳性者接受充分内分泌治疗,HER2 阳性者部分接受曲妥珠单抗治疗,结果提示更高效的系统辅助治疗确实有效地抵消延迟放疗对最终疗效的不良影响。因此,目前临床上不再一味机械地追求术后半年内的放疗安全开始时间,反而更强调术后放疗与系统辅助治疗的优化时序合理安排,而迄今为止放疗和系统治疗的顺序问题仍存在争议。放疗和系统治疗的顺序是否会影响乳癌患者的局部复发、远处转移和生存,以及是否会导致并发症的增加,这些都是需要全面权衡的因素。

二、放疗与化疗的顺序

保乳术后放疗与辅助化疗的时序安排有"先化疗后放疗"和"先放疗后化疗"的序贯模式及化疗 - 放疗 - 化疗"夹心模式",而合理安排术后放化疗时序主要取决于局部复发或远处转移的危险度权重和安全的手术与放疗时间间隔。20 世纪 90 年代,为了明确化疗和放疗的最佳顺序,来自哈佛大学 Dana Farber 癌症中心的 Rechet 等进行了一项随机对照研究,比较先行 4 个疗程的以蒽环类为基础的联合化疗方案序贯放疗和先放疗后序贯同方案化疗的疗效差异,结果显示,先放疗组 5 年局部复发率相对降低(31% $vs.$ 38%,P=0.07),但远处转移率明显增加(36% $vs.$ 25%,P=0.05);而先化疗组的 5 年生存率相对较高(81% $vs.$ 73%,P=0.11)。这项研究结果奠定了术后辅助治疗中先化疗再序贯放疗的基础;提示在切除完整区域阴性

的情况下,局部复发风险不是主要的危险因素,更重要的是先开始辅助化疗控制危害更大的远处转移风险,是对先行化疗并保证化疗疗程的完整性和剂量强度的证据。CLGB9344 的研究结果给了进一步的力证,对于腋窝淋巴结阳性接受保乳手术的乳腺癌患者中,比较完成 4 疗程蒽环类方案辅助化疗序贯夹心放疗再序贯紫杉类化疗的对照组和在完成全部紫杉类序贯蒽环类方案辅助化疗后再序贯术后放疗的研究组,研究组尽管进一步延长了放疗开始时间到 24~32 周,却进一步有效降低了局部复发率并提高了总体生存率。但在 Rechet 的研究中进一步的分层分析显示,切缘阳性或不明的亚组中先化疗组的局部复发率明显增加(24%*vs.*5%,*P*=0.01),提示这类患者应行再次切除术或放疗需要适当提前,最好是在术后 8 周内。

目前,乳腺癌保乳术后放化疗时序在各大指南和临床实践中一般采用先化疗再序贯放疗,在以非小细胞肺癌、直肠癌等实体瘤的术后辅助治疗中却是大多数常规推荐同期放化疗,因此,对于乳腺癌术后辅助治疗中可否行同期放化疗也成了一个关注研究方向。早期,有 3 个重要的前瞻性的临床Ⅲ期随机对照实验探讨了术后同期放化疗可否进一步提高疗效,首先是 Arcangeli G 等比较了 CMF 方案化疗同时放疗组与 CMF 方案化疗后序贯放疗组之间的差异,其次是 ARCOSEIN 试验比较了 CMF 方案化疗同时放疗组与 CMF 方案化疗后序贯放疗组之间的差异。这 2 个试验的结果均显示两组间的局部复发率、远处转移率及 OS 无统计学差异,而 ARCOSEIN 研究组在切缘阳性亚组中同期放化疗获得了优于序贯化放疗的局部控制。还有来自 Rouëssé J 等在淋巴结阳性的患者中进行的试验,比较了 CMF 方案化疗同时放疗组与 CMF 方案化疗后序贯放疗组之间的差异,5 年局部复发率同期放化疗组要显著低于序贯组(表 6-1)。但以上研究存在几个重大问题:①研究中所用的 CMF 方案目前已逐渐被淘汰;②Arcangeli G 与 ARCOSEIN 研究中同期放化疗的方案是以降低 10% 的放疗处方剂量为代价;③虽然 ARCOSEIN 研究的亚组分析和 Rouëssé J 研究中获得了同期放化疗组较序贯化放疗组局部控制更好的结果,但这是对于在切缘阳性和淋巴结阳性患者;而对于现阶段乳腺癌辅助化疗已发展到以更高效的蒽环类和紫杉类药物为基石的时代,术后同期放化疗的可行性更多地放在了对放化疗毒性与安全性上。鉴于作为乳腺癌辅助化疗基石的蒽环类药物与放疗的心脏毒性和纤维化等副作用叠加不可接受的证据,含蒽环类的化疗方案

表 6-1　同时或序贯的辅助化 - 放疗疗效比较研究

作者	患者数	时序	中位随访(月)	手术 - 放疗间隔时间(月)	局部复发率(%)	无病生存率(%)	总生存率(%)
Toledano［18］	716	FNC+RT	60	<2	4.5	80	91
		FNC→RT		6	7.3	80	90
Arcangeli［19］	206	CMF+RT	65	<2	1.4	86.8	93.9
		CMF→RT		7	1.9	87.1	94.7
Rouësé［20］	638	FNC+RT	63	<2	3	83	—
		FEC→RT		4	7	79	—

注:FNC:fluorouracil,mitoxantrone,cyclophosphamide 氟尿嘧啶, 米托蒽醌, 环磷酰胺;RT:radiotherapy 放疗;CMF:cyclophosphamide,methotrexate,fluorouracil 环磷酰胺, 氨甲蝶呤, 氟尿嘧啶;FEC:fluorouracil,epirubicin,cyclophosphamide 氟尿嘧啶, 表柔比星, 环磷酰胺

与放疗同时进行可能会导致心脏毒性的增加、严重的皮肤反应影响美容结果及食管炎,目前不建议与术后放疗同期应用。同期,也有相关研究提示联合紫杉类化疗与放疗可能会增加副反应,特别是术后放疗与剂量密集型的紫杉类每周方案同期进行,放射性肺炎尤其是 2~3级需要激素治疗的放射性肺炎的发生率升高了 15%~30%,因此目前也不提倡紫杉类辅助化疗与术后放疗同期实施。随着放疗新技术的飞速发展及大分割放疗等新型保乳术后放疗模式提供了更可靠和低毒性的放疗方案后,与主流辅助化疗方案同期放化疗的治疗安全性值得我们关注,同时对同期放化疗是否能对高危复发转移患者更好地提高疗效也值得进一步深入研究。

　　本中心建议对于完整切除切缘阴性和腋窝淋巴结转移的保乳治疗乳腺癌患者,采用"先化疗后放疗"序贯模式,并在化疗完成后 1 月内开始术后放疗;而对于切缘阳性且拒绝二次手术的患者则采用"先放疗后化疗"或"夹心模式"以尽早开始放疗,必要时可探讨同期放化疗的可行性。

三、放疗与内分泌治疗的顺序

　　乳腺癌术后放疗与内分泌治疗的时序目前尚缺乏共识,NCCN 和中国抗癌协会乳腺癌指南的推荐均是"内分泌治疗可考虑与术后放疗同期进行"。不过,由于 Wazer 等的三苯氧胺(TAM)可使乳腺肿瘤细胞停滞于放射相对抗拒的 G0/G1 期从而影响放射敏感性的细胞学研究,以及 TAM 与放疗同期使用可能会增加肺、皮肤纤维化发生率的研究结果,许多临床中心在很长一段时间采用 TAM 辅助内分泌治疗需在术后放疗完成后再开始的做法。而在Wazer 以后的细胞学研究或动物体内研究中均未发现 TAM 的放射保护或降低敏感性的作用结果出现。Ellis 的细胞水平研究和 Fodor 等的临床研究中甚至观察到 TAM 具有增加乳腺癌放射敏感性并有利于局部控制和生存的结果。随后有 4 个回顾性的研究报告指出,放疗与 TAM 内分泌治疗的顺序不影响疗效,同期与序贯两组间的 RFS、OS 差异均无统计学意义(表 6-2)。

　　随着芳香化酶抑制剂(aromatase inhibitor, AI)逐渐成为绝经后甚至是绝经前高危乳腺癌

表 6-2　内分泌治疗同期或序贯术后放疗的疗效与毒性比较研究

临床研究	药物	RFS(%)		OS(%)		SRP(%)		美容结果下降(%)	
		同期	序贯	同期	序贯	同期	序贯	同期	序贯
Pierce [28]	TAM	90	86	84	82	—	—	—	—
Ahn [29]	TAM	3(LRR)	6(LRR)	86	81	—	—	—	—
Harris [26]	TAM	7(LRR)	5(LRR)	88	90	1	0	6	6
Wang [25]	TAM	86	88	84	83	7.7	3.2	9.6	4.8
	AI	87	79	84	74	4.8	7.4	9.5	11.1
		P=0.025							
Azia [18]	AI	—	—	—	—	2.7	2.7	5.4	8.0

注:TAM.tamoxifen;AI.aromatase inhibitor;RFS.recurrence free survival;OS.overall survival;SRP.symptomatic radiation pneumonitis

患者的一线辅助内分泌治疗方案,AI 与放射治疗的相互作用和临床使用时序同样受到了越来越多的关注。有关 AI 与放射治疗相互作用的唯一细胞学研究发现,作为 AI 代表药物的来曲唑对一种转染了芳香化酶 - 基因的乳腺癌细胞株具有放射增敏作用。笔者的临床回顾性研究也显示了 AI 同期放化疗较序贯组显著提高了 LRR 和 RFS(表 6-2)。

临床上对乳腺癌放射治疗与内分泌治疗使用时序存在疑虑的另一焦点问题是两种治疗的协同作用可能会增加治疗并发症,从而影响患者生存质量。Harris 与笔者的研究虽然未显示 TAM 同期与序贯两组间在肺纤维化和皮肤纤维化的显著差异,但同期组仍然有轻微增加肺纤维化和皮肤纤维化发生率风险的趋势。而 Azia D 等的临床 Ⅱ 期研究结果显示,在 AI 同期和序贯两组间肺和皮肤纤维化的发生率差异既无显著统计学意义又无明确趋势(表 6-2)。

综合以上的研究结果,本中心建议临床上采用同期术后放疗和 AI 内分泌治疗的优化时序;而 TAM 与术后放疗可考虑同期也可序贯进行,但同期时需注意综合评估放射性肺损伤和不良美容结果的风险,而序贯使用时则需注意 TAM 开始时间与化疗和手术的间期不宜太长,最终临床指南仍须开展进一步的前瞻性临床研究验证。目前,德国和印度已各开展了比较来曲唑、TAM 与术后放疗同期和先放疗再序贯内分泌治疗的前瞻性随机对照临床研究,其最终研究结果值得期待。

四、放疗与靶向治疗的顺序

对于 HER2 阳性乳腺癌接受辅助曲妥珠单抗治疗的患者,目前临床上和各指南的推荐基本上是术后与放疗同时进行。二者同期实施可行性的焦点主要在于心脏安全性上。来自 NSABP B-31 试验的数据提示曲妥珠单抗治疗联合左侧放疗患者的充血性心脏衰竭发生率为 3.2%,而曲妥珠单抗治疗不加左侧放疗患者为 4%(P=0.80);来自北部中心癌症治疗组的 NCCTG9831 的试验数据也支持以上结论,同期组较无放疗组充血性心脏衰竭、心脏事件和心脏相关死亡率均无显著差异,分别为 2.3%vs.3.8%、2.3%vs.4.1%、0vs.0.6%。但以上治疗研究随访时间均在 5 年以内,而发生心脏损伤并发症的平均潜伏期在放疗后 15 年以上,因此尚需更长期的随访数据证明曲妥珠单抗同期联合左侧术后放疗的心脏的最终安全性。另外,如果患者合并心脏基础疾病特别是在有左室射血分数明显下降的患者中,临床上也需要慎重考虑曲妥珠单抗同期联合左侧或内乳淋巴结术后放疗的安全性。

(黄晓波　谭玉婷)

第三节　导管内原位癌保乳术后的放射治疗

一、导管内原位癌的治疗历史发展与保乳术后放疗的价值

(一)治疗趋势的演化

导管内原位癌(ductal carcinoma in situ,DCIS)的治疗存在多种方案,包括乳房切除、肿块切除或象限切除伴或不伴术后乳腺放疗。由于肿瘤多中心性存在于约 30% 的 DCIS,长期以来乳房切除为 DCIS 的推荐治疗方案,该治疗几乎成为治愈的同名词。随着越来越多 <10mm 的小病灶得到早期诊断,由于这部分肿瘤的多中心性和微灶浸润的几率明显降低,

因而为保乳治疗提供了可行性。观察在乳房钼靶片运用上升阶段 DCIS 治疗的演变趋势，美国在 1985~1993 年间保乳手术在所有治疗中所占比率从 31% 上升至 54%，乳房改良根治术从 40.6% 降至 29.2%，根治术从 1.1% 降至 0.2%。

（二）保乳手术和术后放疗

单纯肿块切除不施行术后 WBI 患者的局部复发率在 20% 左右，其中约 50% 的复发灶为浸润性癌。早在 20 世纪 50 年代就开始了保乳术加术后 WBI 的临床研究。表 6-3 收集了 20 世纪 90 年代以来发表的 DCIS 保乳术加术后 WBI 的回顾性分析结果。

表 6-3　DCIS 保乳术与术后 WBI 的回顾性分析总结

作者及发表年代	治疗年代	患者数	中位随访（年）	5 年复发率	10 年复发率	浸润癌发生数 / 总复发数	5 年总生存率
Stotter 1990	1958-1987	42	7.7	2.4%	不详	4/4	93%
Bornstein 1991	1976-1985	38	6.8	8.0%	27%	5/8	不详
Solin 1996	1967-1985	268	10.3	7.0%	16%	24/45	94%
Fourquet 1993	1967-1985	67	8.7	5.0%	15%	5/7	98%
Kuske 1993	1979-1987	70	4.0	7.0%	不详	3/3	99%
Cutuli 1994	1980-1990	86	4.8	不详	不详	2/3	98%
Silverstein1995	1979-1994	133	7.8	7.0%	19%	8/16	不详

这些资料显示 5 年局部复发率在 2.4%~22% 之间。各个研究中肿瘤直径、手术切缘阳性率、组织学级别不均匀性等是影响其结果一致性的主要原因。Boyages 等在 1999 年总结 DCIS 接受乳房切除、单一保乳术和保乳术加术后 WBI 的回顾性文献，结果显示单一保乳术、保乳术加术后放疗者和乳房切除三组治疗的复发率分别为 22.5%、8.9% 和 1.4%。

20 世纪 80 年代开始了多项比较单一保乳术和保乳术加术后 WBI 的局部复发情况的大型前瞻性随机临床研究。表 6-4 收集了 2000 年以来发表的 4 项 DCIS 保乳术加术后乳腺放疗的前瞻性分析结果。

表 6-4　DCIS 保乳术加术后乳腺放疗的前瞻性分析结果

试验及发表年代	治疗年代	患者数	入组条件	分组	中位随访（年）	复发率	浸润癌发生数（%）	总生存率
NSABP B-17 2011	1985-1990	818	阴性切缘	放疗组	17.3	20%	44（54%）	84.2%
				对照组		35%	79（56%）	82.9%
EORTC-10853 2006	1986-1996	1010	T≤5cm	放疗组	10.5	15%	40（53%）	95.0%
				对照组		26%	66（50%）	95.0%
UK/ANZ 2011	1990-1998	1701	阴性切缘	放疗组	12.7	4%	9（43%）	不详 *
				对照组		12%	28（47%）	不详 *
SweDCIS 2014	1987-1999	1046	—	放疗组	17	18%	55（59%）	96.0%
				对照组		32%	74（45%）	96.0%

注：* 两组没有统计学差异

这4项前瞻性研究共同的结论为:虽然保乳术加术后 WBI 没有提高 DCIS 患者的生存率,但术后 WBI 较单纯乳腺局部手术明显降低同侧乳腺局部复发率(ipsilateral breast tumor recurrence, IBTR),包括浸润性和非浸润性复发灶。2011年 EBCTCG 荟萃分析了40个随机研究共19 582例早期乳腺癌的10年复发资料,亦证实放疗可以降低约2/3的 IBTR,但不降低对侧乳腺复发率,也未能提高长期生存率。

二、DCIS 保乳术后放疗存在的问题与挑战

Saverio 回顾性分析259例保乳术后加或不加辅助放疗的资料发现,低风险患者10年 DFS 达到94%,显著高于中高风险患者的83%($P<0.05$)。那么低风险或低级别 DCIS 可否免除保乳术后放疗呢? 旨在探讨低风险 DICS 是否需行放疗的 RTOG9804 试验入组了1790例 T<2.5cm、切缘 >3mm 的低或中等级别的 DCIS 患者,将其随机分为术后放疗组和对照组。中位随访时间7年,术后放疗组局部复发率为0.9%,对照组局部复发率为6.7%,两组的复发率都不高,但放疗组的局部复发率更低,差异有统计学意义。另一项 ECOG5194 试验也报道了低风险 DCIS 患者术后仅行观察的前瞻性试验结果,这项单臂研究将切缘≥3mm 的 DCIS 患者分为两组,低或中级别 DCIS 且 T≤2.5cm 归入组一,高级别 DCIS 且 T≤1.0cm 归入组二,两组患者均不放疗。中位随访6.2年,研究者发现组一的5年局部复发率为6.1%,组二的局部复发率为15.3%;继续随访至12年,组一的局部复发风险达到14.4%,组二的局部复发风险达到24.6%。以上两个研究表明,肿瘤大小、切缘宽度和核分级不足以筛选出低危复发风险的 DCIS 免除术后放疗,这些肿瘤患者局部复发时间推迟而复发风险并未降低。

目前,保乳术加 WBI 是乳腺 DCIS 的标准治疗方案,WBI 后瘤床加量是否可进一步提高疗效成为 DCIS 保乳术后放疗的另一个挑战。DCIS 保乳术后 +WBI 后,对瘤床进行加量放疗大多根据浸润性乳腺癌的数据推断而来。2017年,Moran 发表了 DCIS 保乳术 +WBI 后用或未用瘤床加量放疗对 IBTR 的影响的临床研究,中位随访时间9年,中位加量14Gy,切缘阳性、激素受体状态不详、粉刺状坏死的患者较多接受加量放疗;多变量分析,排除年龄和 TAM 等混杂因素的影响后,加量放疗组与未加量放疗组相比,IBTR 风险仍显著降低32%($P=0.01$)。因此,对那些近切缘(<1mm)又不打算行二次切除的患者可考虑给予瘤床加量放疗以减少局部复发风险。

三、局部复发的预后因素及其对治疗的指导意义

(一)患者因素

大多数研究显示年龄是独立的预后因素,年轻患者的局部复发率高。Vinci 等在146例接受肿块切除和术后放疗的回顾性分析中发现45岁以上和45岁以下者的10年局部复发率为26.1%和8.6%。EORTC-10853发现,40岁以下和40岁以上者的10年局部复发风险分别为34%和19%($P=0.0021$)。

(二)肿瘤因素

局部复发率随肿瘤直径增加而上升。Ottersen 等报导53例 <10mm 和59例 >10mm 的 DCIS 患者,中位随访53个月时复发率分别为9%和34%。UK/ANZ 研究中肿瘤直径≥20mm 的 DCIS 同侧乳腺复发率明显高于肿瘤直径 <20mm 者。

　　由于绝大多数的复发灶出现在原发病灶同一或紧邻部位,提示复发源于手术切除残余的肿瘤细胞的机会远胜于来自另一独立病灶的可能。手术切缘成为局部复发的重要决定因素。2017 年版 NCCN 指南中并未明确定义 DCIS 的阴性切缘,一般认为切缘 >10mm 为阴性切缘,<1mm 的切缘则不够。切缘在 1~10mm 之间,一般切缘越宽,局部复发风险越低。Van Zee 等分析了 1266 例单纯手术切除的患者,切缘 >10mm 的患者 10 年 IBTR 发生率为 16%,切缘为 2.1~10.0mm 之间的 IBTR 发生率增加到 23%;切缘为 0~2mm 的 IBTR 发生率为 27%;而切缘阳性的 IBTR 发生率为 41%,切缘宽度与复发情况有着重要联系。对于接受保乳术 + 放疗的 DCIS 患者来说,切缘宽度对于局部复发并无显著影响。Morrow 等发表了一项纳入 20 项研究包括 7883 例患者的荟萃分析结果,发现与阳性切缘(定义为 DCIS 墨染)相比,阴性切缘可使 IBTR 风险减半;与 <2mm 的阴性切缘相比,2mm 阴性切缘可使 IBTR 风险最小化;与 2mm 阴性切缘相比,>2mm 的阴性切缘并不显著减少 IBTR。因此,美国肿瘤外科协会、放射肿瘤协会、临床肿瘤协会共同将 2mm 切缘作为保乳手术联合全乳放疗治疗 DCIS 的足够切缘标准。

　　DCIS 的组织学类型也与局部复发率直接相关。分析 NSABP-B17 的病理资料,中 / 重度粉刺状坏死是 IBTR 的独立预后因素。EORTC-10853 发现,Ⅱ、Ⅲ级 DCIS 的 10 年局部复发风险分别比Ⅰ级 DCIS 高 1.85、1.61 倍;筛状型、实体型 DCIS 的 10 年局部复发风险分别比微乳头状型 DCIS 高 2.39、2.25 倍。

(三) USC/VNPI 预后指数

　　以上各项预后因素之间存在互相关联,用某一单项来独立预测复发风险并指导治疗是不足的。

　　在 333 例接受乳房保留治疗的 DCIS 临床资料总结的基础上,1996 年 Silverstein 提出了 Van Nuys 指数(Van Nuys prognostic index,VNPI)作为 DCIS 的预后判断指标。2003 年南加州大学在此基础上增加年龄指标,即 USC/VNPI。内容包括 4 方面:组织学分化程度、肿瘤直径、手术切缘和年龄。其中组织学按以下标准分为三级:

　　分化良好(Ⅰ级):胞核直径为红细胞直径的 1~1.5 倍,染色质弥散,核仁不明显;

　　分化中等(Ⅱ级):胞核直径为红细胞直径的 1~2 倍,染色质粗聚,偶见核仁;

　　分化差(Ⅲ级):胞核直径超过红细胞直径的 2 倍,,染色质囊泡状,一个以上核仁;

　　每项指标评为 1~3 分,见表 6-5。

表 6-5　Van Nuys 预后指数评分系统

评分	肿瘤直径(mm)	手术切缘(mm)	组织学分化	年龄(岁)
1	≤15	≥10	Ⅰ级、Ⅱ级、无粉刺坏死	>60
2	16~40	1~9	Ⅰ级、Ⅱ级伴粉刺坏死	40~60
3	≥40	<1	Ⅲ级伴或不伴粉刺坏死	<40

　　4 项评分总和为 USC/VNPI 预后指数,最低为 4 分,最高为 12 分。根据 USC/VNPI 评分推荐治疗原则如下:

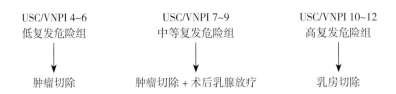

虽然该预后指数已被多个回顾性研究证实,可预测低 USC/VNPI 指数患者不能从放疗中获益,但该指数并未能预测从三种治疗方案中生存获益,而且尚未在前瞻性研究中验证。

(四) 分子表型

DCIS 与侵袭性乳腺癌具有类似的表型,但其意义尚不清楚。Williams 等报道了 DCIS 分子表型对复发的预测价值,发现 Luminal A 型 DCIS 的 5 年复发率较低(7.6%),包括总复发率和浸润性乳腺癌复发率,其他表型的侵袭性乳腺癌复发率为 15.8%~36.1%。非 luminal A 型 DCIS 的侵袭性乳腺癌复发风险较 luminal A 型升高 10.3~13.4 倍。

(五) DCIS 12 基因模型

DCIS 作为浸润性乳腺癌的前驱病变,不经治疗绝大多数最终可能会发展为浸润性导管癌。但有较多的病理专家认为低级别 DCIS 是乳腺导管上皮的惰性病变,典型者生长缓慢,极少发展成为有显著临床意义的浸润性癌。DCIS 作为一种异质性病变,传统的以肿瘤细胞形态、分级及是否存在坏死的分型方法不能准确区分 DCIS 的亚型,不能对其治疗方式或预后做出较准确的评估与预测,难以满足精准治疗的要求。针对中低级别 DCIS 的 RTOG9804 试验和 ECOGE5914 研究结果仍然支持保乳术后行 WBI 以降低 IBTR,仍需要更精准的临床和分子水平的预测模型来把真正不能从积极手术和术后放疗中获益的 DCIS 患者筛选出来。Solin 等 2013 年建立基于 12 基因 DCIS 评分系统实现了这一领域的突破。通过测定 21 个基因中的 12 个基因(7 个相关基因:*Ki67*、*STK15*、存活蛋白、周期蛋白 B1、*MYBL2*、*PR*、*GSTM1*,5 个管家基因:*ACTB*、*GAPDH*、*RPLPO*、*GUS*、*TFRC*)的表达水平,对 ECOGE5914 研究中患者的 DCIS 评分结果进行临床验证,把患者分为低、中和高局部复发风险组,从而为这些患者手术后是否需要进一步辅助治疗的决策提供参考。DCIS 评分可以预测 DCIS 患者 10 年包括总体复发、浸润性癌及非浸润性癌复发在内的各项风险,为 DCIS 提供独立和个性化风险预测。

Rakovitch 等报告了对加拿大安大略省 1994~2003 年 571 例单纯保乳、切缘阴性的 DCIS 患者进行 DCIS 评分的相关研究结果。中位随访 9.6 年,结果表明低危患者的 10 年浸润性癌局部复发率为 8.0%,中危患者为 20.9%,高危患者为 15.5%(P=0.03)。DCIS 的 10 年原位局部复发率低风险患者为 5.4%,中危患者为 14.1%,高危患者为 13.7%(P=0.002)。该研究证明,Oncotype DCIS 评分低风险患者进行术后放射治疗无明显获益,中高复发风险的患者能从术后放疗及内分泌治疗中极大获益。因此,用 DCIS 12 基因评分法来区分患者复发风险的高低能使术后治疗更加具有针对性,真正实现 DCIS 的精准治疗,成为未来的发展方向之一。

(谭玉婷　黄晓波)

第四节　早期浸润性乳腺癌保乳术后的标准放射治疗

一、保乳手术 + 术后放疗的指征及禁忌证

原则上,规范标准的乳腺癌保乳综合治疗包括保留乳房手术(局部肿物扩大切除 / 区段切除)和腋窝手术(腋窝淋巴结清扫 / 前哨淋巴结活检),术后行全乳房 ± 瘤床加量放疗,淋巴结阳性患者还需考虑 ± 区域淋巴结照射,并根据病理分期、分子分型和其他病理预后因素进行辅助化疗、内分泌治疗和(或)靶向治疗。一般情况下,保乳临床指征包括:①可获得阴性病理切缘;②剩余的乳房可获得较好的美容结果;③患者意愿同意或强烈要求保乳。绝对禁忌证包括:①既往乳腺或胸壁有放疗史;②妊娠期间行保乳术后放疗;③多中心病灶,或弥漫可疑的或癌性微钙化灶,无法通过单一切口的局部切除达到切缘阴性;④病变广泛致切除腺体过多影响最终美容效果;⑤反复切除仍为阳性病理切缘。而累及皮肤的活动性结缔组织病(尤其是硬皮病和狼疮)是保乳治疗的相对禁忌证。

需要强调的是,尽管年轻乳腺癌和不良分子分型如 HER2 阳性和三阴性的局部复发率相对较高,但这些临床因素并不成为保乳治疗的禁忌证。临床上最重要的病理因素是切缘阴性,手术切缘反应的是保乳手术的彻底程度,而且切缘与局部残留及肿瘤负荷有着直接关系。大量的研究证明了切缘阳性比较切缘阴性保乳术后局部复发率增加 2~3 倍,切缘阳性的标准处理原则是二次手术直至获得阴性切缘。但另一方面,切缘过宽又会带来保乳术后美容效果差、手术并发症风险增加等不利因素。因此,美国外科肿瘤协会(Society of surgical oncology,SSO)、美国临床肿瘤学会(American society of clinical oncology,ASCO)联合美国放射肿瘤学会(American society of radiation oncology,ASTRO)于 2013、2016 年推出了早期浸润性乳腺癌保乳手术的阴性切缘标准,即对于早期浸润性乳腺癌保乳手术后行全乳房放疗(WBI)的患者,墨染处无肿瘤的切缘已经足够,在此基础上进一步扩大切缘的做法无助于进一步降低局部复发风险。2015 年 St Gallen 专家共识对此切缘标准均表示"强烈支持",并将其整合入了随后的 NCCN 指南。必须注意的是,SSO、ASCO、ASTRO 的切缘标准仅适用于早期浸润性乳腺癌保乳手术后行 WBI 的患者,并不包括拟行术后部分乳腺放疗、新辅助系统治疗后保乳的患者,其特殊性将在后面的章节讨论。

二、保乳术后 WBI 的标准及放射治疗在保乳治疗中的重要意义

基于放射生物学理论,保乳术后 45~50Gy 的照射即可杀灭 95% 以上的全乳亚临床病灶。在以 NCCN 为代表的国内外各大指南中,保乳术后标准 WBI 的常规处方剂量为 45~50Gy,分次剂量 1.8~2Gy,次数 25~28 次,每天 1 次,每周 5 天,治疗周期 5~5.5 周。当然,目前已经有重要研究显示了短疗程大分割的新型保乳术后 WBI 模式挑战传统常规分割放疗,这将专门在后续的"早期乳腺癌保乳术后的大分割放疗"部分深入探讨。WBI 在保乳综合治疗中的价值主要从两个方面来看待。第一,早期乳腺癌在适应证合适的前提下,为进一步保留乳房美容改善患者生存质量的保乳手术 +WBI 的保乳综合治疗,是否能获得和传统全乳切除术相似的局部控制和长期生存。1955 年英国的 Guy's 医院开展了最早的保留乳房前瞻性随

机临床研究,初步显示了保乳术 +WBI 的效果与根治性手术的局部控制具有可比性,但由于照射剂量不规范(平均 35Gy),导致保乳研究组长期生存率明显低于根治术对照组。而随后最有影响力的 6 项国际大型随机临床研究,包括 Milan I 期、IGR、NSABP B-06、NCI、EORTC 10801、DBCG 82TM 研究,入选的患者均以 I、II 期早期乳腺癌为主,保乳手术采取肿块扩大切除或象限切除术,术后均予 WBI ± 区域淋巴结照射,45~50Gy/18~25 次,大部分研究中对腋窝淋巴结阳性的患者还给予了辅助化疗 ± 内分泌治疗,研究结果具有相当的一致性,即保乳术 +WBI 的保乳综合治疗与传统根治术 / 改良根治术相比,局部复发率和 OS 均没有显著统计学差异,具体治疗数据详见表 6-6。第二,在早期乳腺癌已经得到共识、保乳综合治疗可以取得与乳房切除术相当的疗效后,需进一步证实保乳术后的 WBI 是否为保乳综合治疗中不可替代的治疗手段。目前国际上有 6 项大型前瞻性临床研究比较了保乳术后加与不加 WBI 的长期治疗效果,其结果同样一致性地显示术后放疗可大幅度降低约 2/3 的 IBTR,在淋巴结阳性组局部复发率的降低较淋巴结阴性组更加明显,其中 Milan III 期研究还显示了放疗组的部分生存优势,由此证明 WBI 为保乳治疗的必要治疗手段,研究结果详见表 6-7;而对于高度选择的老年低危复发患者可否免除保乳术后放疗,将在后面的章节进一步说明。

表 6-6 保乳治疗与乳房切除比较的前瞻性研究

研究	时间	病例数	手术方式		随访年限	局部复发率(%)		总生存率(%)	
			研究组	对照组		研究组	对照组	研究组	对照组
Milan I 期	1973	701	象限切除	根治术	20	8.8	2.3	58.3	58.8
IGR	1972	179	肿块切除	改良根治	15	9.0	14.0	73.0	65.0
NSABP B-06	1976	1219	肿块切除	改良根治	20	14.8	8.0	46.0	47.0
NCI	1979	237	肿块切除	改良根治	10	16.0	6.0	75.0	77.0
EORTC	1980	902	肿块切除	改良根治	10	20.0	12.0	65.0	66.0
DBCG 82TM	1983	905	肿块切除	改良根治	6	5.0	6.0	79.0	82.0

表 6-7 保乳术后比较有无术后放疗的前瞻性研究

研究	时间	病例数	切缘	随访年限	IBTR(%)		总生存率(%)	
					单纯手术	放疗组	单纯手术	放疗组
NSABP B06	1976	1265	阴性	15	36	12	58	62
N-					32	12	74	78
N+					41	5	62	70
Milan III 期	1988	601	阴性	5	18	2	82	92
N-					12	2	95	98
N+					27	4		
苏格兰	1985	584	不详	5	24	6	85	88
N-					21	4		
N+					49	14		

续表

研究	时间	病例数	切缘	随访年限	IBTR（%）		总生存率（%）	
					单纯手术	放疗组	单纯手术	放疗组
瑞典	1981	381	阴性	10	24	8.5	78	78
加拿大	1984	837	阴性	10	40	8	72	74
英国	1981	399	不详	5	35	13		
N-					32	9		
N+					39	20		

三、瘤床加量照射的必要性和价值

乳腺癌保乳根治术后 WBI 后瘤床局部加量照射的理论依据是：①虽然乳腺癌有多灶性倾向，在原发灶附近发生的几率最高；②80%~90% 以上的术后局部复发发生在原发病灶瘤床周围；③根据肿瘤负荷梯度分布学说，即使保乳手术获得了阴性切缘，其瘤床及其附近一定距离内的腺体组织仍可能存在较高负荷的亚临床病灶，需要更高剂量的照射才能得到更好的局部控制；④某些乳腺癌存在 EIC，即原位癌在原发灶中的比例超过 25% 并且延及周边正常乳腺组织的病理组织学现象，这可导致保乳治疗后局部复发风险明显增加。因此，在 45~50Gy 的 WBI 完成后予瘤床及其周边腺体组织局部加量至 60Gy 以上，可进一步减低局部复发的机会。对比保乳术后 WBI 加瘤床加量照射和不加量照射的代表性前瞻性研究包括 Romestaing、EORTC 和 Bartelink 的随机对照临床试验，其结果一致性得出瘤床加量放疗可有效降低 0.9%~6.9% 的局部复发率，其中 EORTC 研究中的年龄分层分析进一步显示绝经前患者特别是 <50 岁的患者从瘤床加量放疗中的获益最大。Bartelink 于 2015 年更新报道了其针对 5318 例 I~II 期早期乳腺癌患者比较瘤床加量与否的随机对照研究 20 年随访结果，瘤床加量照射可显著降低局部复发率（9%vs.13%，$P<0.0001$），但不改善 OS（61.1%vs.59.7%，$P=0.323$），而进一步的年龄分层分析却提示瘤床加量照射提高局部控制率与年龄无关。另一方面，部分学者探讨施行扩大切除范围的象限 / 区段切除术获得 2cm 以上的阴性切缘继以免除瘤床照射，然而结果显示单纯行肿瘤象限切除患者的同侧乳腺肿瘤复发率为 23.5%，而加上术后放疗则复发率仅为 5.8%。NCCN 指南推荐较高局部复发风险患者接受瘤床加量治疗，即年龄 <50 岁、淋巴结阳性、淋巴血管侵犯或边缘阳性患者。2017 年 St Gallen 专家共识则推荐仅 60 岁以上无合并局部复发高危病理因素的患者方可考虑免除瘤床加量照射。基于以上多项临床试验结果和指南，尽管目前对瘤床推量照射的常规应用仍存在争议，但本中心认为瘤床加量照射未明显延长治疗时间，也未明显影响美容效果，但降低局部复发风险的效果明确，对于防止手术残腔周围临床未发现的微小残留灶引起的局部复发还是非常有必要的。

四、乳腺癌保乳术后区域淋巴结阳性患者的术后放疗

腋窝淋巴结阳性并不是保乳治疗的禁忌证，而且对于保乳术后腋窝淋巴结转移≥4 个的患者在 WBI ± 瘤床加量照射的基础上进一步对区域淋巴结进行术后放疗已在各大指南

中达成共识。目前存在争议的主要是以下两种情况：①对于腋窝淋巴结转移 1~3 个转移的 N1 患者是否需要术后区域淋巴结放疗；②区域淋巴结术后放疗中内乳淋巴结的预防性照射是否具有临床意义。

针对腋窝淋巴结转移 1~3 个转移的 N1 乳腺癌患者，既往临床实践中一般采用分析患者是否合并局部区域复发的风险因素来个体化选择术后放射治疗，例如年轻、淋巴脉管受侵、淋巴结转移≥20%、组织学 SBR Ⅲ 级、淋巴结包膜外侵犯和不良分子分型等为复发风险因素，特别是对合并≥2 个风险因素的患者复发风险更高。而 Wang 等认为保乳手术后 N1 患者复发风险较改良根治术后患者低，可酌情考虑免除区域淋巴结的术后放疗。随着 2015 年 MA20 研究和 EORTC22922 研究结果公布，这两个研究主要针对保乳术后 N1 患者，分别比较采用术后区域淋巴结放射治疗研究组与无区域淋巴结照射对照组的长期治疗结果，其 10 年 RFS、DMFS 和 DFS、乳腺癌特异性死亡率（breast cancer specific mortality，BCSM）差异均有统计学意义，特别是 EORTC22922 研究中，虽然区域淋巴结放疗组较无放疗组没有明显提高局部控制率，但通过减少远处转移提高 DMFS 达到了 BCSM 的最终获益，详见表 6-8，由此建议 N1 患者采用术后放射治疗。在 2016 年以 NCCN 为代表的各个治疗指南的推荐级别得到了大幅度提升，临床上也逐渐有越来越多的 N1 术后患者开始接受术后放疗和区域淋巴结预防性照射，但目前证据仍未到支持所有 N1 患者均行术后放射治疗的时代，尚有待于更多针对低风险 N1 患者是否需要术后放疗及有效预测 N1 患者复发风险模型的临床研究提供相关数据和方法。

表 6-8　保乳术后 N1 患者比较有无区域淋巴结术后放疗的前瞻性研究

研究	时间	病例数	随访年限	局部复发	DMFS	DFS	BCSM	OS
MA20	2000-2007	1832	10	RFS:95%(RNI)vs. 92%(No RNI) P=0.009	86%(RNI)vs. 82%(No RNI) P=0.03	82%(RNI)vs. 77%(No RNI) P=0.01	10%(RNI)vs. 12%(No RNI) P=0.11	83%(RNI)vs. 82%(No RNI) P=0.38
EORTC 22922	1996-2004	4004	10	LRR:8%(RNI)vs. 19%(No RNI) P>0.05	78%(RNI)vs. 75%(No RNI) P=0.02	72%(RNI)vs. 69%(No RNI) P=0.004	12%(RNI)vs. 14%(No RNI) P=0.02	82%(RNI)vs. 81%(No RNI) P=0.06

注：RNI.regional nodal irradiation

对内乳淋巴结是否应该纳入区域淋巴结术后放疗中存在的争议更大。对于 T3 期或有腋窝淋巴结转移的患者，其内乳淋巴结转移率明显提高，视肿瘤位置的不同，扩大根治术显示转移率可达到 20%~60%。但实际临床上出现明显内乳淋巴结转移的概率仅为 4% 左右。这种内乳淋巴结受累的概率与实际复发率之间的不一致性使一些学者得出结论，认为内乳淋巴结中的亚临床病灶并无实际意义。而临床实际发现，内乳淋巴结复发较低的另一个原因是对内乳淋巴结往往不能作为第一复发部位发现，也就是说，临床发现的内乳淋巴结复发率并不能代表内乳淋巴结的实际转移率和复发率。临床证据上，主要依据 MA20 研究和 EORTC22922 研究的结果，其中后者包括了较多如原发肿瘤位于内象限、淋巴结转移比例较高、合并脉管癌栓等内乳转移高危因素的入组患者,内乳淋巴结在 2016 年 NCCN 指南中的推荐级别得到了明显提升。但需要注意的是,以上两项研究比较的是行区域淋巴结照射(同时包括锁骨上区和内乳区)和不行区域淋巴结照射的治疗结果,而真正对"临床检查内乳淋巴结阴性但具有临床内乳转移危险因素的患者是否需在锁骨上区照射的基础上进一步加上内乳照射"具有指导和循证意义的是 2016 年报道的 DCBG-IMN 研究,1589 例患者接受区域淋巴结术后放射治疗,按患者原发右侧和左侧分为在锁骨上区照射的基础上进一步照射内乳淋巴结组和不照射内乳淋巴结组,随访 8.9 年,结果显示其远处转移率为 27.4% 和 29.7%(P=0.07),BCSF 为 20.9% 和 23.4%(P=0.03),OS 为 75.9% 和 72.2%(P=0.005),第一次显著体现了内乳淋巴结预防性照射对改善生存的价值。另一个影响内乳区放射治疗的因素是放射治疗后心脏的受损,特别是左侧乳腺癌术后的患者。随着放射治疗技术的发展,目前推荐对有内乳转移高危风险的患者,在评估心功能良好的情况下个体化选择行同侧内乳淋巴引流区放射治疗。

(黄晓波　蓝晓雯　谭玉婷)

第五节　早期浸润性乳腺癌保乳术后的大分割放疗

一、大分割放疗的概念和发展过程

早期乳腺癌保乳术的标准模式是全乳常规分割放疗,其处方剂量是 45~50Gy,单次剂量为 1.8~2Gy,后期瘤床加量 10~16Gy。美国的 NSABP 和 RTOG、欧洲的 EORTC 和 DBCG 研究都采用这种常规分割方案,可使乳腺癌保乳术后放射治疗的局部复发率降低 2/3。近年来,这种模式面临着一些挑战,常规分割放疗的总疗程达 5~6 周,会引起治疗费用、护理成本高及医疗资源的紧缺,更对正常组织器官损伤特别是放射性肺损伤、缺血性心脏病有一定影响。因此,保乳术后放疗模式逐渐趋于个体化管理。

近年来,大分割(hypofraction)放疗逐渐成为乳腺癌保乳术后放疗的重要的发展方向,大分割放疗是指提高分次剂量并用较短疗程完成放疗。特点是分次照射剂量增加,而照射次数、总剂量、总的疗程时间低于常规剂量。

虽然保乳术后放射治疗可以使局部控制率达到与根治术相似的疗效,但是这并不意味着它是一个最佳的治疗方案。近代放射生物学的研究表明,早反应组织(包括肿瘤组织在内)和晚反应组织放射损伤和修复是不一样的,为通过剂量分割的变更提高放射治疗的疗效提供了坚实的理论基础。根据放射生物学近年的观点,在改变放射治疗分割方案的时候应该考虑以下因素。

1. 分次剂量　由于晚反应组织损伤与分割剂量的大小密切相关,因此降低每次照射剂量就会增加晚反应组织对于放射线的耐受性。相反,增大每次照射剂量而总的治疗剂量不变就可能产生严重的后期并发症,这一点已在头颈部肿瘤临床研究中得到证实。

2. 照射间隔时间　应该使得靶区内晚反应组织在照射间隔的时间内完成亚致死性损伤的修复,以避免严重的并发症。一般认为两次照射的间隔时间至少 6 小时,才可使得 94% 的细胞损伤得到修复。

3. 总的治疗时间　虽然延长总的治疗时间可以减轻正常组织急性反应,但却可能导致肿瘤控制率的降低,这一点也在头颈部肿瘤治疗中得到了证实。放疗生物剂量模型线性 - 二次(linear-quadrac,L-Q)模型中,α/β 值是一个反映放射敏感性差异的主要指标,不同增殖特征的早反应组织和晚反应组织中 α/β 值不同,早反应组织如头颈部肿瘤 α/β 值通常 >10Gy,而多数晚反应组织如软组织肿瘤的 α/β 值通常都 <3Gy,增殖缓慢的肿瘤细胞或晚反应组织对单次放疗剂量比增殖快的肿瘤 / 早反应组织更敏感。对于 α/β 比值较低的肿瘤如乳腺癌,由于对于分次照射的剂量更加敏感,应用大分割放疗可能增加生物效应。

大分割放疗较于常规分割放疗,放疗疗程明显缩短,降低放射治疗的费用,减轻急性放射损伤,提高生存质量,扩大保乳治疗的应用范围,其肿瘤控制率并不比常规分割的差。有研究显示,在降低总剂量的情况下,适当增加分次剂量并未增加晚反应组织的损伤,这一点通过数学模型得到了证实。此外,由于大分割缩短了治疗时间,也具有加速分割的优势,如果将时间因素考虑在内,应用校正的模型可以发现,其对于肿瘤的效应比应用常规分割而疗程较长的方案并未降低。

二、大分割放疗的临床应用和展望

美国放射肿瘤学会(ASTRO)指南确定,对于保乳术后的早期乳腺癌患者大分割放疗的适应证为:①年龄≥50 岁;②T1-2N0;③未接受过化疗;④接受相对均匀的放疗剂量,射野能较好避开心脏、肺部。指南还表示,对未符合所有 4 项标准的患者,尤其是年轻女性,不应完全否认大分割放射治疗计划。NCCN 指南中推荐的全乳放疗剂量为 45~50Gy,25~28 次,每次 1.8~2Gy;可考虑大分割 40~42.5Gy,15~16 次,每次 2.66Gy。局部复发高危患者(如高级别肿瘤)推荐对瘤床进行加量照射,标准剂量为 10~16Gy,每次 2Gy。

Whelan 等报告的加拿大多中心前瞻性随机对照研究—Ontario 研究是乳腺癌术后放射治疗剂量分割方案的一个重要探索,入组标准为保乳手术后切缘阴性且腋淋巴结阴性的乳腺癌,肿瘤直径 <5cm,乳房最大径 >25cm,共 1234 例。照射靶区为全乳及胸壁,照射技术为切线照射,剂量分割方案随机分为两组:一组是大分割照射,分次剂量为 2.66Gy,总剂量 42.5Gy/16 次 /22 天;另一组为常规剂量分割,即分次剂量为 2Gy,总剂量 50Gy/25 次 /35 天,中位随访达 69 个月。结果显示,大分割组和常规分割组的 5 年的局部无复发生存率相似,分别为 97.2% 和 96.8%,两组的无瘤生存率相似,两组的总生存率也无明显差别,5 年达到最佳或佳的美容结果为 76.8% 和 77.4%。大分割组 5 年的皮肤放射性损伤低于常规分割组,两组的皮肤放射性损伤 0、1、2/3 度分别为 87%、10%、3% 和 82%、15%、3%;皮下组织的放射损伤 0、1、2/3 度分别为 66%、29%、5% 和 60%、33%、7%。对于早期乳腺癌保乳术后患者,短疗程的大分割方案可以替代常规分割方案,其局部控制率、生存率、美容结果及皮肤放射性反应均与常规剂量分割方案没有差别。Sartor 在特约评论中指出,目前从这一研究得出的结论还只适用于符合该研究入组标准的病例,至于超出这一标准的病例是否合适,还应作进一步的研究。腋窝淋巴结阴性、切缘阴性代表了一组预后较好的病例,理论上放射治疗的肿瘤负荷较低,如果肿瘤负荷加大,是否这两种方案保持同样的效果的确有待进一步研究,如 Yamada 的研究中,其病例就是虽然切缘阴性,但是包括了一部分淋巴结阳性的病例。

英国 START 研究指出,5 年的随访证实对于早期乳腺癌女性患者经过手术治疗后,以总剂量更低、次数更少、疗程更短、单次剂量略高的大分割放疗方案在效果和安全性方面与常规分割方案相似。随后研究者报道了 10 年的随访结果,从英国的 35 个放疗中心纳入乳腺癌术后女性患者(pT1-3a,pN0-1,M0),在患者经手术、化疗、内分泌治疗后,研究者将上述患者进行随机化分组。在 START A 研究中,纳入 2236 例女性患者,中位随访时间为 9.3 年,其中有 139 例出现复发事件,比较了 50Gy/25 次、5 周和 41.6Gy 或 39Gy/13 次、5 周方案,41.6Gy 和 39Gy 方案与 50Gy 方案相比,10 年复发率均没有显著差别;但与 50Gy 组相比,39Gy 组的患者正常组织出现中度或显著乳房硬结、毛细血管扩张和乳房水肿,而在 41.6Gy 和 50Gy 组中,正常组织效应并没有显著差异。在 START B 研究中,纳入 2215 例女性患者,中位随访时间为 9.9 年,其中有 95 例出现复发事件,比较了 50Gy/25 次、5 周和 40Gy/15 次、3 周方案,两组的 10 年复发率无显著差异,但与 40Gy 组相比,50Gy 组患者的正常组织中出现乳房萎缩、毛细血管扩张和乳房水肿显著增多。START 临床试验 10 年研究结果显示,大分割在安全性、肿瘤复发率方面与常规方案相似,而正常组织的副作用在大分割组中更少见,可能会逐渐改变临床实践。

发表于 JAMA Oncology 的两项研究表明,与接受常规分割方案的早期乳腺癌患者相比,接受短疗程、大剂量放疗的大分割方案有更好的长期生存质量。来自休斯顿德克萨斯大学的 MD Anderson 肿瘤中心的 Simona Shaitelman 等研究者分析了 287 例年龄≥40 岁的早期乳腺癌保乳术后患者,149 例接受常规分割,138 例接受大分割治疗。研究发现,大分割方案较常规分割方案在放疗期间发生严重皮肤放射损伤、乳房疼痛和出现疲劳的情况更少,且经过 6 个月治疗后,接受大分割治疗组的患者在应付家庭需要方面困难更少。密西根大学安娜堡分校的 Reshma Jagsi 等研究者分析了 2309 例早期乳腺癌保乳术后患者,570 例接受大分割,1731 例接收常规分割治疗,治疗 1 周后出现皮肤反应、乳房疼痛及疲劳的发生率大分割治疗组更低,但 6 个月随访后,两组之间的不良反应并无差别。

目前乳腺癌放疗仍存在以下争议:①乳腺癌全乳照射后是否需瘤床加量。有研究指出,瘤床加量可增加局部控制率,不改善长期总生存率,尤其对年轻患者的获益最大,但同时也会增加纤维化风险。START 研究的分层分析显示,瘤床加量并未显示局部控制率。目前年龄≥60 岁,若为低危复发风险的患者可考虑免除全乳照射后瘤床加量治疗;②既往 ASTRO 中指出年龄≥50 岁是早期乳腺癌保乳术后大分割放疗指征之一,目前已逐渐开放对年龄的限制,≥50 岁已不再是早期乳腺癌保乳术后大分割调强放疗的严格指征;③T1-2N1 部分患者可考虑行大分割放疗,但存在一定心脏与臂丛神经远期损伤的潜在风险;④增殖指数 ki67 是判断细胞增殖程度及化疗敏感性的一个指标,ki67 越高,化疗越敏感。L-Q 模型中,不同的 α/β 值代表了细胞不同的增殖特性,α/β 值越越高者,细胞增殖越快,以上理论基础预示着 ki67 与 α/β 值可能存在正比例关系,若 ki67 较低,α/β 比值低,对分次照射的剂量更加敏感,这对指导是否行大分割放疗有一定临床意义,但目前尚无两者的相关性研究,需要进一步临床研究加以证实;⑤乳腺癌是复杂的异质性疾病,三阴型乳腺癌占乳腺癌的 15%~20%,具有侵袭性临床病理特征,因其增殖能力和复发转移风险高,全乳放疗后 + 瘤床加量放疗可以获得较好的局部控制率,在是否能行大分割放疗现仍有争议;⑥近年来乳腺癌大分割放疗的分割次数在不同研究中不统一,一项英国的前瞻性随机对照研究 FAST 研究纳入 915 例保乳术后淋巴结阴性的乳腺癌患者,对照组为 50Gy/25 次 5 周的常规分割放疗,实验组为每周放疗 1 次,每次 5.7Gy 或 6.0Gy,共放疗 5 次,总剂量为 28.5Gy 或 30Gy,瘤床未行加量,3 年的中期分析结果显示,28.5Gy/5 次组的乳腺不良反应与对照组 50Gy/25 次相似,而 30Gy/5 次组的不良反应较大,这种大剂量分割进一步的疗效和不良反应的研究正在继续进行中。

全乳大分割调强放疗可以减少其邻近重要组织器官的受照射体积及受照剂量,有望降低急性和慢性放射性损伤的发生率,有利于提高乳腺癌保乳术后的美容结果,提高患者生存质量,当然只适用在谨慎、全面地评价大分割方案放疗的肿瘤复发率及正常组织的放射损伤反应前提下。目前大量的前瞻性研究证实了乳腺癌非常规的放射治疗方案具有可行性,今后更多研究结果将为乳腺癌非常规照射提供更多的证据。全乳腺大分割放疗通过大分次剂量照射并相应减少照射总剂量及次数,目前已成为乳腺癌保乳术后放射治疗的研究热点之一,并成为早期乳腺癌保乳术后放射治疗的重要组成部分。

（林潇　黄晓波）

第六节　早期乳腺癌保乳术后的加速部分乳腺放疗

一、加速部分乳腺放疗的理论基础、定义及发展

目前,标准的保乳治疗方案仍是乳房肿物切除术后辅助 WBI45~50Gy,单次分割剂量为1.8~2Gy。由于保乳治疗后乳房局部复发 80%~90% 主要发生在瘤床及其邻近部位,瘤床外复发无论在单纯手术或手术后加 WBI 的患者都是罕见的,因此,可能部分患者尤其是非年轻低危复发患者并没有通过 WBI 获得额外的收益。在早期乳腺癌整体治疗理念从最大耐受治疗向最小有效治疗转换和"Less is more"的发生大趋势下,近 10 多年来,很多研究对保乳术后辅助放疗方式进行了保障疗效同时缩小治疗范围和强度的相关新放疗模式的探讨,提出了部分乳房照射(partial breast irradiation,PBI),即缩小照射体积仅限于瘤床及周围腺体组织,提高单次照射剂量,增加照射频率。除了缩小照射体积以外,越来越多的研究者致力于寻找缩短放疗时间的方法。最早在 1991 年,英国伦敦的学者就对 27 例患者进行高剂量铱 -192 植入(55Gy)放疗并对此进行了初步研究,整个放疗过程在 5 天内完成,美容效果较好,但疗效有待和 WBI 对比。Frank A.Vicini 等在 2001 年提出了"加速放疗"的概念,即在肿瘤切除术后通过组织间植入装置对瘤床进行放疗,持续 4~5 天,并将其与常规放射疗法(每天 1 次,持续 5 周外照射,瘤床照射 1~2 周)进行了配对对比分析,结果表明两组患者 5 年生存情况无明显差异。3 年后 Kuerer H.M. 正式提出了加速部分乳腺照射(accelerated partial breast irradiation,APBI)的概念,指仅照射瘤床及其周围 1~2cm 的正常组织,而非整个乳腺组织;减少靶体积、增加单次分割照射剂量和每天照射频次,一般在 1 周内甚至单次完成治疗。APBI 是基于乳腺癌属于增殖缓慢的肿瘤(其 α/β 值在 3~4,增加单次照射分割剂量能提高整体放射生物学效应)的放射生物学特性进行的大剂量分割照射治疗,在确保肿瘤手术部位及周围的残存癌细胞得到足够照射剂量的前提下,尽可能减少其余大部分的乳腺组织及正常器官(肺、心脏等)所接受的照射剂量。相对于 WBI 治疗时间长、影响患者生活质量较多甚至可能导致乳房切除率升高、与辅助化疗时序配合一般采用先化疗后序贯放疗的不足之处相比,在合适的低危复发患者中采用 APBI 具有以下优点:①将放疗疗程由常规 5~6 周缩短为一周以内,方便患者放疗;②可减轻急性和长期的放射损伤,更好提高生存质量;③消除了放疗与辅助化疗时间配合的难题,可以在术后 8 周内尽早进行;④更符合乳腺癌放射生物学特点,提高分割剂量照射可能增加生物效应;⑤降低放射治疗的费用,扩大保乳治疗的应用范围,更适合中国国情。

二、加速部分乳腺放疗的应用现状、适应证及存在问题

目前开发的常用 APBI 技术包括近距离、外照射和术中放疗等,且逐渐在以 NCCN 为主的指南中形成了以下放疗剂量分割方案推荐:照射瘤床及其周围 1~2cm 的乳腺靶区,外照射处方剂量为 38.5Gy/10 次 /5 天,每次 3.85Gy,每天 2 次;近距离治疗处方剂量为 34Gy/10次 /5 天,每次 3.4Gy,每天 2 次;术中放疗处方剂量 20~21Gy,单次完成。在以 GEC-ESTRO、Vicini、ELIOT、TARGIT-A、RTOG0319 和 NCT02104895 等研究为代表的 APBI 临床Ⅱ、Ⅲ期试验中,其 5 年以上的 IBTR 均较低,与 WBI 比较绝大多数差异无统计学意义(ELIOT、TARGIT-A 除外),尤其以近距离放疗的插植、瘤床气囊植入 MammoSite 以及外照射的调强放疗(intensity-modulated radiation therapy,IMRT)照射技术的局部控制最优,详见表 6-9。而在长期随访的美容结果、心肺并发症和生活质量的报道中,GEC-ESTRO 研究中 APBI与 WBI 比较,2~3 级皮下组织纤维化、美容结果良或优的比例两组间无显著差异,分别为12.0%vs.9.7%,92%vs.91%,2~3 级乳房疼痛发生率 APBI 组相对较好,分别为 8.4%vs.11.9%。其他 APBI 临床研究中也显示了良好的美容结果和更低的心、肺并发症。

表 6-9　APBI 的主要前瞻性临床研究的疗效(同侧乳房局部复发)

研究	研究期别	APBI 技术	病例数	随访时间(月)	LRR(%)	
GEC-ESTRO[85]	Ⅲ期随机	HDR 插植	633	80	0.9	
		WBI	551		1.4	
Vicini[86]	Ⅱ期单臂	MammoSite	1449	60	2.6	
ELIOT[87]	Ⅲ期随机	IORT(电子线)	654	60	4.4	*P*=0.001
		WBI	652		0.4	
TARGIT-A[88]	Ⅲ期随机	IORT(KV-X 线)	996	60	3.3	*P*=0.042
		WBI	1025		1.2	
RTOG0319[89]	Ⅱ期单臂	3DCRT	52	84	7.7	
Livi[90]	Ⅲ期随机	IMRT	260	60	1.4	
		WBI	260		1.4	

注:APBI.acelerated partial breast irradiation;LRR.local relapse rate;HDR.high dose rate;WBI.whole breast irradiation;IORT.intraoperative radiation therapy;3DCRT.three dimensional conformal radiation therapy;IMRT.intensity-modulated radiation therapy

APBI 在早期乳腺癌保乳术后放疗中要得到满意安全的临床疗效,特别是要达到与WBI 相当的同侧乳房局部控制,最关键的因素是找到合适的低危复发风险患者。然而上述的 APBI 研究中仍缺乏统一的入组标准,更有部分研究纳入了一些非低危复发风险的乳腺癌患者,导致其长期同侧乳房局部复发率相对偏高。根据现有研究资料和证据,ASTRO 和ESTRO 于 2009 年推出了 APBI 临床适应证的共识,并分别于 2015 年、2016 年做了重要更新,其关于 APBI 适应证中"低危 / 中危 / 高危"指征列于表 6-10。其中,仅低危组属于"适合人群",可以在临床中开展 APBI 相关治疗;中危组和高危组属于"警示人群",中危患者开展APBI 仅限于严格设计的前瞻性注册研究或临床试验;高危患者不推荐开展实施 APBI。

表 6-10   ASTRO 和 ESTRO 关于 APBI 适应证的共识

	ASTRO2016	GEC-ESTRO2015
低危组		
年龄	>50	>50
BRCA1/2 突变	无	—
肿瘤大小	<2cm(DCIS<2.5cm)	<3cm
肿瘤分期	Tis、T1	T1-2
手术切缘	阴性边缘≥2mm(DCIS≥3mm)	阴性边缘≥2mm
Grade	任何	任何
LVI	不允许	不允许
EIC	不允许	不允许
ER	最好阳性	任何
多中心	单中心	单中心
多灶性	临床单病灶总大小≤2cm	单灶性
肿瘤病理类型	浸润性导管癌(黏液性、小管性、胶质性)	浸润性导管癌(黏液性、小管性、胶质性)
DCIS	允许(X线筛查发现,低中级别分化)	不允许
浸润性小叶癌	最好非小叶癌	不允许
淋巴结转移	pN0(淋巴结活检或者腋窝清扫)	pN0(淋巴结活检或者腋窝清扫)
新辅助化疗与否	不允许	不允许
中危组		
年龄	满足低危组所有条件但年龄40~49岁 50~59岁且至少具备以下一项因素	40~50岁
BRCA1/2 突变	—	—
肿瘤大小	2.1~3.0cm	≤30mm
手术切缘	阴性<2mm(Close)	阴性<2mm(Close)
LVI	局灶性阳性	不允许
EIC	阳性且肿瘤大小≤3cm	不允许
ER	阴性	任何
多灶性	临床单病灶总大小2.1~3.0cm	多灶性(局限该病灶≤2cm)
肿瘤病理类型	浸润性小叶癌	浸润性导管癌(黏液性、小管性、胶质性)
DCIS	不能完全满足低危标准 DCIS≤3cm	允许
浸润性小叶癌	有	允许
淋巴结转移	—	pN1mi,pNa(腋窝清扫)

续表

	ASTRO2016	GEC-ESTRO2015
新辅助化疗与否	不允许	不允许
高危组		
年龄	<50 岁	≤40 岁
BRCA1/2 突变	有	—
肿瘤大小	>3cm	>3cm
肿瘤分期	T3~4	pT2（>3cm）~4
手术切缘	阳性	阳性
Grade	任何	
LVI	广泛阳性	阳性
EIC	>3cm	阳性
ER	阴性	—
多中心	多中心	多中心
多灶性	镜下多灶性 >3cm 或者临床多灶性	多灶性（局限该病灶 >2cm）
肿瘤病理类型	—	
DCIS	单纯 DCIS>3cm	—
浸润性小叶癌	—	
淋巴结转移	pN1~N3	≥4 个阳性或者不明
新辅助化疗与否	是	是

　　现阶段开展的 APBI 中存在的另一个问题是术中放疗（intraoperative radiotherapy，IORT）对局部控制的临床有效性。在 ELIOT、TARGIT-A 两个临床研究中，APBI 组的同侧乳房复发率显著高于 WBI 组，分别为 4.4% *vs.* 0.4%（*P*=0.0001），3.3% *vs.* 1.2%（*P*=0.042），但两组间的 5 年 OS 无显著差异，分别为 96.8 *vs.* 96.9%（*P*=0.59），96.1% *vs.* 94.7%（*P*=0.099）。分析此结果的原因：①两个研究的入组人群包含了部分非低危患者，如患者年龄 ELIOT 和 TARGIT-A 分别设定≥48 岁和≥45 岁，TARGIT-A 甚至包括部分淋巴结阳性 N1 的患者；②对阴性切缘标准无明确定义，IORT 特别是低能 X 线的 Intrabeam-IORT 治疗对靶区照射覆盖能级跌落迅速，要求保乳手术中获得更大范围边界的阴性切缘以保障其治疗有效性和安全性，而阴性切缘距离具体应该≥5mm，还是≥1cm，还有待更进一步的研究去探讨；③IORT 的单次照射模式不太符合肿瘤分次放疗杀灭抑制亚致死损伤修复的放射生物学原则，可能导致潜在的复发风险。因此，基于以上两项临床试验，2106 ASTRO 指南关于术中放疗实施 APBI 专家组共识推荐如下：①医生应该告知患者在两项大型临床试验中 IORT 的同侧乳房复发风险均高于 WBI 组，且需要进行至少 10 年的长期随访以监测肿瘤复发；②采用电子线的 IORT 应仅限于"适合"PBI 的浸润性乳腺癌患者；③低能 X 线的 IORT 应仅限于前瞻性注册研究或临床试验，并且仅限用于"适合"PBI 的浸润性乳腺癌患者。

　　同时，APBI 中对长期美容结果的真实影响是大家关注的另外一个焦点。目前报道的

APBI 研究中，RAPID 研究采用三维适形放疗（three dimensional conformal radiation therapy，3D-CRT）外照射技术，38.5Gy/10 次 /5 天的分割照射方案，进行 APBI 与 WBI 比较，却意外地发现 APBI 的美容结果较 WBI 显著变差，其基线、3 年、5 年的不良美容结果比例分别是 19%、29%、33% 与 17%、17%、13%（P=0.001）。结果提示采用 3DCRT 实施 APBI 仍然存在靶区剂量均匀性欠佳、邻近正常乳腺组织受照过多等技术缺陷；且 38.5Gy/10 次 /5 天的分割照射方案引起的局部乳房和皮下纤维化过于明显导致长期美容结果下降，需要探讨等效前提下更安全的照射分割方案。意大利的 Livi 等采用调强放疗技术（IMRT），30Gy/6 次 /6 天的剂量分割方案进行保乳术后 APBI 照射，与 WBI 相比较，5 年的同侧乳房局部控制率相当，而优或良以上的满意美容结果分别为 92% $vs.$ 85% 和 5% $vs.$ 10%，APBI 组长期美容结果不差于甚至略优于 WBI。因此采用 IMRT 技术与更安全的剂量分割方案是 APBI 外照射技术以后发展的方向。

还有值得注意的是，在各个 APBI 研究中均包含了部分老年更低危复发风险的患者，这部分患者的复发风险甚至可能低到足以免除保乳术后放疗，这将在后面的相关部分进行进一步专题讨论。

（黄晓波　蓝晓雯）

第七节　特殊情况下浸润性乳腺癌保乳术后放疗的精准加减法

一、老年低危复发风险乳腺癌保乳术后免除放疗的可行性

老年乳腺癌患者的年龄定义也存在模糊界限。WHO 将≥60 岁定义为老年人，大部分发达国家将≥65 岁定义为老年人。在我国，60 周岁以上的公民为老年人。与年轻乳腺癌患者相比，老年乳腺癌患者生物学行为更为惰性，如激素受体阳性率更高、HER2 过表达率更低、肿瘤细胞增殖率更慢等。一方面，在同等分期和分子分型下，老年患者的复发风险低于年轻患者；另一方面，乳腺癌患者放疗后期损伤中对生存率最有影响的放射性心脏损伤也是在老年患者中容易表现出来，放射性肺损伤、皮肤软组织损伤的修复等在老年患者中的处理也相对困难。

如何客观地看待老年患者接受放疗的利与弊，如何能够针对个体化风险评估而确定疗效 / 毒性比最高的方案，我们需要从以下方面探讨。

（一）老年患者从全乳放疗中的获益

来自早期乳腺癌试验协作组（EBCTCG）的荟萃分析一致发现，保乳术后进行全乳放疗可以降低 2/3 的局部复发，并且转化成生存的获益。但由于单侧乳腺癌复发率随年龄增长而降低，老年患者接受放疗的获益相对较少，这要求我们需要寻找更具有放疗指征的患者。

（二）老年患者共病对预后的影响

与同期别的年轻患者相比，>75 岁的乳腺癌患者的综合治疗强度可能在每一个环节上都会有所减弱，而且死亡风险增高。因此，在为老年乳腺癌患者选择治疗方案时，应该考虑其生物年龄，尤其是生理年龄。

老年患者的肿瘤生物学特性和对治疗的反应与年轻患者不同。另外，老年患者对抗肿

瘤治疗的耐受性也下降。老年患者共病发生率增加并影响肿瘤预后和治疗耐受性。一些老年肿瘤患者常合并充血性心衰、糖尿病、肾功能不全、痴呆、抑郁、贫血、慢性感染、骨质疏松、压疮等。一项用 SEER 数据分析了诊断为Ⅰ~Ⅲ期的老年患者（≥66 岁），患有糖尿病的患者因化疗毒性导致住院率增加和更高的全因死亡率。

老年综合评估（comprehensive geriatric assessment，CGA）是用来客观评价健康的系统程序，评估影响老年肿瘤患者预后和治疗选择的合并症和功能状态。CGA 纳入 8 项评估指标（脏器功能状态、可能影响肿瘤治疗的共病、复方用药、营养状态、认知能力、心理健康、社会经济支持和老年综合征）预测老年肿瘤患者的机能年龄。虽然 CGA 为医师制定治疗计划和管理共病提供了很多帮助，但这个复杂的评估程序非常耗时，对患者也不方便操作。Hugh 及其同事在此基础上改良成肿瘤特异性老年评估（CCGA），纳入 7 项评估指标（脏器功能状态、共病、复方用药、认知能力、心理健康、社会经济支持和营养状态）并在临床上得到验证。

Clough-Gorr 用 CCGA 评估了诊断为Ⅰ~Ⅲ期的≥65 岁的乳腺癌患者，发现排除年龄和分期的影响后，有≥3 个 CGA 指标问题的患者 5 年和 10 年全因死亡率和乳腺癌相关死亡率是其他患者的 2 倍。

（三）老年患者复发的低危因素

1. 年龄　年龄越大的女性，局部复发率越低。Milan Ⅲ期临床试验提示乳腺象限切除加腋窝淋巴结清扫后，随着年龄增加，同侧乳腺局部复发风险降低。年龄 <45 岁的同侧乳腺复发率为 17.5%，而年龄 >55 岁的为 3.8%。EBCTCG 2005 年的荟萃分析也发现年龄 >70 岁者局部复发风险（13%）比 <50 岁者（33%）低，术后放疗对 <50 岁者降低 5 年复发风险的绝对受益较大（22%），而 >70 岁者绝对受益较小（11%）。

2. 肿瘤特征　肿瘤越小、分级越低，局部复发风险越低。EBCTCG 2005 年和 2011 年的两个荟萃分析均发现，病理 3 级肿瘤复发风险高于 1~2 级肿瘤；T1 肿瘤的复发风险低于 T2 肿瘤的。

3. 淋巴结状态　EBCTCG 2005 年的荟萃分析发现，保乳术后淋巴结阴性者局部复发风险（23%）比淋巴结阳性者局部复发风险（41%）低，术后放疗对于淋巴结阴性者降低 5 年复发风险的绝对获益（从 23% 降至 7%）小于淋巴结阴性者（从 41% 降至 11%）。EBCTCG 2011 年的另一个荟萃分析结果也相似，保乳术后淋巴结阴性者复发风险（16%）比淋巴结阳性者（43%）低；经亚组进一步分析后发现，淋巴结阴性者 50~59 岁组放疗能降低绝对复发转移风险为 15%（从 30% 降至 15%），>70 岁组降低 9%（从 18% 降至 9%）。

4. 分子亚型　Voduc 等发现 luminal A 型是预后最好的乳腺癌分子亚型，保乳术后 10 年 OS 接近 95%，辅助放疗后 10 年局部无复发率达到 92%；而 HER2 阳性型和基底细胞样型的局部复发风险最高，10 年局部复发率分别为 21% 和 14%。

5. 内分泌治疗　保乳术后辅助 TAM 可降低局部复发率。老年患者 ER 表达水平较高，TAM 的效应随着 ER 表达水平的增高而增加。与 TAM 相比，AI 可进一步降低 IBTR。2010 年的辅助内分泌治疗荟萃分析发现，5 年 AI 组的独立局部复发风险低于 5 年 TAM 组。

以上数据提示，年龄大、小肿瘤、病理分级低、淋巴结阴性、ER 阳性、合并内分泌治疗均是复发低危因素。有数个随机临床试验比较了保乳术后单用 TAM 对比 TAMRT 的疗效（表 6-11）。这些研究均是基于低危复发患者可能从减免辅助放疗和（或）内分泌治疗中获益的假设开展的。可以看出，虽然保乳术后放疗仍然可以降低低危乳腺癌的局部复发率，但绝对

表 6-11　低危复发患者保乳术后辅助放疗的随机研究

研究	患者数	随访(年)	年龄(岁)	肿瘤大小	治疗分组	局部复发率	P 值
NSABP B21［106］	1009	8.0	不限	<1cm	TAM	17	<0.001
					TAMRT	3	
					RT	9	
Winzer［107］	361	10.0	45~75	≤2cm	手术	34	<0.001
					手术 +RT	10	
					手术 +TAM	8	
					手术 +TAMRT	9	
Potter［108］	869	4.5	绝经后(平均 66)	≤3cm	TAM/AI	6	<0.001
					TAM/AI+RT	2	
Fyles［109］	769	5.6	>50	≤5cm	TAM	8	0.001
					TAMRT	1	
Tinterri［110］	749	5.0	55~75	<2.5cm	手术	3	0.07
					手术 +RT	1	

获益率较低。而且,所有研究均未发现放疗组和未放疗组之间有远处转移率和总生存率统计学差异。

(四) NCCN 指南推荐

除外临床病理特点,在同样的病理分期下绝对复发率随着年龄增加而逐渐下降,因此探讨减免保乳术后放疗首先应着眼于老年患者。对老年乳腺癌低危患者能否免除放疗的前瞻性随机对照研究主要有 3 项,详见表 6-12。

表 6-12　对比老年患者保乳术后是否接受全乳放疗的前瞻性研究

研究	患者数	年龄(岁)	肿瘤大小	淋巴结	激素受体	切缘	中位随访(年)	IBTR XRT +TAM	IBTR TAM	OS XRT +TAM	OS TAM
GALGB 9394	636	≥70	≤2cm	阴性	ER 阳性	阴性	12.6	2.0%*	9.0%*	67.0%	66.0%
PRIME II	1326	≥65	≤3cm	阴性	HR 阳性	阴性	5.0	1.3%*	4.1%*	93.9%	93.9%
TBC	151	>60	≤2cm	阴性	luminal A	未说明	10.0	5.0%	1.3%	不详	不详

注:* 差异有统计学意义

CALGB9343 研究发现,虽然两组患者间的肿瘤局部复发率存在着明显的统计学差异(9% vs.2%, P=0.0125),但乳腺癌特异性生存率及总生存率的差异不明显。苏格兰 PRIME Ⅱ研究术后有无 RT 组 5 年 LR 率分别为 1.3% 和 4.1%,该研究设定的无效假设为有无 RT 组的 5 年 LR 率分别为 2% 和 5%,绝对值相差不超过 3%。PRIME Ⅱ有无 RT 的结果和加拿大研究的临床低危 luminal A 型患者如此接近(5% vs.1.3%),提示虽然术后 RT 仍然可以降低复发风险,但是复发的绝对值相当低,换算到生存获益几乎未体现出显著价值。

依据以上随机临床研究,NCCN2017版老年成人肿瘤指南推荐年龄≥70岁、I期、ER阳性的保乳术后阴性切缘老年女性乳腺癌患者,当有可能完成5年内分泌治疗时,可考虑免除术后放疗。

(五)哪些老年乳腺癌患者可能安全地减免术后放疗

既往文献报道,放疗非常有效和耐受性好,单单老龄不是放疗的减免理由。在给老年乳腺癌患者选择治疗方案时,还需考虑到患者寿命。用生理年龄来估算寿命并不可靠。Walter和Covinski推荐的寿命表可以用来估算给定年龄的剩余寿命。放疗医师在治疗有高危非癌症死亡竞争风险的老年肿瘤患者时,必须非常小心以免过度治疗,同时也要避免低估了有少数严重合并症的老年患者的寿命而导致治疗不足。

在2017年St Gallen大会上,关于老年早期乳腺癌保乳术后放疗投票结果:ER阳性绝经后患者,如为低风险基因组评分、淋巴结阴性、接受内分泌治疗的情况,12.2%的专家认为年龄≥65岁可避免放疗;26.5%的专家认为年龄≥70岁可避免放疗;8.1%的专家认为龄≥74岁可避免放疗或弃权;53.1%的专家认为并存多种疾病可避免放疗。

综上,年龄≥70岁、I期、ER阳性的保乳术后阴性切缘老年女性乳腺癌患者,当有可能完成5年内分泌治疗时,有免除术后放疗的指征,但仍需告知患者目前的研究证据显示尽管保乳术后放疗并不提高总生存率,但仍能降低2/3的局部复发风险。最终是否放疗的抉择,要综合考虑生理年龄、预期寿命、风险、获益程度、治疗耐受性、患者意愿和潜在的治疗困难。

(谭玉婷 黄晓波)

二、临床阴性前哨淋巴结活检阳性乳腺癌保乳术后放疗对腋窝处理的价值

腋窝淋巴结状况是影响乳腺癌患者预后和确定治疗方案的最重要因素之一,因此腋窝淋巴结清扫术(axillary lymph node dissection,ALND)一直是乳腺癌外科治疗的重要组成部分。ALND的价值在于能够切除肉眼可见的病灶,NSABP B-04试验对cN0的可手术早期乳腺癌患者分别行乳腺癌根治术、全乳切除术+区域淋巴结放疗和全乳切除,经过25年的随访,三组的各项生存率无统计学差异,使用不同的局部治疗手段并不能改变生存率。NSABP B-32试验也进一步证实对于临床阴性、病理阳性的亚临床病灶,ALND进行得再充分也不能进一步提高生存率,而腋窝放疗也许能够获得局部区域控制率的提高,并且通过远隔杀灭效应降低远处转移风险。而ALND后的上肢感觉异常、运动障碍甚至因淋巴回流障碍所致的上肢水肿严重影响了乳腺癌患者术后生活质量。2012年SEERs的研究中,上肢水肿和手臂麻木的发生率均是ALND+腋窝照射>ALND>腋窝照射,因此有必要探讨腋窝放疗能否替代ALND从而减少并发症。20世纪90年代的临床研究发现,乳腺的淋巴液引流有规律可循,乳腺癌转移到腋窝的第1个(第1站)淋巴结,也是最先接受肿瘤转移的淋巴结,即前哨淋巴结(sentinel lymph node,SLN),可以准确地反映腋窝淋巴结受累状况。前哨淋巴结活检(sentinel lymph node biopsy,SLNB)的问世是乳腺癌手术治疗的一个里程碑,使SLN阴性的患者免于ALND,这部分患者的5年DFS和OS与ALND组差异无统计学意义,并能明显降低因ALND带来的并发症。因此对于临床检查腋窝淋巴结阴性、SLNB阳性的保乳术患者,可否以腋窝术后放射治疗取代传统的淋巴结清扫术,如何筛选出这些SLN转移的低危乳腺癌患者,从而避免ALND的过度治疗是目前研究的热点。

(一) SLN 微转移乳腺癌保乳术后的腋窝处理

美国癌症联合会(ASCO)乳腺癌分期规定 pN1mi 定义为淋巴结微转移,即区域淋巴结肿瘤病灶最大径 >0.2mm,但≤2.0mm,或单张组织切片不融合或接近融合的细胞簇 >200 个细胞。在 IBCSG23-01 试验中,共 934 例 cT1-2N0,SLN 微转移患者随机分为两组:保乳术后全乳放疗(或全乳切除术后观察或术中放疗)和 ALND 组,研究前哨淋巴结微转移是否行 ALND 对患者生存率的影响。结果显示,两组的 5 年 DFS 及 OS 的差异均无统计学意义。而且在该研究的研究组中,仅 68% 的患者接受了保乳手术后 WBI 时切线野可照射到低位腋窝,而其余接受保乳手术术中放疗或全乳切除,这部分患者相当于未接受任何腋窝处理,但其复发风险仍较低。因此 NCCN 指南推荐 SLN 微转移接受保乳术后全乳放疗的患者可免除 ALND。然而,2015 版《中国抗癌协会乳腺癌诊治指南与规范》提出只对单个 SLN 微转移并接受保乳术的患者推荐免除 ALND,而对于保乳术合并多个淋巴结微转移及全乳切除术 +SLNB 的患者需要进行 ALND。因此目前对 SLN 微转移的腋窝处理尚有争议,首先推荐 ALND,但需了解其复发风险较宏转移更低。

(二) SLN 宏转移(包含微转移)乳腺癌保乳术后的腋窝处理

Z0011 试验入组了 856 例 cT1-2N0 前哨淋巴结活检 1~2 个阳性患者,全部行保乳术,随机分配到 SLNB 组和 ALND 组,术后均接受全乳放疗。中期随访结果显示两组的 5 年 DFS 和 OS 均无统计学差异。在 2016 年的 ASCO 会议上的 10 年随访数据也显示两组的局部区域复发、DFS、OS 均无显著差异。该试验即便在 ALND 组发现 27.3% 的非前哨淋巴结转移,非 ALND 组腋窝复发的概率仍非常低,约为 1.5%,可能因为所有的患者都进行了保乳手术并接受全乳放疗,采用切线野 / 高切线野照射,包含了大部分腋窝。在 AMAROS 研究中,同样是入组 cT1-2N0 的患者,82% 进行保乳术,SLN 转移被随机分为腋窝放疗组(腋窝野 / 腋锁联合野)和 ALND 组,结果显示,两组的 5 年腋窝复发率(1.2%vs.0.4%)、DFS 和 OS 无统计学差异,而腋窝放疗组较 ALND 组有更低的淋巴水肿发生率(10.8% vs.23.2%,P<0.001)。该试验表明,对于早期乳腺癌临床腋窝阴性的患者,在腋窝放疗和 ALND 获得区域控制效果相当的情况下,腋窝放疗出现腋窝并发症的概率更低,可以选择腋窝放疗代替 ALND。AMAROS 的研究发现 33% 的非前哨淋巴结转移,而 Z0011 试验为 27.3%,因此,在 AMAROS 试验中完全符合 Z0011 试验入组标准的保乳术后患者非前哨淋巴结转移率 <30%,可以考虑只做腋窝局部处理(ALND/ 腋窝照射)而不进行更大范围的区域淋巴结照射也能有较好的预后;但是对于不符合 Z0011 入组标准的患者,后续补充的腋窝淋巴结加区域淋巴结放疗有一定的临床价值。OTOASOR 研究在 2016 年更新的 8 年随访结果表明腋窝放疗组和 ALND 组在腋窝复发、总生存率和无病生存率均无统计学差异。相比于 Z0011 和 AMOROS 研究,OTOASOR 研究有更高的非前哨淋巴结转移率(38.5%)。对 IBCSG 23-01、Z0011、AMOROS 和 OTOASOR 研究的比较见表 6-13。

这样的研究结果提示,对于临床检查腋窝淋巴结阴性、SLNB 阳性保乳术后的患者,以腋窝术后放射治疗取代传统淋巴结清除术是可行的,甚至对于足够低危的患者可以不做腋窝处理。但仍存在一些问题亟待解决:①如何判断此类患者的腋窝和其他局部区域的复发风险:一方面,如何筛选出足够低危的患者进一步免除腋窝照射从而更好地在保障相同疗效的前提下,保留腋窝功能减少腋窝并发症;另一方面,对于高危患者,随着临床复发风险因素的增多,非 SLN 转移风险随之升高,进一步腋窝处理(腋窝放疗或 ALND)的需求也大大提升,

表 6-13 IBCSG 23-01、Z0011、AMOROS 和 OTOASOR 研究的比较

研究	T 分期	腋窝淋巴结	保乳术（%）	放疗技术	非 SLN+（%）	腋窝复发		总生存率	
						ALND（%）	腋窝放疗（%）	ALND（%）	腋窝放疗（%）
IBCSG 23-01	cT1-2	微转移	91	—	13.0	1.0	1.0	97.6	98.0
Z0011	cT1-2	SLN（1-2）+	100	切线野 / 高切线野	27.3	0.6	1.3	83.6	86.3
AMOROS	cT1-2	SLN+	82	腋窝野 / 腋锁联合野	33.0	0.4	1.2	93.0	93.0
OTOASOR	cT1-2	SLN+	84	锁骨上 / 下区	38.5	2.0	1.7	77.9	84.8

因此，如何建立系统可靠的非前哨淋巴结转移风险预测模型就成了解决这个问题的关键；②这类患者接受腋窝照射时，究竟是采用 Z0011 研究方法的切线野 / 高切线野照射，还是采用 AMOROS 研究方法的专设腋窝野 / 腋锁联合野照射？建议对于中低危患者可采用切线野 / 高切线野照射低位腋窝即可，而高危患者则需采用 AMOROS 研究方法的腋窝野 / 腋锁联合野照射全腋窝 ± 锁骨上区。随着乳腺癌全身治疗和局部治疗手段和技术的提高，研究临床检查腋窝淋巴结阴性、SLNB 阳性保乳术后患者腋窝术后放射治疗取代传统淋巴结清除术的有效性和安全性，势在必行。

（蓝晓雯 黄晓波）

三、新辅助化疗后病理完全缓解乳腺癌保乳术后放疗临床决策的加减法

乳腺癌的治疗理念已经从局部疾病转变为全身疾病，随着近几年的研究，术前新辅助治疗的应用越来越广泛。新辅助化疗是术前的辅助化疗，疗效等同于术后的辅助化疗，其意义在于可以使肿瘤缩小利于手术完整切除，对于有保乳意愿的患者实现保乳，同时起到体内药敏试验的作用，从而更好地指导术后化疗方案的选择。新辅助化疗是局部晚期乳腺癌的标准治疗方案，随着对新辅助治疗模式认识的加深，其应用已从局部晚期乳腺癌的降期治疗延伸至早期乳腺癌综合治疗的重要组成部分。新辅助化疗后获得病理学完全缓解（pCR）是远期生存获益的一个重要的预后因素，受到越来越多的关注。pCR 在临床上定义为 ypT0ypN0，指的是乳腺原发灶及腋窝淋巴结均无乳腺恶性肿瘤细胞。新辅助化疗后获得 pCR 的乳腺癌患者对化疗的反应好，可获得较好的预后，也应用于侵袭性较高的早期三阴型和 HER2 阳性型乳腺癌。

放射治疗作为乳腺癌综合治疗中重要的局部区域治疗手段，术前及术后的临床和病理评估是放疗指征的重要参考。乳腺癌保乳术后全乳放疗能够减少局部区域复发，提高总生存率，这已经成为共识。保乳术后，通常推荐腋窝淋巴结转移的患者行全乳和区域淋巴结放疗；而腋窝淋巴结阴性的患者行全乳放疗，免除区域淋巴结照射。

早期乳腺癌患者主要根据术后病理高危因素来决定是否放疗，新辅助化疗患者的术后病理不能准确反映疾病的初始信息，给术后放疗的决策带来困扰。目前缺乏大规模前瞻性随机临床研究的证据，新辅助化疗患者术后放疗的适应证尚未明确建立。

对于新辅助化疗后取得 pCR 对保乳术后影响放疗决策的关键因素缺乏相关证据,而以往的回顾性研究绝大多数探讨的是新辅助化疗后 pCR 全乳切除术后放疗(postmastectomy radiation therapy,PMRT)的价值。Marks 和 Prosnitz 认为化疗前腋窝淋巴结阳性是影响放疗决策的重要因素,仅通过化疗的反应性来减免放疗会增加乳腺癌死亡率。然而,Fowble BL 提出新辅助化疗后淋巴结病理转阴,放疗可能并不会使患者获益。法国和韩国的回顾性研究表明临床Ⅱ、Ⅲ期患者在新辅助化疗后取得 ypN0,全乳切除术后放疗未能提高生存获益。这两个研究年代相对较近,现代系统治疗的加强,包括化疗、内分泌治疗及靶向治疗等,使得患者复发的风险进一步减低,但该研究并未对Ⅱ期和Ⅲ期患者分别进行分析。McGuire 9 的研究中 106 例患者在新辅助化疗后获得 pCR,其中包含 74 例Ⅲ期患者。Ⅲ期患者在非放疗组和放疗组的 10 年局部区域复发率为 33.3% 和 7.3%(P=0.040)。可见对于Ⅲ期以上的患者,即使在新辅助化疗后能够取得 pCR,仍然具有高复发风险。然而,对于Ⅰ、Ⅱ期患者,pCR 后非放疗组和放疗组的局部区域复发未见明显差异。类似的,中国医科院肿瘤医院进行的一项回顾性研究分析新辅助化疗后取得 ypN0 的临床 T1-3N1M0 期乳腺癌患者 PMRT 的价值,得出术后放疗能明显降低远处转移率并提高无病生存;在分层分析中,术后放疗对于Ⅲ期患者能降低局部区域复发率,而Ⅱ期患者则未能降低。

对于新辅助化疗后淋巴结转阴的患者能否免除区域淋巴结放疗,目前没有大型的临床试验研究结果证实。正在进行的 NSABP B-51/RTOG1304 Ⅲ期临床试验入组 cT1-3N1M0 乳腺癌,在新辅助化疗后行全乳切除术或保乳术,对腋窝 pCR 的患者按照是否进行区域淋巴结照射随机分成两组,主要研究终点是 10 年无病生存期,次要研究终点为总生存和无局部区域复发生存等,具体的方案流程见图 6-1。该研究的结果能够为早期乳腺癌接受新辅助化

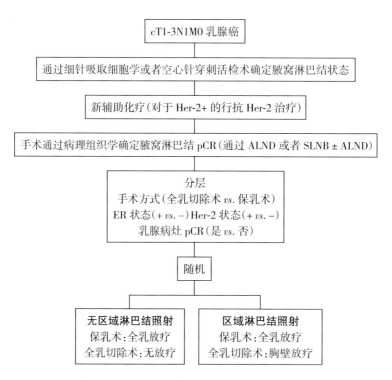

图 6-1　NSABP B-51/RTOG1304 临床研究

疗后取得病理降期提供是否能从局部区域放疗获益的证据。NSABP B-18 和 B-27 临床试验的联合分析分别对全乳切除术和保乳术两个亚组进行分析,结果表明,无论是新辅助化疗 + 全乳切除术还是新辅助化疗 + 保乳术后仅行乳房照射,是否取得 pCR 均是局部区域复发的预后因素。尤其对于新辅助化疗后淋巴结转阴的患者,无论乳房病灶是否获得 pCR,局部区域复发风险比淋巴结无 pCR 的患者低。在 224 例新辅助化疗后接受保乳术的淋巴结转阴的患者中,10 年局部和区域复发率较低,分别为 7%~10% 和 0%~2.4%。可见病理反应对于局部区域复发风险有着重要的影响,甚至会削弱年龄、腋窝淋巴结临床分期的影响。这部分患者可归到低危风险组,可以认为保乳术后无需增加区域淋巴结照射也具有良好的预后。但是需要注意的是,NSABP B-18 和 B-27 临床试验的入组对象是早期乳腺癌患者,新辅助化疗后 ypN0 的保乳术后患者进行乳房照射,10 年局部区域复发率 <10%,这部分预后相对较好的患者处于区域淋巴结放疗获益的边缘地带。该研究的另外一个缺陷在于没有对保乳术后区域淋巴结照射与否纳入对照分析,对于新辅助化疗后 pCR 的区域淋巴结的照射价值有待正在进行的 NSABP B-51/RTOG1304 临床试验探究,其结果将能更好地评估这部分患者从放疗中的获益。

新辅助化疗后对于乳腺病灶获得 pCR 的患者,目前没有循证医学证据来指导后续的治疗,需要解决的问题有以下几个:①能否以根治性放疗替代保乳术加术后放疗;②术前能否根据磁共振检查或者彩超确定病理缓解状态;③术后瘤床靶区的确定。

对于新辅助化疗后 pCR 乳腺癌保乳术后的患者,行术后放疗的目的不仅要提高局部区域控制,同时还要通过远隔杀灭效应来取得无远处转移生存的提高,从而提高无病生存及总生存。如何筛选出术后放疗的获益人群和豁免人群,从而合理地选择术后放疗有待进一步的临床研究揭示。

(蓝晓雯　黄晓波)

第八节　乳腺癌保乳术后的放射治疗技术

一、体位固定及扫描技术

(一)体位固定技术

在乳腺癌患者术后的放疗过程中,患者的体位固定尤其重要,它是实现"三精治疗"(精确定位、精确设计、精确治疗)的基础,直接影响治疗效果,体位固定装置已经成为保证放疗体位重复性和准确性的重要一环。特别是随着三维适形放射治疗(3D-CRT)和调强放射治疗(IMRT)技术的应用,根据患者的身体条件和照射技术的要求进行个体化的体位固定,在提高治疗摆位准确性的同时,尽量减少心肺、血管等危及器官的受量。

1. 影响体位固定效果因素

(1) 术后患者配合程度的影响:患者因术后瘢痕挛缩引起上肢上举的力度、外展程度、两腿并拢等情况导致乳腺托架的碳纤底板与患者背部不完全接触、身体不自主左右晃动、牵拉身体旋转,影响摆位治疗的重复性和稳定性。

(2) 体表标记稳定性的影响:身体不自主下滑程度及体型偏胖、乳房组织的活动度较大、皮肤松弛等均会引起体位的改变,从而影响体表标记线位置的准确性及每次摆位时患者在乳腺托架上位置的重复性。

（3）患者心理及情绪的变化的影响：患者随治疗次数的增多，患者紧张感消失，依从性改变导致治疗体位的变化。

2. 乳腺癌治疗固定方式

（1）乳腺托架固定：乳腺托架是最常用的乳腺治疗体架，主要由可调整倾斜角度的背部斜坡、臂托、头枕、臀托等限位装置组成。调整倾斜角度可以有效地调整胸壁呈水平位，保证乳房组织的稳定性。通过臂托及腕托使手臂尽量外展上举，达到患侧腋窝充分暴露及上肢放置舒适的效果。头枕主要保证头颈位置稳定，保证锁骨上区野照射的准确性。臀托限制身体的头脚方向位移，减少身体不自主下滑问题的产生。此种固定方式满足患者手臂可以自由上举进行 3D-CRT 放疗的患者（图 6-2）。

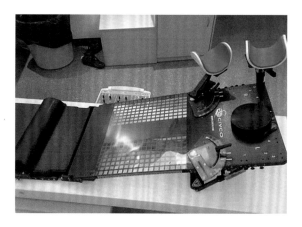

图 6-2　3D-CRT 放疗固定装置（图片由作者姜晓勃提供）

（2）真空负压垫固定：真空负压垫是由具有隔水、耐磨、不透气等特点的特殊布料制作成的带气嘴的密封囊状袋，内部填充微小泡沫粒，可以根据患者的体型特点进行塑形。个体化的真空垫使患者得到有效固定和塑形，对背部、头部、手都有支撑和卡位作用（图 6-3）。

（3）热塑膜固定：热塑膜是有机高分子聚酯材料，常温为坚硬的片状，在 65~70℃热水浸泡 8 分钟后变柔软，可以按照患者体表轮廓进行塑形，常温 15 分钟后冷却定型。结合碳纤底板对患者胸部、颈部进行热塑膜固定，特别是可以固定患者下颌、锁骨上区的位置，同时使用蜡块制作补偿膜固定在热塑膜表面（图 6-4）。

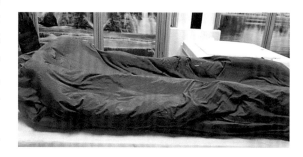

图 6-3　真空负压垫固定（图片由作者姜晓勃提供）

（4）组合式固定：常见的组合固定方式有乳腺托架＋真空负压垫、乳腺托架＋真空负压垫＋热塑膜，主要用于调强治疗的患者（图 6-5）。

（5）俯卧架固定：对于乳房组织较大的患者进行保乳术后放疗，可以采用俯卧

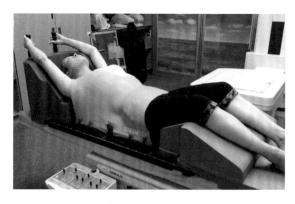

图 6-4　热塑膜固定（图片由作者姜晓勃提供）

位固定。可以通过重力作用有效的实现乳房组织自然下垂,远离心肺及心血管等组织,减少受照剂量(图6-6)。

3. 保乳根治术后放疗体位固定原则和方法

(1)体位概述:头偏健侧,下颌抬高,患侧手臂外展上举,健侧手臂可上举也可平放于体侧,自然平卧背部稍微垫高,必要时臀部使用臀垫。

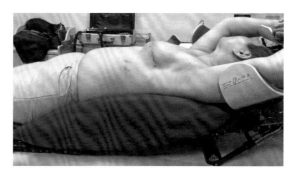

图6-5　组合式固定(图片由作者姜晓勃提供)

(2)固定装置:负压真空垫(发泡胶)、颈胸联合体膜 ± 腹部体膜。发泡胶需完整包全固定头、颈、胸部、上腹部,患侧发泡胶高度不超过腋后线,同时需包上臂、肘关节,背部稍微楔形垫高 10~15°,使胸廓前线与床平行。头颈下颌用 U 型面膜固定。腹式呼吸明显的患者需加腹部体膜固定。

(3)头颈位置:头偏向健侧(以胸锁乳突肌内缘与纵向激光平行为准),下颌抬高以充分暴露锁上下颈区域。

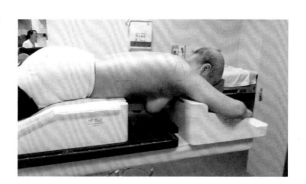

图6-6　俯卧架固定(图片由作者姜晓勃提供)

(4)手臂位置:双手上举或单手上举、对侧手平放体侧。患侧手臂外展 90° 加上举 90°+(10~30)°(避免挤压锁骨上皮肤,保持皮肤无皱褶),患侧手在发泡胶上须有明确抓手固定位;健侧手臂可选择上举置头顶,也可平放体侧低位水平(以不挡住对侧激光点标记为准)。

(二) CT 模拟定位扫描技术

1. CT 定位体表标记　乳腺原发灶瘤床手术瘢痕(标记需与瘢痕等长)、腋下前哨淋巴结切口瘢痕,可触及乳腺边界标记,如有引流口也需单独标记。40 岁以下年轻患者需标注对侧乳腺边界。

2. 激光标记点　CT 参考点,当腹式呼吸不明显时可选取乳房皱褶下 2cm 标记,中点必须选取放置在体正中线;如腹式呼吸明显时则中点选择放置在胸骨上体正中线,两侧放在发泡胶,并同时在乳房皱褶下水平标注两个水平摆位点。同时体正中线再于胸廓入口水平多标记一激光标记点用于身体纵轴摆位。

3. 扫描范围　第 6 颈椎上缘(上界)、第 2 腰椎下缘(下界),右侧患者需扫全肝脏。

(三) 呼吸门控技术

放射治疗后心血管并发症是造成非乳腺癌死亡增加的最主要因素,尤其是左侧乳腺癌。因此,探求减少乳腺癌患者肺及心脏的照射体积和照射剂量的放射治疗技术在当前尤为重要。呼吸运动研究表明,深吸气可以使心脏远离胸壁,减少高剂量区内的心脏体积,从而降低心脏受量。呼吸门控技术(active breathing coordi-nator technique,ABC)能较好地限制靶区的运动,同时吸气后屏气使肺容量增大,心脏远离胸壁。

　　ABC 技术是指在定位和放疗前患者使用 ABC 进行呼吸训练,反复训练数次,当屏气时间符合定位及放疗要求、患者无明显不适时,即可实施 CT 定位及放疗。

　　乳腺癌术后放疗同时配合 ABC 技术可以有效降低患者心脏的受照剂量和受照体积,从而减轻对心脏的放射性损伤。患者行保乳术后,采用全乳切线放疗时,应当将对侧乳腺的受照量考虑在内,切线的角度越深,对侧乳腺的受照量会越多。张秋实等对 50 例行保乳术后的乳腺癌患者分别在深吸气下放疗和自由呼吸下放疗,结果显示,患者在深吸气时心脏受照剂量和受照体积明显低于自由呼吸时受照剂量受照体积。

　　Remouchamps 等进行了全乳外照射结合 ABC 装置的研究,选择自由呼吸(free breathing,FB)时心脏受照体积 >2.0% 的 5 例早期左侧乳腺癌患者比较 FB 和 ABC 计划,结果表明,结合 ABC 装置心脏接受 30Gy 的体积(V30)减少 3.6%,心脏 NTCP 减少 1.5%。Remouchamps 等对 15 例乳腺癌患者(左侧 9 例,右侧 6 例)配合 ABC 装置进行深切线野(包括内乳淋巴结)照射,比较适度深吸气呼吸控制(moderate deepinspirationbreathhold,mDIBH)与 FB 时肺和心脏的受照体积,结果表明,mDIBH 将心脏 V30 降低了 81.0%($P<0.01$);肺 V20 由 20.4% 降至 15.2%($P<0.01$)。

　　研究显示,在深吸气下放疗可对心脏起到保护作用。数据显示,FB 时患者的心脏 V30 平均值、Dmean 平均值均明显大于 mDIBH 时($P<0.05$),表明患者在深吸气下放疗能够有效减少患者心脏的受照剂量。同时,还能够减少受照体积,最大程度上减少了患者心脏功能受损,从而促进术后心功能的恢复,提高了患者的生活质量。

　　保乳术后辅助放疗时应重视对患者心脏的保护,尤其是对左心室等心脏重要部位的保护,应当尽可能降低患者心脏的照射剂量。保乳术后深吸气下放疗可以有效减少患者在呼吸运时出现的乳腺靶区移位现象,提高放疗的精确程度,有效降低心脏受照的剂量,从而减少并发症的发生率。

二、放疗物理技术

(一)保乳术后乳房照射

　　乳腺癌作为最早应用放射线进行治疗的疾病,由于初期 X 线能量低,皮肤反应大,照射剂量难以达到临床要求,放射治疗效果并不明显。随着 ^{60}Co 和医用直线加速等具有高能辐射源的放射治疗设备出现,放射治疗才成为乳腺癌治疗的主要手段之一。1945 年,Mustakiallio 对保乳术后病例行切线野照射 2100cGy(6×350cGy),并同时照射腋窝及锁骨上区,在后期随访中发现该组患者总生存与根治术手术相同,但局部肿瘤复发率为 20%。1955 年 Guy's 医院的研究显示,保乳手术加放疗的效果与根治性手术疗效具有可比性。因此,美国国立癌症研究所发表报告认为,保乳手术加放疗对大多数 I、II 期乳腺癌是合理的选择。

　　早期保乳术后的放射治疗采用 ^{60}Co 进行治疗,由于其剂量学特点导致皮肤剂量偏高,从而影响美容效果,而且射线半影较大,不利于降低肺的受照剂量。如今常规乳腺癌放射治疗一般采用 4~6MV 的 X 线,对于乳房较大的病例,采用 6~10MV 的 X 线比较有利。Chin 等研究表明,对乳腺内外切线野间距 >22cm 者,应首选 10~18MV 的高能 X 线和 6~8MV 的 X 线分别照射 50% 处方量。近年,随着计算机技术和放射治疗设备的快速发展,乳腺癌的放射治疗技术已从二维的普通放射治疗、3D-CRT 逐步发展到 IMRT 以及近两年出现的质子放射治疗。本章节将重点介绍时下应用最为广泛的 3D-CRT 和 IMRT 技术。

1. 普通放射治疗技术　保乳术后放射治疗照射靶区包括完整的乳房、腋窝乳腺组织、胸肌和乳房下的胸壁淋巴引流区。普通放射治疗中常采用模拟机进行定位、二维计划系统设计内外切线野的治疗计划。定位过程中必需的体表标志为体中线、仰卧位乳房内界和后界，一般前者在同侧胸骨旁，后者在腋中线或腋后线的部位，但应以临床仔细扪诊为准，两者需以金属丝标出以便于模拟机下透视。模拟定位片上，射野下界为乳房皱褶下 1~2cm，后界包括 1~2cm 肺组织，前界开放，留出 1.5~2.0cm 空气以防止照射过程中因呼吸运动或乳房肿胀而使射野显得局限。切线野的照射方式有等中心照射和源皮距照射两种技术。

乳房切线野照射首先涉及的关键器官为肺和心脏。切线野内通常有部分肺组织，常规设野时厚度为 2~3cm。切线野内被照肺组织的多少是衡量切线野计划好坏的重要指标之一，也是影响患者治疗后生存质量的重要因素。临床上常采用半束等中心照射技术来减少肺组织受照。此技术利用独立准直器或半束铅挡将射线束的一半完全挡住，用另一半射线束进行照射。当锁上淋巴结需要照射时，要注意乳腺切线野与锁骨上野的衔接。M.D.Anderson 癌症中心报告有 60% 的病例由于两野衔接热点导致不同程度的纤维化。切线野射线束的发散问题也可以采用半束照射技术纠正，使切线野射线束的中心轴与锁骨上野的下界相衔接（图 6-7）。

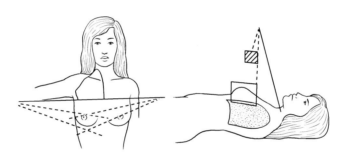

图 6-7　全乳切线野和锁骨上野（摘自网络）

二维治疗计划符合大多数体型中等患者的治疗需要。它最主要的缺陷是：①无法考虑组织不均匀性对剂量分布的影响；②忽略了射野范围内靶区外轮廓的重要变化，尤其是纵向的乳房和胸壁外廓走向，并且也无法直观估计靶区及危及器官剂量。随着多叶光栅（multileaf collimator，MLC）和大孔径 CT 的引入，乳腺癌放射治疗逐步过渡到三维适形阶段。

2. 三维适形放射治疗技术　随着医用直线加速器 MLC 的出现，3D-CRT 技术得以快速发展。乳腺切线野的后界可以通过调整射野内各个叶片的位置达到射野形状和靶区形状的高度一致，从而最大程度保护肺组织和心脏。3D-CRT 需要以大孔径 CT 定位作为基础。

三维适形计划采用传统切线野加楔形板进行等中心照射。旋转机架找到最优化的切线野角度（靶区在射野方向上投影最小），调整准直器角度与靶区长轴平行，射野在 PTV 上下方向各扩大 1cm，后方向扩大 0.5cm，前界扩大 1.5~2cm。同时为了照射野内剂量的均匀性，一般会在射野上加上固定角度楔形板或动态楔形板。固定角度楔形板也称为物理楔形板，由固定角度的楔形挡铅组成，每次治疗需人工插到直线加速器机头上。由于可供选择角度较少，且治疗过程复杂，现临床上多采用动态楔形板进行治疗。动态楔形板整合到直线加速器内部，治疗过程中无须人工切换，且角度较多。在选择楔形板时，应考虑其对健侧乳房受照剂量的影响,尽量减少内侧楔形板的角度。

由于乳腺的特殊外形及乳腺不同部位宽度的不同,从而导致放疗时各部位源皮距不同。切线野加楔形板照射技术会造成靶区内剂量不均匀。乳腺上部和上、下边缘部位照射剂量可超过中心轴参考剂量的15%~20%。Solin等研究也表明乳腺上、下及两侧底部和乳头下方都存在高量区,最高可达处方量的115%~120%。

3. 调强放射治疗技术(正向/逆向)　常规适形治疗虽然可获得较满意的局部控制率及美容效果,但随着医学模式的转换,患者对生存质量要求不断提高,因此进一步提高靶区剂量均匀性、减少放射损伤成为当代精确放射治疗的研究方向。在3D-CRT基础上,IMRT应运而生。通过对射束剂量强度或剂量率的调整,达到适合具体靶区情况的最优化的剂量强度。肿瘤靶区内及靶区边缘强度分布符合物理学和生物学调强的要求,同时周围危及器官得到最大程度保护。Larry等研究表明调强放疗能使乳腺内剂量更均匀,且危及器官得到更好的保护。Hong等比较左、右侧各5例乳腺癌全乳切除切线野和调强放疗,结果显示两种靶区覆盖率相似,但调强计划可使左侧冠脉区剂量减少25%,对侧乳腺减少42%,同侧肺超过处方剂量的体积减少30%。

根据乳腺癌调强技术的临床应用,可将其分为正向调强和逆向调强。

(1)正向调强:正向调强技术即野中野(field-in-field)技术。在常规切线野的基础上,补加小子野从而提高靶区内剂量均匀性。左侧乳腺内切野角度:300°~310°,外切野角度:120°~130°;右侧乳腺内切野角度:50°~60°,外切野角度:230°~240°(图6-8)。

在射野方向观(beam eye's view,BEV)选择合适的内、外切野角度,尽量避开直接照射健侧乳腺,尤其是年龄<40岁的患者。主野MLC在上、下、前、后分别外扩0.6cm、0.6cm、2.0cm、0.5cm。前界扩2cm主要是为了在皮肤外形成Flash Region区域,防止呼

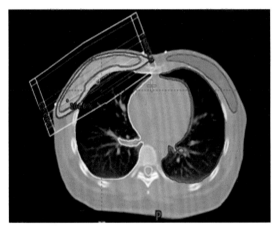

图6-8　切线野示意图(中山大学孙逸仙纪念医院乳腺中心供图)

吸运动导致脱靶。如遇到要求较高的危及器官可拖动MLC进行遮挡,如对侧乳腺等。在切线野基础上继续添加小权重子野挡靶区内高剂量区域,子野机架角度和准直器角度与原切线野角度一致,MLC形状不一致,主野和子野射野形状如图6-9和图6-10所示。调整射野权重直到满意为止。在保证靶区内剂量分布均匀的同时尽量减少心脏、肺、冠状动脉和腋窝(腋窝淋巴结需照射除外)受照剂量。Kestin等比较了全乳切线野和正向调强照射方式,两者处方量靶区覆盖率分别为99%和98%,而接受110%、115%处方剂量照射的治疗体积百分比和最大剂量分别是10.0%、0.6%、52.8Gy和0.1%、0%、50.7Gy,正向调强消除了乳房上下区域的高剂量区。在侯晓荣的三维适形和正向调强计划对比研究中发现,正向调强靶区均匀性明显优于3D-CRT,V103%由31.71%降到20.93%(P=0.039),V105%由10.97%降至4.16%(P=0.004),V107%由2.42%降至0.28%(P=0.004),Dmax<110%。

(2)逆向调强:当体型特殊(患者胸壁曲率较大、靶区上界靠上和患者体胖等)或危及器

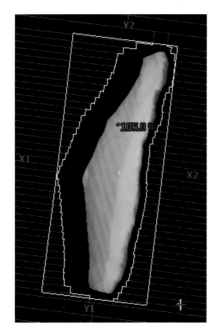

图 6-9 主野射野形状图（中山大学孙逸仙纪念医院乳腺中心供图）

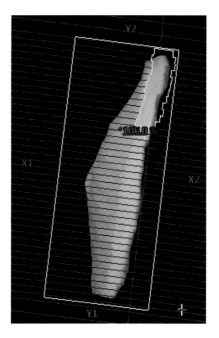

图 6-10 子野射野形状（中山大学孙逸仙纪念医院乳腺中心供图）

官要求严格，此时采取逆向调强计划。

根据 MLC 特性，射野等中心设置为靶区几何中心上（主要考虑头脚方向居中）。针对单纯全乳放射治疗时，在设置好射野等中心后，为更好地保护健侧乳腺，先设置内切野。旋转机架使在射野方向观（BEV）下 PTV 投影最小，尽量避开直接照射健侧乳腺，尤其是年龄 <40 岁的患者，此时机架角为内切线野角度。为了更好地调节靶区内剂量分布，调强计划中避免出现直接对穿的照射野，故在内切野的对穿野附近 2°~4° 生成新的外切野。在内切野往外生成 1~3 个前倾野，每野间隔 5°~10°。外切野往内生成 1~3 个前倾野，每野间隔 5°~10°。总射野数 4~7 个为宜。为进一步减少 MLC 的漏射和透射，准直器角度和靶区长轴平行。当靶区靠近皮肤时，可添加 0.5cm 补偿膜用于提高表浅靶区剂量。

当患者胸壁曲率较大、靶区内凹严重时，可采用固定照射野铅门（Fixed Jaw）技术用于减少肺及心脏（左侧）受照剂量。在 BEV 视图下调整铅门大小，并在优化和剂量计算过程中保持铅门不动（图 6-11），为减少肺照射剂量对 X1 铅门采用 Fixed Jaw 技术。

逆向调强计划中 MLC 自动适形于靶区形状，故在皮肤外侧不会形成 Flash Region 区域。在临床实际中，为了防止呼吸运动造成乳腺前向运动而导致乳腺靶区的漏照，需要皮肤外侧 2cm 宽的受照区。为此，Maryland 大学提出将 PTV 外扩 2.5cm，再减去身体轮廓（BODY）从而形成一个环状区域，为该区域设置优化参数，使得最小剂量满足 300cGy。Spruijt KH 于 2013 年提出将 PTV 外扩到空气中，并将超出皮肤部分密度设置为 1。为补偿表面建成区域的剂量缺失，计划优化时在表面添加水等效物，最终剂量计算时去除。本中心则采用计划系统自带 Skin Flash 工具用于解决这一问题。在计划完成后，针对每野采用 skin Flash 工具将剂量通量刷到皮肤外 2cm 处，该方法简单易操作（图 6-12）。

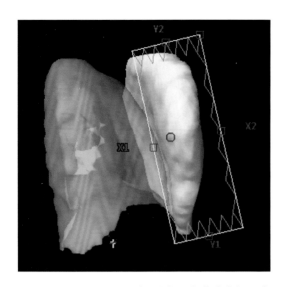

图 6-11　Fixed Jaw 示意图（中山大学孙逸仙纪念医院乳腺中心供图）

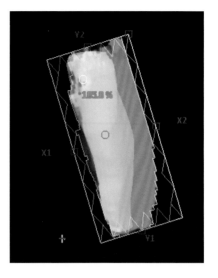

图 6-12　skin flash 下通量图（中山大学孙逸仙纪念医院乳腺中心供图）

4. 新技术概述　近几年来，随着更多先进放疗设备的出现，越来越多的新技术应用于乳腺癌放射治疗中，如直线加速器容积旋转调强、螺旋断层调强放疗和质子加速器的放射治疗。

（1）容积旋转调强（volumetric modulated arc therapy，VMAT）：VMAT 技术是在逆向调强技术上发展而来的特殊逆向调强技术，在治疗过程中，机架旋转同时 MLC 实时适形于靶区，从而实现在保证靶区和危及器官剂量要求的情况下极大缩短治疗时间、提高治疗效率。VMAT计划可以缩短治疗时间，更好地实现靶区剂量覆盖和均匀性，减少患侧肺的剂量（特别是中、高剂量）。而对于左侧乳腺癌患者，可明显减少心脏和冠状动脉前室间支剂量。但其也明显增加了患侧及健侧危及器官的低剂量照射。Osman 于 2014 年在文献中指出，对于左侧乳腺癌，在 3D-CRT 计划中心脏平均剂量 >3.2Gy 时，使用 VMAT 能显著减少心脏的高剂量区从而降低心脏平均值；而当 3D-CRT 计划中心脏平均剂量 <3.2Gy 时，VMAT 反而会增加心脏的低剂量，增加其平均剂量。

（2）螺旋断层调强放疗（helical tomoTherapy，HT）：HT 系统采用类似 CT 扫描的狭窄射线束围绕患者旋转治疗，治疗机从各个角度发出调制后的非均匀强度射线，达到目前最佳的调强治疗效果。同时机架对侧装有射线探测器用于影像采集从而进行图像引导。在机架旋转的同时移动治疗床，用连续照射的方式消除照射野之间衔接的问题。Qiu 等在对比 HT 和正向调强技术用于保乳术后放射治疗时指出，在靶区覆盖度近似的情况下，HT 组患者靶区内高剂量区 V110% 减少（0.70% $vs.$ 15.68%，P=0.056），靶区平均剂量显著降低（P=0.002），靶区均匀指数（homogeneity index，HI）及适形指数（conformity index，CI）分别为 1.08 $vs.$ 1.10（P=0.001），0.83 $vs.$ 0.76（P=0.023）。HT 组患侧肺显著降低：V5 下降 28%，V10 下降 30%，V20 下降 35%，V30 下降 32%；两组患者心脏照射量都较低（1.87Gy $vs.$ 3.37Gy）。其剂量体积直方图（dose-volume histogram，DVH）（图 6-13）。

HT 系统由于剂量分布更加均匀，美容效果会有所提高，对肺和心脏的保护能够降低放

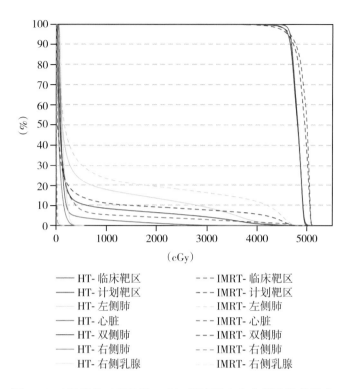

图 6-13　HT 组和 IMRT 组 DVH 对比图（中山大学孙逸仙纪念医院乳腺中心供图）

射性肺炎及放疗后冠心病的风险。但由于其设备较为昂贵，目前国内外较少单位购置。

（3）质子放疗：质子加速器是目前世界上最先进的放射治疗设备，质子束进入人体组织后，其大量的能量集中在接近射程终点，称为 Bragg 峰。放射治疗医生可以通过调节质子加速器能量的方式，使高能量区集中在患者体内一特定的区域；在此高量区的后方，放射剂量骤降为零。因此，临床上可以使放射线的高剂量区集中在靶区（肿瘤区），避免周围正常组织受到照射。有文献报告了对乳腺癌进行适形照射和调强适形放疗技术时的剂量分布，证明只有质子治疗才有可能在保持靶区剂量均匀性的同时，最大限度地降低对双肺、心脏及对侧乳腺的剂量。

（二）淋巴引流区域照射

1. 锁骨上淋巴区域照射　锁骨上淋巴区域照射野的边界取决于照射靶区的需要。如果患者经第Ⅰ、Ⅱ组腋窝淋巴结清扫，靶区为锁骨上淋巴结和第Ⅲ组腋淋巴结，则下界为锁骨头下缘，相当于第一肋间水平，内界在胸骨切迹处过中线 1cm，上界位于环甲切迹，外侧界为肱骨头内侧。对未接受腋窝清扫或腋窝清扫后证实有腋窝淋巴结广泛转移及淋巴结包膜外转移的患者，或有腋区淋巴结完整照射必要的患者，则照射范围包括锁骨上淋巴结区和腋淋巴结区，上、内界同前，下界在第二肋间，外界包括肱骨颈。

普通放射治疗计划和适形治疗技术都是采用上下分野治疗模式，全乳采用切线野，锁上采用锁前野，两野衔接处常常会有冷热点问题。目前，国内一些单位也会采用全乳正向调强技术，锁上淋巴结采用 3~5 个调强照射野，但此种技术在全乳靶区和锁上淋巴结靶区交界处仍然不可避免的出现冷点或者热点问题。当采用一体化的逆向调强技术时,则可以有效避免此种情况。详情见上述逆向调强部分。

2. 内乳淋巴结区照射　早期的二维或三维技术在乳房较大、乳腺切线野和内乳野衔接处乳腺组织较多时,两野衔接处可能会出现剂量冷点;乳腺较小时冷点影响相对较小。当不采用内乳野照射而直接采用切线野时,由于内乳淋巴结解剖位置较为特殊,切线野照射容易导致肺、心脏和冠状动脉照射量较高,尤其是在病灶位于左侧的情况下。为保护肺、心脏、纵隔和脊髓,并使剂量分布更合理,早期的内乳淋巴结照射技术为光电混合照射,如先用 X 线完成总剂量的 1/5~1/4,其余部分用电子线完成照射。

目前可以采用一体化的逆向调强技术,在紧靠切线野内界增加一个斜形内乳照射野,内乳野的倾斜度数较内乳切线野的角度小 5°~10°,在适当牺牲对侧乳腺和同侧肺受量的情况下,满足靶区剂量要求。

3. 腋窝淋巴结区照射　20 世纪 90 年代末,Kiel 等开始探讨标准切线野是否可以完全包括腋窝手术瘤床。他们推荐切线野上界置于肱骨头下 1.2cm,射野切肺 2.5cm 时剂量能较好的覆盖腋窝部分。2001 年,Schlembach 等探讨了切线野照射过程中前哨淋巴结、腋窝 I、Ⅱ站淋巴结剂量,并定义了如何结合手术钛夹区分以上几种淋巴结。其结论证明,90% 的患者前哨淋巴结能接受 ≥90% 处方量,对于需要腋窝照射作为腋窝主要治疗方式的情况,最好采用三维计划系统保证腋窝区域剂量。2005 年,Reznik 等针对腋窝未受破坏的病例,在不刻意照射腋窝情况下,采用标准切线野和高切线野两种技术分析腋窝受量,结果证明:当采用标准切线野时,腋窝淋巴结 I、Ⅱ、Ⅲ组个能得到有效覆盖,其处方剂量覆盖平均值分别为 66%、44% 和 31%;当为了照射腋窝采用高切线野时,腋窝覆盖率得到显著提高,但仍不能达到 95%,其值分别为 86%、71% 和 73%。

2014 年,Nagar 等针对全乳和腋窝靶区提出了修改后高切线野(modified- high tangent field,MHTF)技术,并对比分析标准切线野(standard tangent field,STF)和 MHTF 技术在靶区覆盖和危及器官保护的情况。在 STF 技术中,腋窝淋巴结 I、Ⅱ组 95% 体积所接受的平均照射剂量分别为 16.38Gy(0.75~46.95Gy) 和 5.71Gy(1.62~50.32Gy),在 MHTF 技术中分别提高到 49.38Gy(47.85~52.15Gy) 和 48.08Gy(47.5~50.55Gy),$P<0.0001$;腋窝淋巴结 I、Ⅱ组平均剂量分别从 35.32Gy 提高到 51.3Gy,11.22Gy 提高到 49.9Gy,$P<0.0001$;患侧肺平均照射量、V5、V10 和 V20 由原来的 5.4Gy(0.19~12.7Gy)、19%、14% 和 10% 分别增加到 9.47Gy(4.77~18.36Gy)、32%、24% 和 18%,$P<0.0001$;对于左侧乳腺癌来说,心脏平均值由 1.98Gy(0.07~3.36Gy) 提高到 3.93Gy(0.95~8.28Gy),P 值 <0.0003;放射性肺炎(radiation pneumonitis,RP) 的 NTCP(normal tissue complication probability) 由 0% 升至 1%,$P<0.02$。其结论认为,MHTF 能保证腋窝淋巴结 I、Ⅱ剂量要求,同时也会增加危及器官如患侧肺、心脏等的照射剂量,但这些涨幅都较低,仍在可接受范围内。

(三) 瘤床加量技术

大多数保留乳房治疗的放疗规范包括对瘤床追加部分剂量以提高局部控制率。瘤床加量方法包括近距离治疗、电子线加量及调强模式下的常规分割和同步推量调强放射治疗几种方式。

1. 近距离治疗　在电子束广泛运用之前,组织间插植近距离治疗是瘤床加量的主要方法。在外科医生的协助下,手术活检时即决定最佳治疗靶区。一般放置两个平面(表面和深部)

以充分覆盖瘤床。组织间插植追加放疗可以使深部组织达到较高的剂量而减少肺组织及皮肤的受量。

2. 电子线加量　电子线加量技术是本中心保乳术后瘤床加量的主要技术之一。电子束小野加量具有方法简便、无创伤的优点,适用于任何表浅部位的肿瘤。电子线能量的选择应根据肿瘤距皮肤表面的深度而定,一般选择 6~12Mev 的电子线。

观察瘤床靶区形状、位置及深度,如果体形常规、深度较浅,设计首选电子线野。电子线能量常规选择 6Mev、9Mev 和 12Mev;靶区外均匀外扩 0.6cm;射野垂直入射靶区,SSD=100cm,当选择较大电子限光筒时,注意限光筒表面与患者之间距离,避免发生碰撞。当靶区较深、形状不规则及射野内有乳头等情况时,电子线加量计划靶区覆盖率较低,此时应选择其他瘤床加量技术。

3. 调强模式下的瘤床加量　在调强计划模式下,可以采用常规分割调强放疗及同步推量调强放疗。前者是指在全乳照射结束后再进行瘤床加量,两段计划叠加进行计划评估,这也是本中心采用的主要治疗模式;其优点是出现急性或晚期乳腺放射反应的几率较低。后者是指在全乳调强放射治疗的同时实现瘤床加量;其优点是可以同步进行计划设计,节省计划设计时间;其缺点是瘤床靶区的单次照射剂量大,有加重瘤床靶区所在乳腺组织出现急性或晚期乳腺放射反应的潜在风险。

瘤床加量计划常规采用 2 野调强设计,考虑到美容效果不采用切线野照射。当计划设计完成后,用系统自带 Skin Flash 工具将每野剂量通量刷到皮肤外 2cm 处。计划评估时将全乳照射计划和瘤床加量计划进行叠加。为了后期美容效果较好,两段计划中 CTV 处方之和所覆盖的体积应小于总体积的 30%。

(四) 部分乳腺照射

保乳术后加全乳放疗(WBI)已成为早期乳腺癌的标准治疗模式之一。近年来,缩小照射范围、缩短总疗程的加速部分乳腺照射(APBI)作为 WBI 的替代治疗方式得到广泛的热议。根据美国近距离协会的要求,只有当年龄≥45 岁(美国乳腺外科医生协会标准为年龄≥50 岁)、病理诊断为浸润性导管癌(美国乳腺外科医生协会标准为浸润性导管癌或 DCIS)、肿瘤大小≤3cm(美国乳腺外科医生协会标准为≤2cm)、手术切缘阴性、腋下淋巴结阴性的患者才能行 APBI 技术,包括近距离、外照射和术中放疗三种。

1. APBI 近距离放疗　近距离治疗常用技术包括组织间插植和单导管球囊(mammosite)近距离放疗,通过导管置入低剂量率、高剂量率或脉冲式剂量率的 ^{192}Ir 同位素。

组织间插值技术需要在全身麻醉的情况下将多根细针或导管穿过瘤床,对操作者的技术水平要求较高,且在乳腺腺体较小或肿瘤靠近腋窝时不适用。

Mammosite 是由具有 2 个内腔的单导管球囊组成,具有良好的美容效果,美容效果的好坏与是否感染、球囊距皮肤的距离等因素相关,;当球囊距皮肤≥7mm 时,可取得最佳的美容效果和最少的皮肤损伤。但由于其单管的原因,尽管剂量分布能根据手术腔的变化而变化,但无法调整剂量分布以避开危及器官,在瘤床较大、瘤腔不规则或肿瘤接近乳腺边缘时不适用;并且在乳腺较小时,更容易出现放射性皮炎等不良反应。

2. APBI 外照射技术　APBI 外照射要求入组患者在手术后 8 周内开始外照射治疗。单次剂量一般为 3.4~3.85Gy,2 次 /d,共 10 次,每次间隔 8 小时以上。其照射技术分为电子线照射、3D-CRT 和 IMRT 等。由于外照射是术后实施,可以参考完整的病理结果来指定靶区范围和剂量,并可使靶区剂量分布更加均匀。在满足靶区覆盖的前提下,尽量减少接受处方剂量照射的乳腺组织占全乳体积占比。

Rusthoven 等指出 IMRT 对于正常组织的保护优于 3D-CRT。常规调强计划采用 6MV 的 X 线照射,设 4~6 个非共面适形野,射野角度选择为照射肺体积最少的角度。考虑到临床实施有效性,床角一般取 0°~30°、330°~0°。通过调整射野角度、床角及射野权重,尽量减少乳腺内剂量热点及靶区外乳腺体积的照射范围。

3. 术中放疗(IORT)　IORT 即 intraoperative radiotherapy,一般在手术中(肿块切除后)给予瘤床周围 3~12Mev 的电子线或 50kV 低剂量 X 线。其优点是整个治疗过程中不受患者呼吸和体位影响,确保了肿瘤瘤床定位的精确性和接受剂量的准确性,对正常组织损伤较小,有助于降低复发和提高美容效果。并且,临床试验已证明单次剂量乳腺癌术中放疗不会显著增加术后并发症。

目前,可通过移动式直线加速器(mobile linear accelerator,MLA)实施术中电子线照射,或通过微型电子束驱动 X 线加速器也称 INTRABEAM 实施术中低能 X 线照射。通过 MLA 实施 APBI 可达到准确定位靶区、避免皮肤照射、减少肺受照剂量的目的。作为实施 APBI 的另一种 IORT 方式,INTRABEAM 的临床应用时间较短。INTRABEAM 机器人臂上电子束流管的末端被直径 1.0~5.0cm 的球形施源器包裹,该电子束流管能够产生 50kV X 线(图 6-14)。因使用球形施源器,这种治疗方式的剂量分布结果类似于单导管球囊近距离放疗,但射线衰减更快,其优点是可保护肺及正常乳腺组织;缺点是靶区内剂量不均匀,可能会造成靶区漏照,因其处方剂量点的选择分别位

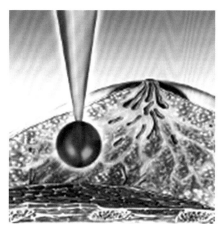

图 6-14　INTRABEAM® 施用器放入瘤床

于瘤床外 0.2cm 和 1.0cm,处方剂量分别为 20Gy 和 5Gy,有效生物当量剂量的范围仅为瘤床外 0.3cm 内。由于该技术较新,目前较为著名的 Intrabeam 完全替代保乳术后的全乳照射和瘤床加量的研究(Targit A)在短期的疗效分析中都取得较好的成绩,但由于缺少长期随访结果,目前对于术中瘤床放疗是否能够取代术后全乳放疗后瘤床加量外照射还存有争议,该领域在国内外尚处于临床验证阶段。

（黄江华　姜晓勃　黄晓波）

感谢马玉家和石俊田参与了部分资料收集和文稿修订工作

第九节　乳腺癌保乳术后放疗的常见放射损伤和并发症

近年来随着放射治疗技术的发展和照射剂量的规范,乳腺癌放射治疗的严重并发症已非常少见,大多数患者对保乳术后予以全乳放疗都具有较好的耐受性,每天 15~30 分钟放射治疗对于患者的日常生活没有太大影响。可能出现的急性并发症包括皮肤损伤、急性症状性放射性肺炎、急性心包炎等,晚期并发症包括上肢或乳腺水肿、乳腺纤维化、肺纤维化、冠状动脉疾病、心肌梗死、心肌病、慢性心包炎、肋骨坏死、第二原发肿瘤等。一旦发生,特别是

远期并发症的出现往往不可逆转,将严重影响患者治疗的依从性、生存质量和远期疗效。故目前临床上主要以预防为主,如通过进一步改进放射治疗技术精确性来减少放射损伤发生率及合理应用综合治疗避免治疗毒性的叠加。放射反应依据美国国家癌症研究所常见不良反应事件评价标准(common terminology criteria for adverse events,CTCAE Version 4.03)进行评价(表 6-14),或者按美国肿瘤放射治疗协作组/欧洲癌症研究治疗组织(RTOG/EORTC)分级标准进行评价,急性反应评分标准(表 6-15)适用于放疗第 1 天至第 90 天期间,其后则用后期放射反应评分标准(表 6-16)。以下做一些重点介绍。

表 6-14　常见不良反应事件评价标准(CTCAE Version 4.03)

不良事件	分级				
	1	2	3	4	5
放射性皮肤炎	轻度的红斑或干燥性脱屑	中等到重度的红斑;片状湿性脱皮,多局限在皱纹和皱褶处;中度水肿	湿性脱屑不局限于皱纹和皱褶;由轻伤或摩擦引起的出血	危及生命;皮肤坏死或真皮层溃疡;从受损部位发生出血;需要皮肤移植	死亡
咳嗽	轻度症状;需要非处方药治疗	中度症状;需要药物治疗;影响工具性日常生活	重度症状;个人自理能力受限	—	—
咳痰	偶尔/轻度咳痰	中度咳痰;影响工具性日常生活	持续的大量咳痰,个人自理能力受限	—	—
肺炎	无症状;仅临床检查或诊断发现;无须干预	有症状(轻度咳嗽和/(或)呼吸困难,伴或不伴发热);需要临床干预;影响工具性日常生活	重度症状;个人自理能力受限;需要吸氧	危及生命的呼吸功能障碍;需要紧急治疗(气管切开或插管)	死亡
肺部纤维化	轻度低氧血症;影像学显示纤维化 <25% 的肺体积	中度低氧血症;存在肺动脉高压证据;影像学发现肺体积的 25%~50% 出现纤维化	重度低氧血症;存在右心衰竭证据;纤维化达肺体积的 50%~75%	危及生命(血流动力学或肺部并发症),辅助通气插管,纤维化 >75% 伴有严重的蜂窝样改变	死亡
呼吸困难	中度活动时呼吸短促	少量活动时呼吸短促;影响工具性日常生活	静息时呼吸短促;个人自理能力受限	危及生命;需要紧急干预	死亡
急性冠状动脉综合征	—	有症状,进行型心绞痛;心脏酶学指标正常;血流动力学稳定	有症状,不稳定性心绞痛伴/或急性心肌梗死,心脏酶学指标异常,血流动力学稳定	有症状,不稳定性心绞痛伴/或急性心肌梗死,心脏酶学指标异常,血流动力学不稳定	死亡
心肌炎/心力衰竭	无症状,实验室检查(例如:利钠肽)或心脏影像学检查发现异常	轻度到中度活动或运动时出现症状	静息状态下或轻微活动或运动时便出现症状;需要治疗	危及生命;需要紧急治疗(例如:连续输液治疗或机械辅助血液循环)	死亡

续表

不良事件	分级				
	1	2	3	4	5
肢体水肿	采用体积或周长差异最大处比较,肢体间差异在 5%~10%;仔细检查才能发现的水肿或解剖结构模糊	采用体积或周长差异最大处比较,肢体间差异 10%~30%;皮肤皱褶消失;明显的肢体解剖结构消失、外形改变;影响工具性日常生活	肢体间体积差异>30%;严重的肢体外形改变;个人自理能力受限		

表 6-15　急性放射反应评分标准（RTOG/EORTC 1995）

器官组织	分级				
	0	1	2	3	4
皮肤	无变化	皮肤出现点状红斑、脱毛、干性脱皮或出汗减少	皮肤出现明显红斑、斑状湿性脱皮或中度水肿	出现融合性湿性脱皮或凹陷性水肿	皮肤出现溃疡、出血或坏死
肺	无变化	症状轻微,轻度干咳或劳力性呼吸困难,可伴影像学改变	中度症状,需麻醉性止咳药治疗的持续咳嗽或轻微活动时呼吸困难	症状严重,镇静剂、止咳药无效的严重咳嗽或休息时呼吸困难,有急性肺炎的临床及影像学证据,需间断性吸氧或激素治疗	严重呼吸功能不全,需持续吸氧或辅助通气
心脏	无变化	无症状但有心电图改变或心包异常的客观证据,无其他心脏疾病的证据	无须特别治疗的症状伴心电图改变和充血性心衰或心包疾病的影像学改变	药物治疗有效的充血性心衰、心绞痛或心包疾病	非外科治疗无效的充血性心衰、心绞痛、心包疾病或心律失常

表 6-16　后期放射损伤评分标准（RTOG/EORTC 1995）

器官组织	分级				
	0	1	2	3	4
皮肤	无变化	轻度萎缩,色素沉着,部分毛发脱落	片状萎缩,中度毛细血管扩张,全部毛发脱落	明显萎缩,显著的毛细血管扩张	溃疡
皮下组织	无变化	轻度硬化(纤维化)和皮下脂肪组织减少	中度纤维化但无症状,照射野略收缩<10% 边长	严重硬化和皮下组织丧失,照射野收缩 >10% 边长	坏死
肺	无变化	无症状或轻微症状(干咳),轻微影像学征象	中度症状性肺纤维化或肺炎(严重咳嗽),低热,斑点状影像学表现	严重症状性肺纤维化或肺炎,致密状影像学改变	严重呼吸功能不全,需持续吸氧或辅助通气

续表

器官组织	分级				
	0	1	2	3	4
心脏	无变化	无症状或轻微症状;暂时性 T 波倒置和 ST 改变;静息时窦性心动过速 >110 次 / 分	中度劳力性心绞痛;轻度心包炎;心脏大小正常;持续性 T 波异常和 ST 改变;低 QRS 波	严重心绞痛;心包积液;缩窄性心包炎;中度心衰;心脏增大;心电图异常	心脏压塞;严重心衰;严重缩窄性心包炎

注:评价者必须努力将疾病与治疗引起的体征和症状区分开;必须准确评价患者治疗前的基数,所有 3、4 或 5 级反应必须经主要负责人确认;任何引起死亡的毒性为 5 级

一、放射性皮肤损伤

皮肤是辐射中度敏感组织之一,其早期反应是放疗开始后 3 个月内出现的皮肤反应,是乳腺放疗中最常见的并发症。保乳术后放疗的患者约 92% 会出现急性放射性皮肤反应,多为 1、2 级的轻度反应,湿性脱皮的发生率约为 3%。

急性放射性皮肤损伤的细胞生物学机制主要是上皮的生发层(基底细胞)和皮下血管发生的变化,辐射产生的自由基和活性氧(reactive oxygen species,ROS)可损伤基底层细胞,阻止基底层细胞分裂增殖及向表层迁移、角化,同时照射部位的组织产生组胺类物质,使局部皮肤毛细血管扩张,血管壁通透性增加,局部充血、出现红斑,进而引起血管内皮细胞损伤、间质水肿,进行性的微循环障碍进一步导致上皮细胞以及成纤维细胞生长不良,组织细胞变性坏死,肉芽组织生长成熟缓慢,出现坏死性皮炎,严重时造成深部肌肉组织坏死,形成不易愈合的放射性溃疡。分子生物学机制可能是辐射产生的大量自由基和活性氧使细胞体内核糖核酸、脱氧核糖核酸和蛋白质等大分子断裂,导致细胞内 DNA 双螺旋结构复制紊乱和错误,引起肿瘤蛋白 53(protein 53,p53)、Bc1-2 相关 X 蛋白(Bc1-2 associated X protein,Bax)等凋亡诱导基因过表达和 B 细胞淋巴瘤 2(B-cell lymphoma-2,Bc1-2)等凋亡抑制基因低表达,从而导致创面修复细胞过度凋亡等。

术后注意预防皮肤损伤,防止皮肤感染以免影响切口愈合,因为术后容易出现皮下积液,其组织间隙富含蛋白质,微小皮肤破损即可引发细菌感染,一旦出现应立即使用抗生素。

1. 放疗期间皮肤护理

(1) 加强放射防护宣教,指导患者穿着宽松柔软的纯棉衣物,以减少摩擦刺激;

(2) 保持照射区皮肤干燥清洁,避免阳光下曝晒和冷风吹;

(3) 行腋窝淋巴结清扫术的患者,要注意皱褶处皮肤的清洁;

(4) 干性皮炎有痒感时,忌用手挠抓或剥皮,可用温水软毛巾轻轻擦洗,禁用粗、硬毛巾擦洗;

(5) 局部不粘贴胶布,禁用热水袋、冰袋;

(6) 禁止剃毛发,宜用电剃须刀;

(7) 避免使用除毛剂、香水、化妆品、肥皂及酒精刺激。

2. 放射性皮肤损伤防治　皮肤放射并发症应以预防为主。损伤局部的处理主要根据损伤的程度和病情发展过程采取相应措施。1、2 级损伤以保守治疗为主,RTOG 的一项Ⅲ期

临床试验证明三乙醇胺乳膏(比亚芬)对防治放射性皮肤损伤有明显疗效。临床上可采用的其他药物还有复方维生素 B_{12} 溶液、康复新液、烧伤软膏、植物提取物如芦荟凝胶、重组人表皮生长因子、中药类、透明质酸酶、水凝胶敷料、半透膜敷料、油纱、银离子敷料等。一旦出现湿性皮炎,会影响放射治疗的正常进行。手术瘢痕、腋窝皱褶处、乳头下及乳晕处和乳房下沟处是出现湿性皮炎的常见部位。出现湿性皮炎可采用暴露疗法,保持干燥或涂抹有收敛作用的药物,促进愈合,避免合并感染。超过 2 个月仍不愈合的湿性皮炎则可能发展为皮肤坏死,往往需要手术治疗,面积大者可采用植皮修补。

正常皮肤的持久性损伤很少见,其中最常见的是放疗后乳腺皮肤纤维化和萎缩。在总剂量 45~50Gy、分次 1.8~2.0Gy 的照射剂量下,80%~95% 的患者都会获得良好的美容效果。除非皮肤受侵和术后有肿瘤残存,皮肤的吸收剂量应控制在 45Gy 以下。皮肤剂量超过 60Gy 或分割剂量大于常规剂量时,皮肤容易出现局部色素沉着、毛细血管扩张、萎缩和纤维化等晚期反应,对接受保留乳房治疗的患者将严重影响其美容结果。对于慢性放射性皮炎反复溃疡、有明显恶化趋势、放射性溃疡药物治疗不明显或为了缩短疗程、防止恶变者往往采用手术治疗。

乳腺癌保乳术后放疗后美容效果通常依据 1979 年 Harris 等提出的美观评价标准来评定打分:①优(4 分):患侧乳腺与健侧无外观差异,无肉眼可见的治疗后遗症;②良(3 分):双侧乳腺存在细微差异,患侧乳腺皮肤有轻度色素沉着、局限性毛细血管扩张,手术瘢痕可见;③一般(2 分):双侧乳腺差异明显,有明显治疗后遗症,患侧乳腺外形有明显改变,乳头移位,有明显的皮肤色素沉着、水肿及毛细血管扩张等放射性皮肤改变,但还可接受;④差(1 分):患侧乳腺外观变化极为显著,有严重回缩或严重的纤维化或毛细血管扩张。美容评分由医生和患者分别评出。

我国一项前瞻性多中心研究中提出了国内的美容评定标准:①优、良:双侧乳房对称,双乳头水平差距≤2cm,患侧乳房外形与健侧无明显差异,无瘢痕所致的乳腺上提或变形,手感与健侧乳房无明显差异,皮肤正常;②一般:双侧乳房大致对称,2cm< 双乳头水平差距≤3cm,患侧乳房外形基本正常或略小于健侧,手感略差,皮肤颜色变浅或发亮;③差:双侧乳房明显不对称,双乳头水平差距 >3cm,患侧乳房外观变形或较健侧明显缩小,手感差,皮肤厚、粗糙、呈象皮样。保乳治疗组患者分别于术后 6、12 及 24 个月时进行乳房美容效果评估。

二、放射性肺损伤

肺组织不可避免地受到放射治疗的影响,而放射性肺损伤是乳腺癌术后常见的并发症之一,可能导致肺纤维化和肺功能下降,对患者的生活质量有显著影响,甚至增加非癌症死亡率。

放射性肺损伤通常表现出 3 个连续病理阶段:渗出期、组织增生期和慢性纤维化期。在临床上则分为 2 个不同的阶段:急性肺炎和慢性纤维化。放射引起肺泡内的急性炎性渗出导致急性症状性放射性肺炎,通常发生在放疗后 2 个月内,亦可发在放疗结束后 6 个月内,患者有肺炎症状与体征,可以表现为咳嗽、咳痰或发热,严重时可出现呼吸困难和缺氧。影像学检查(胸部 X 线片和 CT 检查)显示在照射野内出现肺组织炎性渗出性改变的影像学征象者,即可诊断为症状性放射性肺炎,但须排除肺转移、肺结核等。症状性放射性肺炎通过支持治疗包括激素、吸氧甚至机械通气可以完全缓解,但部分患者即使治疗也可能在6~12个月内发展成肺纤维化,肺纤维化是由于肺间质及胸膜组织受损导致的晚期损伤,严重者危及生命。

放射性肺炎发生的生物学机制仍未阐明,但可能与辐射对Ⅱ型肺泡上皮和毛细血管内皮细胞的直接损伤及损伤后细胞因子介导的多种致炎性细胞因子级联反应有关,部分放射性肺炎可能是一种由免疫介导的淋巴细胞性肺泡炎。放射性肺炎的发生率为1%~5%,肺损伤的可能性和严重性主要取决于照射剂量、分割方式和照射的肺容积大小。

早期对于乳腺癌的放射治疗多采用胸壁野±腋锁野。采用腋锁野照射时,有较多体积的肺尖受到照射,常规照射胸壁野与锁上野之间的衔接处往往有剂量热点,导致肺尖处所受剂量较高,因而以往的研究显示乳腺癌术后放疗后放射性肺损伤发生在肺上部较多。如今,由于乳腺癌放射治疗理念的发展及技术的不断改进,特别是随着三维放疗技术的出现,能够直观地评价和调整衔接处的剂量分布,症状性肺炎的发生部位出现了新的变化,主要发生在肺的中下部。此外,发生的程度比以往较轻,大多数患者只表现咳嗽、发热、咳痰,较少出现呼吸困难及缺氧的严重症状。以往研究显示,与单纯照射胸壁比较,增加区域淋巴结照射显著增加症状性肺炎的发生率(单纯照射胸壁为1%,增加区域淋巴结照射为4%)。联合内乳淋巴结照射可显著增加肺的受照体积剂量,造成症状性肺炎的发生风险增加。症状性肺炎的发生还与联合化疗特别是同期化疗有关,保乳术后接受序贯化放疗者与仅行全乳放疗者症状性肺炎的发生率分别为1.3%和0.5%,而接受同期化放疗者症状性肺炎的发生率高达8.8%。目前在乳腺癌术后的辅助治疗中基本采用序贯化放疗,不再有同期化疗的影响。在1991年由美国光子治疗计划协作组发表的一份报告中,将双肺视为单个危及器官,而耐受性剂量的数据主要来自于胸内肿瘤,如肺癌、食管癌或霍奇金病等。而Kutcher等认为两肺功能相对独立,进行放疗计划评估时应将其作为2个器官较为合适,且肺是由许多"功能单位"以网状结构的形式构成的"并联组织",即使部分"功能单位"遭到破坏,也不影响其他"功能单位"的功能。此外肺癌及食管癌等胸内肿瘤的放疗靶区主要位于纵隔及近肺门处,放疗计划采用围绕靶区的多野设计,涉及双肺;而乳腺癌的辅助放疗采用的胸壁切线野主要危及器官为患侧肺,射野内的肺组织位于肺的外带且厚度较薄,并且锁上野主要照射患侧肺尖区域,因此,用于评估胸内肿瘤放疗后发生症状性肺炎风险的剂量体积限制标准可能不适用于乳腺癌放射治疗计划的评估。研究显示,患侧肺V20及V30为发生症状性肺炎的独立预后因素。结合我中心的研究结果和临床工作的实际情况,建议对于单纯行胸壁野照射,采用患侧肺V20<22%作为剂量体积限制标准;对于同时接受锁骨上淋巴结区域照射者,可先采用患侧肺V20<22%对胸壁野做初步评价,再采用患侧肺V20<39.9%及V30<27%对整体放疗计划进一步评价。

放射性肺炎目前无特殊治疗方法,因而预防比治疗更重要,肺对放射线的耐受性个体差异较大,治疗中应根据患者的具体情况制定周密计划,要清楚了解照射剂量、照射部位、照射范围,合理改善照射技术、照射条件及设计照射野,从而通过多环节减少放射性肺炎的发生。一旦出现放射性肺炎,应立即使用肾上腺皮质激素,它能改善肺实质细胞和微血管的损害程度、减轻肺组织渗出和水肿,进而有效地缓解症状,以即时、足量、足够时间为治疗原则。急性期可用泼尼松(1mg/kg·d),可在24~48小时内迅速缓解症状体征,维持10~14天,待症状改善后逐渐减量,激素减量可遵循"先快后慢"的原则:如泼尼松初始剂量为60mg/d,可直接减至 40mg/d,而后 1~2 周减少原剂量的 10% 或 5mg,疗程视病情而定,一般不少于 6 周,当剂量 <7.5mg/d 后方可停药,病情严重者减量更需缓慢,部分患者甚至应用 4~6 个月方能完全停药。对激素治疗敏感的患者,可采用短程(2 周)甲强龙 20~40mg 冲击治疗,及时有效地改善肺渗出。重症患者可予以甲泼尼龙 40~160mg/d 静脉滴注,症状缓解后逐渐减量改为口服。虽然放射性肺炎为非感染性,但是常伴有肺部感染,因此应用抗生素也是必要的。未发生感染时抗生素仅仅是预防用药,合并感染时应依据药敏结果选择抗生素。此外,吸氧、止咳、祛痰、解热和支气管扩张剂等对症支持治疗亦十分重要。祛痰可考虑应用乙酰半胱氨酸或氨溴索等含巯基的药物,有利于氧自由基的清除。同时注意保持呼吸道通畅,缓解呼吸困难。

三、放射性心脏损伤

自 1960 年首次报道以来,放射性心脏损伤(radiation-induced heart disease,RIHD)越来越受到关注。在此之前,心脏一直被认为是对放射线耐受的器官。RIHD 早期主要表现为急性心包炎,晚期表现为冠状动脉疾病、慢性心包炎、心肌纤维化、心肌病、心脏瓣膜损伤和心脏传导异常等;而放射性心肌组织纤维化是主要的病理过程,一般认为是成纤维细胞异常分化、微血管内皮细胞损伤、炎性反应因子、氧自由基引起的氧化应激反应及 DNA 损伤、内质网应激、端粒侵蚀、转化生长因子 -β1(transforming growth factor,TGF-β1)信号转导等多种因子及信号通路相互作用的结果。

放射性心脏损伤是造成非乳腺癌死亡率增加的最主要的因素,它对长期生存率的负面影响几乎抵消了放疗的生存获益。国际 EBCTCG 的一项荟萃分析显示,与单纯手术组相比,乳腺癌术后接受放疗组心脏疾病相关死亡率增加了 27%。此外,在一项对美国 SEER 数据库 558 871 例女性乳腺癌患者的研究中,对 1973~2008 年接受放疗的患者随访 20 多年,结果显示,在 10 年内、10~14 年、15~19 年及 20 年后,左侧肿瘤与右侧肿瘤相比,放疗后心脏疾病死亡风险分别为 1.19、1.35、1.64 和 1.90。

以往研究显示,放射性心脏损伤的发生及其严重程度与心脏受照平均剂量、分割剂量及受照体积相关。中国抗癌协会乳腺癌诊治指南与规范(2015 年版)建议评估心脏照射平均剂量应低于 8Gy。一项以人群为基础的病例对照研究纳入了 2168 例接受放疗的乳腺癌患者,结果显示,主要冠状动脉事件(如心肌梗死、冠状动脉血运重建和缺血性心脏病导致的死亡)的发生率与心脏所受的平均剂量呈线性增长,每增加 1Gy,主要冠状动脉事件的发生率增加 7.4%。一项乳腺癌患者的队列研究发现,大分割放疗亦可增加 RIHD 的发生。该研究显示,与放疗处方剂量 50Gy/25 次、5 次 / 周的患者相比,大分割放疗组(处方剂量 43Gy/10 次、2 次 /d)的患者死于缺血性心脏病的风险增加(HR=2.37)。同时也发现,与电子束相比,对内乳野采用光子线照射增加了缺血性心脏病导致的死亡风险(HR=2.56)。然而,一项采用倾向性评分配比模型对早期左侧乳腺癌术后放疗患者的研究显示,经过 15 年随访,大分割放疗较常规放疗并未增加 RIHD 的心血管相关死亡率。此外,心脏受到 30Gy 以上剂量照射的体积越大,发生 RIHD 的几率就越高,应限制心脏 V30<10%。

降低 RIHD 发生的风险同样重在预防。最根本的措施是放疗过程中尽量减少或者避免心脏受到照射,主要是采用新的放疗技术(如 TOMO 断层放疗和呼吸门控技术等),精确定位、精确勾画靶区、合理设计放射野、控制剂量分布。此外,对于 RIHD 高危人群或患有心血管基础疾病者,应尽早应用对心血管系统有保护作用的药物,如氟伐他汀、氨磷汀、右雷佐生、1,6二磷酸果糖、核糖、左卡尼汀、复方丹参等。

四、上肢水肿

患侧上肢水肿是乳腺癌手术和(或)放射治疗后常见并发症之一,严重影响患者身心健康,降低患者的生存质量。患侧上肢水肿多由腋淋巴管回流障碍所致,通常与某些危险因素有关,如腋窝淋巴结清扫、放射治疗、肥胖、静脉回流受阻、伤口延迟愈合和感染。手术程度是很重要的影响因素,上肢水肿发生率在接受腋淋巴结完整清扫的患者中为 37%,接受低位清扫者为 7%,仅作腋淋巴结活检者为 5%,无腋淋巴结手术者为 4%。术后放疗可引起淋巴管扩张、水肿,继之纤维结缔组织增生,淋巴管纤维化。尤其是腋窝行放疗者,更易出现上肢淋巴的水肿。Herd-Smith 等的研究显示,保乳术后接受放疗的患者较未放疗的患者上肢水肿的发生率较高,分别为 17.9% 和 13.2%(HR=1.38)。放疗引起的水肿通常在放疗结束 1~2个月后发生。按发生时间早晚,上肢水肿可分为近期水肿和数年发生的延期水肿。因腋窝和锁骨上区肿瘤复发而引起的上肢水肿,不归属于真正的治疗后并发症。

随着手术治疗方式的改变,乳房根治性切除被肿块切除取代,过去所使用的腋窝淋巴结彻底清扫手术被 I~Ⅱ组腋窝淋巴结清扫术和前哨淋巴结活检等方式所代替,并且放射治疗技术有了显著的进步,上肢水肿并发症的发生率已下降至 10%~15%。EORTC 的一项Ⅲ期非劣性多中心随机研究显示,对于腋窝淋巴结临床检查阴性而前哨淋巴结活检阳性(cN0/pN1sn)的患者,行腋窝淋巴结清扫组 1 年、3 年、5 年的淋巴水肿发生率分别为 28%、23%、23%,明显高于行腋窝放疗组(15%、14%、11%)。

上肢水肿的主要预防方法是减少腋窝解剖,术后加强上肢轻柔和对抗性锻炼:①循序渐进的功能锻炼是预防上肢水肿的关键;②避免患侧上肢静脉穿刺、抽血、输液、留置 PICC 管、药物注射及血压测量等操作,任何目的静脉穿刺均易引起腋静脉内膜炎症、纤维化、管壁增厚甚至闭塞,导致静脉回流障碍;③避免患侧上肢提、推、拿重物等费力的高强度的活动。出现上肢水肿时,可采用手法按摩或加压治疗。现在有些医院发展了专门的康复和治疗部门,上肢水肿的情况较以往得到明显的改善。

五、臂丛神经损伤

放射性臂丛神经损伤是乳腺癌放疗后一种少见的晚期并发症,该病具有迟发性、渐进性、不可逆性的特征,早期常以患肢感觉、运动障碍及疼痛为主要表现,伴有严重的夜间痛,部分病例合并淋巴水肿,功能障碍渐进性加重,晚期会导致整个肢体的功能丧失,造成患者终身残疾,严重影响患者的日常生活与休息,对患者的心理健康及生存质量影响极大。这种神经进行性退变进展较缓慢,从放射治疗到出现臂丛神经损伤之间的无症状期可短到数月或长达数年。在临床工作中结合患者的放射治疗史、无症状间歇期及临床特点可初步确定诊断,但必须排除肿瘤转移及压迫所致的臂丛神经损伤。

放射性臂丛神经损伤的病理生理机制尚未阐明,其发生、发展可能与细胞外基质的表达或代谢失调导致细胞代谢功能障碍及多种细胞因子与细胞外基质的相互作用而产生的生物效应有关。随着细胞外基质的老化,逐渐出现臂丛神经的周围组织、神经束间及神经束内的纤维结缔组织及脂肪发生变性,并逐渐形成广泛的纤维化、瘢痕化乃至组织挛缩,导致臂丛神经广泛受压、绞窄。同时臂丛神经的营养血管受到损害,神经的微循环不足,引起缺血、缺氧,导致神经内纤维组织增生、神经轴突退变及脱髓鞘,进而最后发生神经传导功能障碍。神经轴突内压的增高可诱发神经自发电位,从而导致患肢产生自发性疼痛。

放射性臂丛神经损伤的发生率与锁骨上和腋窝淋巴结照射技术、总剂量及分割剂量有关。有研究显示 20 世纪 60 年代采用分割剂量 5Gy、处方剂量 60Gy 的方式照射时,臂丛神经损伤的发生率高达 66%,而现代采用常规分割 2Gy、照射 50Gy,臂丛神经损伤的发生率不到 1%。

放射性臂丛神经损伤具有不可逆性,目前尚无理想治疗方法,因此重在预防。应严格遵循淋巴引流区的放疗指征,同时应注意放疗的范围及照射剂量。对于不伴有严重疼痛的病例,应积极采取措施改善神经及周围软组织的血供,以期阻止病变进一步发展。单纯神经松解术只适用于早期;对已经形成神经损伤的患者不仅无效,相反可因手术再次形成瘢痕,加重神经的损伤。相对而言,神经松解同时以局部肌皮瓣覆盖是一种较好的对症治疗方法,且越早诊断治疗效果越好。在手术松解的同时进行肌肉移植、肌皮瓣移植及大网膜等健康组织移植,可通过重建神经周围血管床改善神经血供,缓解症状,提高患者的生存质量,但并不能使其恢复正常,且对于晚期出现明显肌肉萎缩甚至上肢功能障碍的患者该手术则无作用。对于晚期病例,治疗的目的主要在于缓解疼痛,改善生活质量。

六、第二原发性肿瘤

随着乳腺癌生存期的提高,第二原发性肿瘤的发病率有增加的趋势,尤其是在初次治疗后生存获益超过 10 年以上的患者。其病因和发病机理尚不清楚,可能与遗传因素、环境因素和治疗有关。放疗是引起第二原发性肿瘤的危险因素之一。乳腺癌治疗后可以发生的第二原发肿瘤包括对侧乳腺癌和其他恶性肿瘤如肺癌、软组织肉瘤。EBCTCG 一项荟萃分析结果显示,接受放疗者对侧乳腺癌发生率是未放疗者的 1.18 倍。此外,内分泌治疗能降低发生对侧乳腺癌的风险。研究显示,放疗增加乳腺癌患者发生第二原发肺癌的几率,接受放疗者发生率为 2.25%,而未行放疗者第二原发肺癌发生率仅为 0.23%(HR=10.08)。研究提示乳腺癌放疗后第二原发肺癌部分依赖于暴露在放射野区域内肺部组织的面积。因此,优化放疗技术、使肺接受更小剂量照射是解决这个问题的关键。放射导致的软组织肉瘤在乳腺癌放疗后 10 年的发生率约为 0.2%,发生部位最多见于胸壁和乳房,即原照射野内,也可见于射野边缘,常见组织学类型为血管肉瘤、纤维肉瘤和恶性纤维组织肉瘤。另外也有骨肉瘤、白血病为第二原发肿瘤的报道。如果第二原发性肿瘤能够得到早期诊断和治疗,并不影响患者的生存期。因而,在临床上应加强对患者的定期随访。

七、肋骨骨折

肋骨骨折以往可见于 ^{60}Co 或 4MV X 线照射者,可能与皮下浅部组织剂量增加有关,随着高能 X 线的广泛应用,发生率低于 1%。多数情况下患者无自觉症状,是在复查骨扫描或 X 线检查时发现,少部分患者可有胸壁或肋骨疼痛,一般可自行愈合,无需特殊治疗。

八、其他反应

其他常见的放射急性反应还有放射性咽喉炎、放射性食管炎等。预防方法是采用新的放疗技术,精确定位、精确勾画靶区、合理设计放射野,减少或避免危及器官的照射,出现严重反应时予对症支持治疗。

（温戈 黄晓波）

参 考 文 献

1. Arriagada,R,Rutqvist LE,MG L. Postmastectomy radiotherapy:randomized trials. Semin Radiat Oncol,1999,9 (3):275-286.

2. Overgaard M. Overview of randomized trials in high risk breast cancer patients treated with adjuvant systemic therapy with or without postmastectomy irradiation. Semin Radiat Oncol,1999,9(3):292-299.

3. Gray RJ. Twenty-year follow-up of a randomized study comparing breast-conserving surgery with radical mastectomy for early breast cancer. N Engl J Med,2002,347(16):1227-1232.

4. Ragaz J,Jackson SM,Le N,et al. Adjuvant radiotherapy and chemotherapy in node-positive premenopausal women with breast cancer. N Engl J Med,1997,337(14):956-962.

5. Overgaard M,Hansen PS,Overgaard J,et al. Postoperative radiotherapy in high-risk premenopausal women with breast cancer who receive adjuvant chemotherapy. Danish Breast Cancer Cooperative Group 82b Trial. N Engl J Med,1997,337(14):949-955.

6. Overgaard M,Jensen MB,Overgaard J,et al. Postoperative radiotherapy in high-risk postmenopausal breast-cancer patients given adjuvant tamoxifen:Danish Breast Cancer Cooperative Group DBCG 82c randomised trial. Lancet,1999,353(9165):1641-1648.

7. Clarke M,Collins R,Darby S,et al. Effects of radiotherapy and of differences in the extent of surgery for early breast cancer on local recurrence and 15-year survival:an overview of the randomised trials. Lancet,2005,366 (9503):2087-2106.

8. Early Breast Cancer Trialists'Collaborative Group(EBCTCG),Darby S,McGale P,et al. Effect of radiotherapy after breast-conserving surgery on 10-year recurrence and 15-year breast cancer death:meta-analysis of individual patient data for 10 801 women in 17 randomised trials. The Lancet,2011,378(9804):1707-1716.

9. Whelan TJ,Olivotto IA,Levine MN. Regional Nodal Irradiation in Early-Stage Breast Cancer. N Engl J Med, 2015,373(19):1878-1879.

10. Poortmans PM,Collette S,Kirkove C,et al. Internal Mammary and Medial Supraclavicular Irradiation in Breast Cancer. N Engl J Med,2015,373(4):317-327.

11. Herrera FG,Bourhis J,Coukos G. Radiotherapy combination opportunities leveraging immunity for the next oncology practice CA Cancer J Clin,2017,67(1):65-85.

12. Buchholz TA,Austin-Seymour MM,Moe RE,et al. Effect of delay in radiation in the combined modality treatment of breast cancer. Int J Radiat Oncol Biol Phys,1993,26(1):23-35.

13. Poggi MM,Danforth DN,Sciuto LC,et al. Eighteen-year results in the treatment of early breast carcinoma with mastectomy versus breast conservation therapy:the National Cancer Institute Randomized Trial. Cancer,2003, 98(4):697-702.

14. Vujovic O,Yu E,Cherian A,et al. Time interval from breast-conserving surgery to breast irradiation in early stage node-negative breast cancer:17-year follow-up results and patterns of recurrence. Int J Radiat Oncol Biol Phys,2015,91(2):319-324.

15. Recht A,Come SE,Henderson IC,et al. The sequencing of chemotherapy and radiation therapy after conservative surgery for early-stage breast cancer. N Engl J Med,1996,334(21):1356-1361.

16. Sartor CI,Peterson BL,Woolf S,et al. Effect of addition of adjuvant paclitaxel on radiotherapy delivery and

locoregional control of node-positive breast cancer:cancer and leukemia group B 9344. J Clin Oncol,2005,23 (1):30-40.

17. Arcangeli G,Pinnarò P,Rambone R,et al. A phase Ⅲ randomized study on the sequencing of radiotherapy and chemotherapy in the conservative management of early-stage breast cancer. Int J Radiat Oncol Biol Phys,2006, 64(1):161-167.

18. Toledano A,Azria D,Garaud P,et al. Phase Ⅲ trial of concurrent or sequential adjuvant chemoradiotherapy after conservative surgery for early-stage breast cancer:final results of the ARCOSEIN trial. J Clin Oncol,2007, 25(4):405-410.

19. Rouesse J,de la Lande B,Bertheault-Cvitkovic F,et al. A phase Ⅲ randomized trial comparing adjuvant concomitant chemoradiotherapy versus standard adjuvant chemotherapy followed by radiotherapy in operable node-positive breast cancer:final results. Int J Radiat Oncol Biol Phys,2006,64(4):1072-1080.

20. Markiewicz DA,Schultz DJ,Haas JA,et al. The effects of sequence and type of chemotherapy and radiation therapy on cosmesis and complications after breast conservation therapy. Int J Radiat Oncol Biol Phys,1996,35 (4):661-668.

21. Burstein HJ,Bellon JR,Galper S,et al. Prospective evaluation of concurrent paclitaxel and radiation therapy after adjuvant doxorubicin and cyclophosphamide chemotherapy for Stage Ⅱ or Ⅲ breast cancer. Int J Radiat Oncol Biol Phys,2006,64(2):496-504.

22. Ellis PA,Saccani-Jotti G,Clarke R,et al. Induction of apoptosis by tamoxifen and ICI 182780 in primary breast cancer. Int J Cancer,1997,72(4):608-613.

23. Fodor J. Interactions between radiation and hormonal therapy in breast cancer:simultaneous or sequential treatment. Orv Hetil,2006,147(3):121-125.

24. Azria D,Larbouret C,Cunat S,et al. Letrozole sensitizes aromatase-expressing breast tumour cells to gamma irradiation. Breast Cancer Research and Treatment,2003,82:S41.

25. 王希成,黄晓波,张卫东,等. 乳腺癌术后放射治疗与内分泌治疗的时序研究. 中华医学杂志,2009,89 (28):1964-1969.

26. Harris EE,Christensen VJ,Hwang WT,et al. Impact of concurrent versus sequential tamoxifen with radiation therapy in early-stage breast cancer patients undergoing breast conservation treatment. J Clin Oncol,2005,23(1): 11-16.

27. Azria D,Belkacemi Y,Romieu G,et al. Concurrent or sequential adjuvant letrozole and radiotherapy after conservative surgery for early-stage breast cancer(CO-HO-RT):a phase 2 randomised trial. Lancet Oncol, 2010,11(3):258-265.

28. Pierce LJ,Hutchins LF,Green SR,et al. Sequencing of tamoxifen and radiotherapy after breast-conserving surgery in early-stage breast cancer. J Clin Oncol,2005,23(1):24-29.

29. Ahn PH,Vu HT,Lannin D,et al. Sequence of radiotherapy with tamoxifen in conservatively managed breast cancer does not affect local relapse rates. J Clin Oncol,2005,23(1):17-23.

30. Romond EH,Jeong JH,Rastogi P,et al. Seven-year follow-up assessment of cardiac function in NSABP B-31, a randomized trial comparing doxorubicin and cyclophosphamide followed by paclitaxel(ACP) with ACP plus trastuzumab as adjuvant therapy for patients with node-positive,human epidermal growth factor receptor 2-positive breast cancer. J Clin Oncol,2012,30(31):3792-3799.

31. Halyard MY,Pisansky TM,Dueck AC et al. Radiotherapy and adjuvant trastuzumab in operable breast cancer: tolerability and adverse event data from the NCCTG Phase Ⅲ Trial N9831. J Clin Oncol,2009,27(16):2638-2644.

32. Stotter AT,McNeese M,Oswald MJ,et al. The role of limited surgery with irradiation in primary treatment of ductal in situ breast cancer. Int J Radiat Oncol Biol Phys,1990,18(2):283-287.

33. Bornstein BA, Recht A, Connolly JL, et al. Results of treating ductal carcinoma in situ of the breast with conservative surgery and radiation therapy. Cancer, 1991, 67 (1): 7-13.

34. Solin LJ, Kurtz J, Fourquet A, et al. Fifteen-year results of breast-conserving surgery and definitive breast irradiation for the treatment of ductal carcinoma in situ of the breast. J Clin Oncol, 1996, 14 (3): 754-763.

35. Fourquet A, Zafrani B, Campana F, et al. Breast-Conserving Treatment of Ductal Carcinoma In Situ. Semin Radiat Oncol, 1992, 2 (2): 116-124.

36. Kuske RR, Bean JM, Garcia DM, et al. Breast conservation therapy for intraductal carcinoma of the breast. Int J Radiat Oncol Biol Phys, 1993, 26 (3): 391-396.

37. Cutuli BF, Rodier JF, Jaeck D, et al. Conservative radiosurgical treatment in in situ ductal cancer of the breast. Analysis of 86 cases. Presse Med, 1994, 23 (25): 1153-1157.

38. Silverstein MJ, Barth A, Poller DN, et al. Ten-year results comparing mastectomy to excision and radiation therapy for ductal carcinoma in situ of the breast. Eur J Cancer, 1995, 31A (9): 1425-1427.

39. Boyages J, Delaney G, Taylor R. Predictors of local recurrence after treatment of ductal carcinoma in situ: a meta-analysis. Cancer, 1999, 85 (3): 616-628.

40. Fisher B, Dignam J, Wolmark N, et al. Lumpectomy and radiation therapy for the treatment of intraductal breast cancer: findings from National Surgical Adjuvant Breast and Bowel Project B-17. J Clin Oncol, 1998, 16 (2): 441-452.

41. Wapnir IL, Dignam JJ, Fisher B, et al. Long-term outcomes of invasive ipsilateral breast tumor recurrences after lumpectomy in NSABP B-17 and B-24 randomized clinical trials for DCIS. J Natl Cancer Inst, 2011, 103 (6): 478-488.

42. Julien JP, Bijker N, Fentiman IS, et al. Radiotherapy in breast-conserving treatment for ductal carcinoma in situ: first results of the EORTC randomised phase III trial 10853. EORTC Breast Cancer Cooperative Group and EORTC Radiotherapy Group. Lancet, 2000, 355 (9203): 528-533.

43. Bijker N, Meijnen P, Peterse JL, et al. Breast-conserving treatment with or without radiotherapy in ductal carcinoma-in-situ: ten-year results of European Organisation for Research and Treatment of Cancer randomized phase III trial 10853-a study by the EORTC Breast Cancer Cooperative Group and EORTC Radiotherapy Group. J Clin Oncol, 2006, 24 (21): 3381-3387.

44. Houghton J, George WD, Cuzick J, et al. Radiotherapy and tamoxifen in women with completely excised ductal carcinoma in situ of the breast in the UK, Australia, and New Zealand: randomised controlled trial. Lancet, 2003, 362 (9378): 95-102.

45. Cuzick J, Sestak I, Pinder SE, et al. Effect of tamoxifen and radiotherapy in women with locally excised ductal carcinoma in situ: long-term results from the UK/ANZ DCIS trial. Lancet Oncol, 2011, 12 (1): 21-29.

46. Warnberg F, Garmo H, Emdin S, et al. Effect of radiotherapy after breast-conserving surgery for ductal carcinoma in situ: 20 years follow-up in the randomized SweDCIS Trial. J Clin Oncol, 2014, 32 (32): 3613-3618.

47. Noël G, Mazeron JJ. Favourable and unfavourable effects on long-term survival of radiotherapy for early breast cancer: an overview of the randomised trials. Early Breast Cancer Trialists' Collaborative Group. Lancet, 2000, 355 (9217): 1757-1770.

48. Vicini FA, Recht A. Age at diagnosis and outcome for women with ductal carcinoma-in-situ of the breast: a critical review of the literature. J Clin Oncol, 2002, 20 (11): 2736-2744.

49. McCormick B, Winter K, Hudis C, et al. RTOG 9804: a prospective randomized trial for good-risk ductal carcinoma in situ comparing radiotherapy with observation. J Clin Oncol, 2015, 33 (7): 709-715.

50. Solin LJ, Gray R, Hughes LL, et al. Surgical Excision Without Radiation for Ductal Carcinoma in Situ of the Breast: 12-Year Results From the ECOG-ACRIN E5194 Study. J Clin Oncol, 2015, 33 (33): 3938-3944.

51. Moran MS, Zhao Y, Ma S, et al. Association of Radiotherapy Boost for Ductal Carcinoma In Situ With Local

Control After Whole-Breast Radiotherapy. JAMA oncol, 2017, 3(8):1060-1068.

52. Pinder SE, Duggan C, Ellis IO, et al. A new pathological system for grading DCIS with improved prediction of local recurrence: results from the UKCCCR/ANZ DCIS trial. Br J Cancer, 2010, 103(1):94-100.

53. Van Zee KJ, Subhedar P, Olcese C, et al. Relationship Between Margin Width and Recurrence of Ductal Carcinoma In Situ: Analysis of 2996 Women Treated With Breast-conserving Surgery for 30 Years. Ann Surg, 2015, 262(4):623-631.

54. Morrow M, Van Zee KJ, Solin LJ, et al. Society of Surgical Oncology-American Society for Radiation Oncology-American Society of Clinical Oncology Consensus Guideline on Margins for Breast-Conserving Surgery With Whole-Breast Irradiation in Ductal Carcinoma In Situ. J Clin Oncol, 2016, 34(33):4040-4046.

55. Silverstein MJ, et al. A prognostic index for ductal carcinoma in situ of the breast. Silverstein MJ, Lagios MD, Craig PH, Waisman JR, Lewinsky BS, Colburn WJ, Poller DN. Cancer. 1996 Jun 1;77(11):2267-2274.

56. Silverstein MJ. The University of Southern California/Van Nuys prognostic index for ductal carcinoma in situ of the breast. Am J Surg, 2003, 186(4):337-343.

57. Williams KE, Barnes NL, Cramer A, et al. Molecular phenotypes of DCIS predict overall and invasive recurrence. Ann Oncol, 2015, 26(5):1019-1025.

58. Rakovitch E, Nofech-Mozes S, Hanna W, et al. A population-based validation study of the DCIS Score predicting recurrence risk in individuals treated by breast-conserving surgery alone. Breast Cancer Res Treat, 2015, 152(2):389-398.

59. Moran MS, Schnitt SJ, Giuliano AE, et al. Society of Surgical Oncology-American Society for Radiation Oncology consensus guideline on margins for breast-conserving surgery with whole-breast irradiation in stages I and II invasive breast cancer. J Clin Oncol, 2014, 32(14):1507-1515.

60. Arriagada R, Lê MG, Rochard F, et al. Conservative treatment versus mastectomy in early breast cancer: patterns of failure with 15 years of follow-up data. Institut Gustave-Roussy Breast Cancer Group. J Clin Oncol, 1996, 14(5):1558-1564.

61. Fisher ER, Anderson S, Tan-Chiu E, et al. Fifteen-year prognostic discriminants for invasive breast carcinoma: National Surgical Adjuvant Breast and Bowel Project Protocol-06. Cancer, 2001, 91(8 Suppl):1679-1687.

62. Jacobson JA, Danforth DN, Cowan KHm et al. Ten-year results of a comparison of conservation with mastectomy in the treatment of stage I and II breast cancer. N Engl J Med, 1995, 332(14):907-911.

63. van Tienhoven G, Voogd AC, Peterse JL, et al. Prognosis after treatment for loco-regional recurrence after mastectomy or breast conserving therapy in two randomised trials (EORTC 10801 and DBCG-82TM). EORTC Breast Cancer Cooperative Group and the Danish Breast Cancer Cooperative Group. Eur J Cancer, 1999, 35(1):32-38.

64. Veronesi U, Marubini E, Mariani L, et al. Radiotherapy after breast-conserving surgery in small breast carcinoma: long-term results of a randomized trial. Ann Oncol, 2001, 12(7):997-1003.

65. Forrest AP, Stewart HJ, Everington D, et al. Randomised controlled trial of conservation therapy for breast cancer: 6-year analysis of the Scottish trial. Scottish Cancer Trials Breast Group. Lancet, 1996, 348(9029):708-713.

66. Liljegren G, Holmberg L, Bergh J, et al 10-Year results after sector resection with or without postoperative radiotherapy for stage I breast cancer: a randomized trial. J Clin Oncol, 1999, 17(8):2326-2333.

67. Clark RM, Whelan T, Levine M, et al. Randomized clinical trial of breast irradiation following lumpectomy and axillary dissection for node-negative breast cancer: an update. Ontario Clinical Oncology Group. J Natl Cancer Inst, 1996, 88(22):1659-1664.

68. Renton SC, Gazet JC, Ford HT, et al. The importance of the resection margin in conservative surgery for breast cancer. Eur J Surg Oncol, 1996, 22(1):17-22.

69. Antonini N, Jones H, Horiot JC, et al. Effect of age and radiation dose on local control after breast conserving treatment: EORTC trial 22881-10882. Radiother Oncol, 2007, 82 (3): 265-271.

70. Bartelink H, Maingon P, Poortmans P, et al. Whole-breast irradiation with or without a boost for patients treated with breast-conserving surgery for early breast cancer: 20-year follow-up of a randomised phase 3 trial. Lancet Oncol, 2015, 16 (1): 47-56.

71. Wang CW, Kuo WH, Chang KJ, et al. Should adjuvant radiotherapy to the supraclavicular fossa be routinely given in patients with breast conservative treatment? J Surg Oncol, 2007, 96 (2): 144-150.

72. Thorsen LB, Offersen BV, Danø H, et al. DBCG-IMN: A Population-Based Cohort Study on the Effect of Internal Mammary Node Irradiation in Early Node-Positive Breast Cancer. J Clin Oncol, 2016, 34 (4): 314-320.

73. Fowler JF. The linear-quadratic formula and progress in fractionated radiotherapy. Br J Radiol, 1989, 62 (740): 679-694.

74. Thames HD, Bentzen SM, Turesson I, et al. Time-dose factors in radiotherapy: a review of the human data. Radiother Oncol, 1990, 19 (3): 219-235.

75. Whelan TJ, Pignol JP, Levine MN, et al. Long-term results of hypofractionated radiation therapy for breast cancer. N Engl J Med, 2010, 362 (6): 513-520.

76. Sartor CI, Tepper JE. Is less more? Lessons in radiation schedules in breast cancer. J Natl Cancer Inst, 2002, 94 (15): 1114-1115.

77. Haviland JS, Owen JR, Dewar JA, et al. The UK Standardisation of Breast Radiotherapy (START) trials of radiotherapy hypofractionation for treatment of early breast cancer: 10-year follow-up results of two randomised controlled trials. Lancet Oncol, 2013, 14 (11): 1086-1094.

78. The LO. Time for e-cigarette regulation. Lancet Oncol, 2013. 14 (11): 1027.

79. Shaitelman SF, Schlembach PJ, Arzu I, et al. Acute and Short-term Toxic Effects of Conventionally Fractionated vs Hypofractionated Whole-Breast Irradiation: A Randomized Clinical Trial. JAMA Oncol, 2015, 1 (7): 931-941.

80. Jagsi R, Griffith KA, Boike TP, et al. Differences in the Acute Toxic Effects of Breast Radiotherapy by Fractionation Schedule: Comparative Analysis of Physician-Assessed and Patient-Reported Outcomes in a Large Multicenter Cohort. JAMA Oncol, 2015, 1 (7): 918-930.

81. FAST Trialists group, Agrawal RK, Alhasso A, et al. First results of the randomised UK FAST Trial of radiotherapy hypofractionation for treatment of early breast cancer (CRUKE/04/015). Radiother Oncol, 2011, 100 (1): 93-100.

82. Smith TE, Lee D, Turner BC, et al. True recurrence vs. new primary ipsilateral breast tumor relapse: an analysis of clinical and pathologic differences and their implications in natural history, prognoses, and therapeutic management. Int J Radiat Oncol Biol Phys, 2000, 48 (5): 1281-1289.

83. Hughes KS, Schnaper LA, Berry D, et al. Lumpectomy plus tamoxifen with or without irradiation in women 70 years of age or older with early breast cancer. N Engl J Med, 2004, 351 (10): 971-977.

84. Kuerer HM, Julian TB, Strom EA, et al. Accelerated partial breast irradiation after conservative surgery for breast cancer. Ann Surg, 2004, 239 (3): 338-351.

85. Strnad V, Ott OJ, Hildebrandt G, et al. 5-year results of accelerated partial breast irradiation using sole interstitial multicatheter brachytherapy versus whole-breast irradiation with boost after breast-conserving surgery for low-risk invasive and in-situ carcinoma of the female breast: a randomised, phase 3, non-inferiority trial. Lancet, 2016, 387 (10015): 229-238.

86. Shah C, Badiyan S, Ben Wilkinson J, et al. Treatment efficacy with accelerated partial breast irradiation (APBI): final analysis of the American Society of Breast Surgeons MammoSite ((R)) breast brachytherapy registry trial. Ann Surg Oncol, 2013, 20 (10): 3279-3285.

87. Veronesi U, Orecchia R, Luini A, et al. Intraoperative radiotherapy during breast conserving surgery: a study on

1,822 cases treated with electrons. Breast Cancer Res Treat,2010,124(1):141-151.

88. Vaidya JS,Joseph DJ,Tobias JS,et al. Targeted intraoperative radiotherapy versus whole breast radiotherapy for breast cancer(TARGIT-A trial):an international,prospective,randomised,non-inferiority phase 3 trial. Lancet, 2010,376(9735):91-102.

89. Rabinovitch R,Moughan J,Vicini F,et al. Long-Term Update of NRG Oncology RTOG 0319:A Phase 1 and 2 Trial to Evaluate 3-Dimensional Conformal Radiation Therapy Confined to the Region of the Lumpectomy Cavity for Stage I and II Breast Carcinoma. Int J Radiat Oncol Biol Phys,2016,96(5):1054-1059.

90. Livi L,Meattini I,Marrazzo L,et al. Accelerated partial breast irradiation using intensity-modulated radiotherapy versus whole breast irradiation:5-year survival analysis of a phase 3 randomised controlled trial. Eur J Cancer, 2015,51(4):451-463.

91. Polgar C,Ott OJ,Hildebrandt G,et al. Late side-effects and cosmetic results of accelerated partial breast irradiation with interstitial brachytherapy versus whole-breast irradiation after breast-conserving surgery for low-risk invasive and in-situ carcinoma of the female breast:5-year results of a randomised,controlled,phase 3 trial. Lancet Oncol,2017,18(2):259-268.

92. Shaitelman SF,Lin HY,Smith BD,et al. Practical Implications of the Publication of Consensus Guidelines by the American Society for Radiation Oncology:Accelerated Partial Breast Irradiation and the National Cancer Data Base. Int J Radiat Oncol Biol Phys,2016,94(2):338-348.

93. Olivotto IA,Whelan TJ,Parpia S,et al. Interim cosmetic and toxicity results from RAPID:a randomized trial of accelerated partial breast irradiation using three-dimensional conformal external beam radiation therapy. J Clin Oncol,2013,31(32):4038-4045.

94. Fisher B,Costantino J,Redmond C,et al. A randomized clinical trial evaluating tamoxifen in the treatment of patients with node-negative breast cancer who have estrogen-receptor-positive tumors. N Engl J Med,1989,320 (8):479-484.

95. Diab SG,.Elledge RM,Clark GM. Tumor characteristics and clinical outcome of elderly women with breast cancer. J Natl Cancer Inst,2000,92(7):550-556.

96. Balducci L. Management of cancer in the elderly. Oncology(Williston Park),2006,20(2):135-143; discussion 144,146,151-152.

97. Pal SK,Hurria A. Impact of age,sex,and comorbidity on cancer therapy and disease progression. J Clin Oncol, 2010,28(26):4086-4093.

98. Srokowski TP Fang S,Hortobagyi GN,et al. Impact of diabetes mellitus on complications and outcomes of adjuvant chemotherapy in older patients with breast cancer. J Clin Oncol,2009,27(13):2170-2176.

99. Hurria A,Gupta S,Zauderer M,et al. Developing a cancer-specific geriatric assessment:a feasibility study. Cancer,2005,104(9):1998-2005.

100. Clough-Gorr KM,Thwin SS,Stuck AE,et al. Examining five- and ten-year survival in older women with breast cancer using cancer-specific geriatric assessment. Eur J Cancer,2012,48(6):805-812.

101. Veronesi U,Luini A,Del Vecchio M,et al. Radiotherapy after breast-preserving surgery in women with localized cancer of the breast. N Engl J Med,1993,328(22):1587-1591.

102. Early Breast Cancer Trialists' Collaborative Group(EBCTCG),Darby S,McGale P,et al. Effect of radiotherapy after breast-conserving surgery on 10-year recurrence and 15-year breast cancer death:meta-analysis of individual patient data for 10,801 women in 17 randomised trials. Lancet,2011,378(9804):1707-1716.

103. Voduc KD,Cheang MC,Tyldesley S,et al. Breast cancer subtypes and the risk of local and regional relapse. J Clin Oncol,2010,28(10):1684-1691.

104. Gennari R,Curigliano G,Rotmensz N,et al. Breast carcinoma in elderly women:features of disease presentation,choice of local and systemic treatments compared with younger postmenopasual patients. Cancer,

2004,101(6):1302-1310.

105. Dowsett M,Cuzick J,Ingle J,et al. Meta-analysis of breast cancer outcomes in adjuvant trials of aromatase inhibitors versus tamoxifen. J Clin Oncol,2010,28(3):509-518.

106. Fisher B,Bryant J,Dignam JJ,et al. Tamoxifen,radiation therapy,or both for prevention of ipsilateral breast tumor recurrence after lumpectomy in women with invasive breast cancers of one centimeter or less. J Clin Oncol,2002,20(20):4141-4149.

107. Winzer KJ,Sauerbrei W,Braun M,et al. Radiation therapy and tamoxifen after breast-conserving surgery: updated results of a 2 x 2 randomised clinical trial in patients with low risk of recurrence. Eur J Cancer,2010, 46(1):95-101.

108. Potter R,Gnant M,Kwasny W,et al. Lumpectomy plus tamoxifen or anastrozole with or without whole breast irradiation in women with favorable early breast cancer. Int J Radiat Oncol Biol Phys,2007,68(2):334-340.

109. Fyles AW,McCready DR,Manchul LA,et al. Tamoxifen with or without breast irradiation in women 50 years of age or older with early breast cancer. N Engl J Med,2004,351(10):963-970.

110. Tinterri C,Gatzemeier W,Zanini V,et al. Conservative surgery with and without radiotherapy in elderly patients with early-stage breast cancer:a prospective randomised multicentre trial. Breast,2009,18(6):373-377.

111. Hughes KS,Schnaper LA,Bellon JR,et al. Lumpectomy plus tamoxifen with or without irradiation in women age 70 years or older with early breast cancer:long-term follow-up of CALGB 9343. J Clin Oncol,2013,31(19): 2382-2387.

112. Kunkler IH,Williams LJ,Jack WJL,et al. Breast-conserving surgery with or without irradiation in women aged 65 years or older with early breast cancer(PRIME Ⅱ):a randomised controlled trial. Lancet Oncol,2015,16(3): 266-273.

113. Liu FF,Shi W,Done SJ,et al. Identification of a Low-Risk Luminal A Breast Cancer Cohort That May Not Benefit From Breast Radiotherapy. J Clin Oncol,2015,33(18):2035-2040.

114. Wasil T,Lichtman SM,Gupta V,et al. Radiation therapy in cancer patients 80 years of age and older. Am J Clin Oncol,2000,23(5):526-530.

115. Walter LC,Covinsky KE. Cancer screening in elderly patients:a framework for individualized decision making. JAMA,2001,285(21):2750-2756.

116. Fisher B,Jeong JH,Anderson S,et al. Twenty-five-year follow-up of a randomized trial comparing radical mastectomy,total mastectomy,and total mastectomy followed by irradiation. N Engl J Med,2002,347(8):567-575.

117. Ashikaga T,Krag DN,Land SR,et al. Morbidity results from the NSABP B-32 trial comparing sentinel lymph node dissection versus axillary dissection. J Surg Oncol,2010,102(2):111-118.

118. Mansel RE,Fallowfield L,Kissin M,et al. Randomized multicenter trial of sentinel node biopsy versus standard axillary treatment in operable breast cancer:the ALMANAC Trial. J Natl Cancer Inst,2006,98(9):599-609.

119. GOULD EA,WINSHIP T,PHILBIN PH,et al. Observations on a "sentinel node" in cancer of the parotid. Cancer,1960,13:77-78.

120. Krag DN,Anderson SJ,Julian TB,et al. Sentinel-lymph-node resection compared with conventional axillary-lymph-node dissection in clinically node-negative patients with breast cancer:overall survival findings from the NSABP B-32 randomised phase 3 trial. Lancet Oncol,2010,11(10):927-933.

121. 刘裔莎,魏兵,杨雯娟,等. 美国癌症联合会乳腺癌分期(第七版)简介. 中华病理学杂志,2010,39(11): 787-790.

122. Galimberti V,Cole BF,Zurrida S,et al. Axillary dissection versus no axillary dissection in patients with sentinel-node micrometastases(IBCSG 23-01):a phase 3 randomised controlled trial. Lancet Oncol,2013,14

(4):297-305.

123. 中国抗癌协会乳腺癌专业委员会.中国抗癌协会乳腺癌诊治指南与规范(2015版).中国癌症杂志, 2015(09):692-754.

124. Giuliano AE,Hunt KK,Ballman KV,et al. Axillary dissection vs no axillary dissection in women with invasive breast cancer and sentinel node metastasis:a randomized clinical trial. JAMA,2011,305(6):569-575.

125. Donker M,Straver ME1,van Tienhoven G,et al. Comparison of the sentinel node procedure between patients with multifocal and unifocal breast cancer in the EORTC 10981-22023 AMAROS Trial:identification rate and nodal outcome. Eur J Cancer,2013,49(9):2093-2100.

126. Savolt A,Péley G2,Polg á r C,et al. Eight-year follow up result of the OTOASOR trial:The Optimal Treatment Of the Axilla - Surgery Or Radiotherapy after positive sentinel lymph node biopsy in early-stage breast cancer: A randomized,single centre,phase III,non-inferiority trial. Eur J Surg Oncol,2017,43(4):672-679.

127. Bonadonna G,Veronesi U,Brambilla C,et al. Primary chemotherapy to avoid mastectomy in tumors with diameters of three centimeters or more. J Natl Cancer Inst,1990,82(19):1539-1545.

128. Fisher B,Brown A,Mamounas E,et al. Effect of preoperative chemotherapy on local-regional disease in women with operable breast cancer:findings from National Surgical Adjuvant Breast and Bowel Project B-18. J Clin Oncol,1997,15(7):2483-2493.

129. Bear HD,Anderson S,Smith RE,et al. Sequential preoperative or postoperative docetaxel added to preoperative doxorubicin plus cyclophosphamide for operable breast cancer:National Surgical Adjuvant Breast and Bowel Project Protocol B-27. J Clin Oncol,2006,24(13):2019-2027.

130. Gralow JR,Burstein HJ,Wood W,et al. Preoperative therapy in invasive breast cancer:pathologic assessment and systemic therapy issues in operable disease. J Clin Oncol,2008,26(5):814-819.

131. Untch M,Loibl S,Bischoff J,et al. Lapatinib versus trastuzumab in combination with neoadjuvant anthracycline-taxane-based chemotherapy(GeparQuinto,GBG 44):a randomised phase 3 trial. Lancet Oncol, 2012,13(2):135-144.

132. Marks LB,Prosnitz LR. Reducing local therapy in patients responding to preoperative systemic therapy:are we outsmarting ourselves? J Clin Oncol,2014,32(6):491-493.

133. Fowble BL,Einck JP,Kim DN,et al. Role of postmastectomy radiation after neoadjuvant chemotherapy in stage II-III breast cancer. Int J Radiat Oncol Biol Phys,2012,83(2):494-503.

134. Le Scodan R,Selz J,Stevens D,et al. Radiotherapy for stage II and stage III breast cancer patients with negative lymph nodes after preoperative chemotherapy and mastectomy. Int J Radiat Oncol Biol Phys,2012,82 (1):e1-7.

135. Shim SJ,Park W,Huh,et al. The role of postmastectomy radiation therapy after neoadjuvant chemotherapy in clinical stage II-III breast cancer patients with pN0:a multicenter,retrospective study(KROG 12-05). Int J Radiat Oncol Biol Phys,2014,88(1):65-72.

136. McGuire SE,Gonzalez-Angulo AM,et al. Postmastectomy radiation improves the outcome of patients with locally advanced breast cancer who achieve a pathologic complete response to neoadjuvant chemotherapy. Int J Radiat Oncol Biol Phys,2007,68(4):1004-1009.

137. Rong Q,Wang SL,Tang Y,et al. The role of postmastectomy radiotherapy in clinical T1-3N1M0 breast cancer patients with pathological negative lymph nodes after neoadjuvant chemotherapy and mastectomy. Zhonghua zhong liu za zhi〔Chinese journal of oncology〕,2017,39(6):445-452.

138. Rastogi P,Anderson SJ,Bear HD,et al. Preoperative chemotherapy:updates of National Surgical Adjuvant Breast and Bowel Project Protocols B-18 and B-27. J Clin Oncol,2008,26(5):778-785.

139. Mamounas EP,Anderson SJ,Dignam JJ,et al. Predictors of locoregional recurrence after neoadjuvant chemotherapy:results from combined analysis of National Surgical Adjuvant Breast and Bowel Project B-18

and B-27. J Clin Oncol, 2012, 30(32): 3960-3966.

140. 王晓红, 柳栋, 王静雅, 等. 将左心室作为危及器官在左侧乳腺癌保乳术后放疗中的保护心脏作用. 肿瘤防治研究, 2012, 39(6): 731-734.

141. 张秋实, 李建彬, 徐敏, 等. 部分乳腺外照射自主呼吸控制不同呼吸状态靶区体积重合度的研究. 中华肿瘤杂志, 2010, 32(12): 927-931.

142. Remouchamps VM, Letts N, Vicini FA, et al. Initial clinical experience with moderate deep-inspiration breath hold using an active breathing control device in the treatment of patients with left-sided breast cancer using external beam radiation therapy. Int J Radiat Oncol Biol Phys, 2003, 56(3): 704-715.

143. Remouchamps VM, Vicini FA, Sharpe MB, et al. Significant reductions in heart and lung doses using deep inspiration breath hold with active breathing control and intensity-modulated radiation therapy for patients treated with locoregional breast irradiation. Int J Radiat Oncol Biol Phys, 2003, 55(2): 392-406.

144. Buchholz TA, Gurgoze E, Bice WS, et al. Dosimetric analysis of intact breast irradiation in off-axis planes. Int J Radiat Oncol Biol Phys, 1997, 39(1): 261-267.

145. Solin LJ, Chu JC, Sontag MR, et al. Three-dimensional photon treatment planning of the intact breast. Int J Radiat Oncol Biol Phys, 1991, 21(1): 193-203.

146. Kestin LL, Sharpe MB, Frazier RC, et al. Intensity modulation to improve dose uniformity with tangential breast radiotherapy: initial clinical experience. Int J Radiat Oncol Biol Phys, 2000, 48(5): 1559-1568.

147. Hong L, Hunt M, Chui C, et al. Intensity-modulated tangential beam irradiation of the intact breast. Int J Radiat Oncol Biol Phys, 1999, 44(5): 1155-1164.

148. 侯晓荣. 乳腺癌保乳术后三维适形放射治疗和野中野强调治疗技术的剂量学比较研究. 2007, 中国协和医科大学.

149. Spruijt KH, Dahele M, Cuijpers JP, et al. Flattening filter free vs flattened beams for breast irradiation. Int J Radiat Oncol Biol Phys, 2013, 85(2): 506-513.

150. Osman SO, Hol S, Poortmans PM, et al. Volumetric modulated arc therapy and breath-hold in image-guided locoregional left-sided breast irradiation. Radiother Oncol, 2014, 112(1): 17-22.

151. Qiu J, Liu Z, Yang B, et al. Low-dose-area-constrained helical TomoTherapy-based whole breast radiotherapy and dosimetric comparison with tangential field-in-field IMRT. Biomed Res Int, 2013, 2013: 513708.

152. Lomax AJ, Cella L, Weber D, et al. Potential role of intensity-modulated photons and protons in the treatment of the breast and regional nodes. Int J Radiat Oncol Biol Phys, 2003, 55(3): 785-792.

153. Fogliata A, Bolsi A, Cozzi L. Critical appraisal of treatment techniques based on conventional photon beams, intensity modulated photon beams and proton beams for therapy of intact breast. Radiother Oncol, 2002, 62(2): 137-145.

154. Kiel, Krystyna D; Chang, Susan; Small, William; Bethke, Kevin International Journal of Radiation Oncology Biology Physics, Volume 39(2)-Jan 1, 1997.

155. Schlembach PJ, Buchholz TA, Ross MI, et al. Relationship of sentinel and axillary level I-II lymph nodes to tangential fields used in breast irradiation. Int J Radiat Oncol Biol Phys, 2001, 51(3): 671-678.

156. Reznik J, Cicchetti MG, Degaspe B, et al. Analysis of axillary coverage during tangential radiation therapy to the breast. Int J Radiat Oncol Biol Phys, 2005. 61(1): 163-8.

157. Nagar H, Zhou L, Biritz B, et al. Is there a tradeoff in using modified high tangent field radiation for treating an undissected node-positive axilla? Clin Breast Cancer, 2014, 14(2): 109-113.

158. Veronesi U, Gatti G, Luini A, et al. Full-dose intraoperative radiotherapy with electrons during breast-conserving surgery. Arch Surg, 2003, 138(11): 1253-1256.

159. Intra M, Gatti G, Luini A, et al. Surgical technique of intraoperative radiotherapy in conservative treatment of limited-stage breast cancer. Arch Surg, 2002, 137(6): 737-740.

160. Vaidya JS, Baum M, Tobias JS, et al. The novel technique of delivering targeted intraoperative radiotherapy (Targit) for early breast cancer. Eur J Surg Oncol, 2002, 28 (4): 447-454.

161. Rusthoven KE, Carter DL, Howell K, et al. Accelerated partial-breast intensity-modulated radiotherapy results in improved dose distribution when compared with three-dimensional treatment-planning techniques. Int J Radiat Oncol Biol Phys, 2008, 70 (1): 296-302.

162. Iwakawa M, Noda S, Yamada S, et al. Analysis of non-genetic risk factors for adverse skin reactions to radiotherapy among 284 breast cancer patients. Breast Cancer, 2006, 13 (3): 300-307.

163. Gutowski M, Kowalczyk S. A study of free radical chemistry: their role and pathophysiological significance. Acta Biochim Pol, 2013, 60 (1): 1-16.

164. Liang YG, Jorgensen AG, Kaestel CG, et al. Bcl-2, Bax, and c-Fos expression correlates to RPE cell apoptosis induced by UV-light and daunorubicin. Curr Eye Res, 2000, 20 (1): 25-34.

165. Fisher J, Scott C, Stevens R, et al. Randomized phase III study comparing Best Supportive Care to Biafine as a prophylactic agent for radiation-induced skin toxicity for women undergoing breast irradiation: Radiation Therapy Oncology Group (RTOG) 97-13. Int J Radiat Oncol Biol Phys, 2000, 48 (5): 1307-1310.

166. 张保宁, 邵志敏, 乔新民, 等. 中国乳腺癌保乳治疗的前瞻性多中心研究. 中华肿瘤杂志, 2005, 27 (11): 680-684.

167. Darby SC, Ewertz M, Mcgale P, et al. Risk of ischemic heart disease in women after radiotherapy for breast cancer. N Engl J Med, 2013, 368 (11): 987-998.

168. Kano A, Ujita M, Kobayashi M, et al. Radiographic and CT features of radiation-induced organizing pneumonia syndrome after breast-conserving therapy. Jpn J Radiol, 2012, 30 (2): 128-136.

169. Rubin P, Johnston C, Williams J, et al. A perpetual cascade of cytokines postirradiation leads to pulmonary fibrosis. Int J Radiat Oncol Biol Phys, 1995, 33 (1): 99-109.

170. Rothwell RI, Kelly SA, Joslin CA. Radiation pneumonitis in patients treated for breast cancer. Radiother Oncol, 1985, 4 (1): 9-14.

171. Ogo E, Komaki R, Fujimoto K, et al. A survey of radiation-induced bronchiolitis obliterans organizing pneumonia syndrome after breast-conserving therapy in Japan. Int J Radiat Oncol Biol Phys, 2008, 71 (1): 123-131.

172. Lingos TI, Recht A, Vicini F, et al. Radiation pneumonitis in breast cancer patients treated with conservative surgery and radiation therapy. Int J Radiat Oncol Biol Phys, 1991, 21 (2): 355-360.

173. Kutcher GJ, Burman C, Brewster L, et al. Histogram reduction method for calculating complication probabilities for three-dimensional treatment planning evaluations. Int J Radiat Oncol Biol Phys, 1991, 21 (1): 137-146.

174. Blom GU, Wennberg B, Svane G, et al. Reduction of radiation pneumonitis by V20-constraints in breast cancer. Radiat Oncol, 2010, 5 (1): 99.

175. Darby SC, Cutter DJ, Boerma M, et al. Radiation-related heart disease: current knowledge and future prospects. Int J Radiat Oncol Biol Phys, 2010, 76 (3): 656-665.

176. Henson KE, McGale P, Taylor C, et al. Radiation-related mortality from heart disease and lung cancer more than 20 years after radiotherapy for breast cancer. Br J Cancer, 2013, 108 (1): 179-182.

177. Andratschke N, Maurer J, Molls M, et al. Late radiation-induced heart disease after radiotherapy. Clinical importance, radiobiological mechanisms and strategies of prevention. Radiother Oncol, 2011, 100 (2): 160-166.

178. Tjessem KH, Johansen S, Malinen E, et al. Long-term cardiac mortality after hypofractionated radiation therapy in breast cancer. Int J Radiat Oncol Biol Phys, 2013, 87 (2): 337-343.

179. Chan EK, Woods R, Virani S, et al. Long-term mortality from cardiac causes after adjuvant hypofractionated vs. conventional radiotherapy for localized left-sided breast cancer. Radiother Oncol, 2015, 114 (1): 73-78.

180. Petrek JA, Senie RT, Peters M, et al. Lymphedema in a cohort of breast carcinoma survivors 20 years after

diagnosis. Cancer,2001,92(6):1368-1377.

181. Herd-Smith A,Russo A,Muraca MG,et al. Prognostic factors for lymphedema after primary treatment of breast carcinoma. Cancer,2001,92(7):1783-1787.

182. Sener SF,Winchester DJ,Martz CH,et al. Lymphedema after sentinel lymphadenectomy for breast carcinoma. Cancer,2001,92(4):748-752.

183. Donker,M.,TG Van,ME Straver,et al. Radiotherapy or surgery of the axilla after a positive sentinel node in breast cancer(EORTC 10981-22023 AMAROS):a randomised,multicentre,open-label,phase 3 non-inferiority trial. Lancet Oncol,2014,15(12):1303-1310.

184. Delanian S,Lefaix JL,Pradat PF. Radiation-induced neuropathy in cancer survivors. Radiother Oncol,2012, 105(3):273-282.

185. Grantzau T,Mellemkjaer L,,Overgaard J. Second primary cancers after adjuvant radiotherapy in early breast cancer patients:a national population based study under the Danish Breast Cancer Cooperative Group(DBCG). Radiother Oncol,2013,106(1):42-49.

186. Grantzau T,Thomsen MS,Væth M,et al. Risk of second primary lung cancer in women after radiotherapy for breast cancer. Radiother Oncol,2014,111(3):366-373.

187. Clarke M. Meta-analyses of adjuvant therapies for women with early breast cancer:the Early Breast Cancer Trialists' Collaborative Group overview. Ann Oncol,2006,17 Suppl 10:x59-62.

188. Phillips KA,Milne RL,Rookus MA,et al. Tamoxifen and risk of contralateral breast cancer for BRCA1 and BRCA2 mutation carriers. J Clin Oncol,2013,31(25):3091-3099.

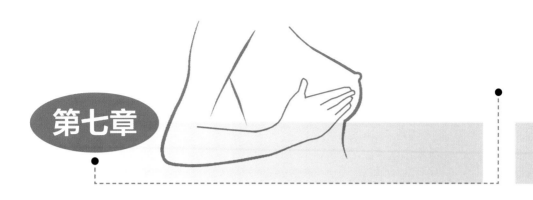

第七章

整形保乳手术时代

第一节　乳腺肿瘤整形修复术基本原则及分类

一、基本概念及原则

从 20 世纪 70 年代开始,美国的 NSABP、意大利的 Milan、NCI 等多中心前瞻性随机对照研究都得出了相同的结论:早期乳腺癌保乳手术加放疗的 DFS 及 OS 与乳房切除手术相比无明显统计学差异。乳腺癌保乳治疗已成为早期乳腺癌患者的标准手术之一,其目的在于提高乳腺癌患者生活质量。然而传统保乳手术后约 30% 的患者不满意术后的美容效果,将整形外科的技术运用于乳腺癌保乳手术中能改善这一现实。肿瘤整形修复术(oncoplastic surgery,简称 Oncoplastic 手术)最早由 Audtrstch 在 1998 年提出,它是将肿瘤切除术的肿瘤安全原则与整形修复原则相结合,在确保肿瘤学安全性的前提下,将整形的技术应用于保乳手术中,以期改善术后美容效果,属于乳腺癌手术治疗的新理念。该手术包括三项基本原则:①切除足够组织以达到保乳手术理想的阴性边缘;②乳房重建;③保持双侧乳房的对称性。目前仍缺乏关于传统保乳手术对比 Oncoplastic 手术的前瞻性随机对照研究。据已有的小样本、回顾性研究显示,中位随访 2~5 年,两种治疗策略的局部复发率都不超过 5%。因此两种手术策略都是安全的。与 NSABP B-07 的结果相比,Rietjens 等发现对于 <2cm 的肿瘤,进行 Oncoplastic 手术与传统的保乳手术具有相近的肿瘤学安全性;而对 >2cm 的肿瘤,其安全性则高于传统保乳手术。

目前 Oncoplastic 手术术式较多,包括以局部组织移位(displacement)为主的乳房内腺体重建术、以远处组织转移替代(replacement)为主的自体肌皮瓣转移术及保留或不保留乳头乳晕部的乳房皮下切除 + 硅胶假体植入术。除了肿瘤学安全性考虑以外,临床上应当如何在传统保乳手术和 Oncoplastic 保乳手术之间进行选择,以及如何选择 Oncoplastic 保乳手术的术式呢? 我们认为手术切除的标本体积与同侧乳房体积比(标本体积 / 乳房体积比)是一个至关重要的参数,可直接影响手术方式的选择。本节主要介绍我中心提出的选择乳腺癌外科治疗策略的基本原则:体积比原则(volumne-ratio principle)。

按切除标本体积/乳房体积比可将手术分为以下3类。①Ⅰ类:切除标本体积/乳房体积比<20%,适宜传统保乳手术;②Ⅱ类:切除标本体积/乳房体积比约20%~50%,适宜 Oncoplastic 手术的 Displacement 术式;③Ⅲ类:切除标本体积/乳房体积比>50%,适宜 Oncoplastic 手术的 Replacement 术式。

二、乳腺肿瘤整形修复术分类

1. Ⅰ类手术　当肿瘤较小时,无论乳房大小,均可选择传统的保乳方法。在整形外科理念的影响下,传统的保乳手术在技术层面有3点进展。

(1) 20% 的体积比原则:保乳手术应当在切除标本体积/乳房体积比<20% 的患者中施行,否则容易出现明显的美容缺陷问题,这一分界点目前已被英国肿瘤外科学会(BASO)和整形外科学会(BAPS)采纳。

(2) 乳头乳晕移位原则:为解决下象限肿瘤切除后出现"鸟嘴畸形"的现象,保乳手术必须进行乳头乳晕移位。只要严格参照20% 体积比,并且进行乳头乳晕移位,那么保乳手术适用于各个象限部位的肿瘤。

(3) 边缘宽度:保乳手术的边缘宽度问题依然是当前争论的热点,目前认为染色边缘病理阴性(显微镜下未被肿瘤细胞所累及)即是足够的边缘;更宽的阴性边缘(>1mm;>2mm;……)只会带来更多不必要的再切率,且不会减少复发可能。值得注意的是,系统性的全身治疗如化疗、内分泌治疗和靶向治疗等可显著减少术后局部复发率,因此随着辅助治疗越来越强大,我们无须追求更宽的阴性边缘。

另外需要强调的是,保乳手术的开展率反映的是乳腺专科治疗中心的规范化治疗水平。EUSOMA 的乳腺癌治疗质量控制标准中明确提出,一个合格规范的乳腺癌治疗中心面对直径<3cm 的肿瘤,不论其为何种病理类型,保乳率应至少应达到70%,否则就存在"过度治疗"的可能。因此对可以保乳的患者进行保乳治疗已逐渐成为一种治疗规范。另一方面,目前公认对于前哨淋巴结阳性的患者,腋窝淋巴结清扫是标准的治疗术式。但 Z0011 试验则显示对于满足特定条件(肿瘤≤5cm、计划实施保乳手术加术后全乳放疗、前哨淋巴结阳性个数≤2 个、接受标准的术后辅助治疗)的患者,可以不进行腋窝淋巴结清扫,并能显著减少术后并发症的发生。此项研究结果迅速被 2012 年美国 NCCN 乳腺癌诊治指南所采纳。如果对本可以进行保乳的患者进行乳房全切术,则必然剥夺了这部分患者符合 Z0011 条件从而"保腋窝"的可能,因此,保乳治疗在一定程度上可以促进"保腋窝"治疗的实现。

2. Ⅱ类手术　当肿瘤较大、需要切除腺体 >20% 以上时,则需借助整形的方法、技巧来维持乳房的外观,保持双乳的对称。对于中小乳房来说,直接缝合腺体可能会导致乳房的变形,以缩乳手术为基础对乳房内残留的腺体进行再分布的整形手术保证了保乳术后的美容效果。我们需采用 Displacement 策略(又称乳腺内腺体整形术),利用肿物切除术后乳腺内剩余的腺体进行转位以弥补肿物切除所致的体积缺陷。与 Replacement 策略相比,Displacement 策略在于利用剩余的乳腺组织,通过乳腺内腺体的移位、整形,将肿物切除所引起的体积缺损"重新分布",以重塑正常的乳房外形。这一策略的缺点在于要求患者乳房具有一定的体积,并且对侧正常的乳房通常也要接受整形手术以获得对称的双侧乳房;其优点是技术易于被肿瘤外科医生掌握,有利于推广。此外,因采用 Displacement 策略,患者乳房体积必然缩小,因此为保证双侧乳房的对称性,建议同时行对侧乳房的缩乳手术。Jean Petit 认为这也为对侧健康乳房提供了一个活检的机会,在 350 例同时行对侧缩乳手术的患者里有 4% 的患者被发现了隐匿性乳癌,其中 1/2 伴有浸润。

3. Ⅲ类手术 当肿瘤过大、切除范围超过乳房一半以上的,单纯靠自身腺体的再分布仍较难维持乳房的外形,这时我们需采用 Replacement 策略,即在移除肿物后,使用外部组织弥补肿物切除所致的腺体缺陷,包括各种自体的皮瓣移植(背阔肌皮瓣、带蒂腹直肌皮瓣、游离腹直肌皮瓣、腹壁下动脉穿支皮瓣、游离下腹壁前动脉皮瓣、臀动脉穿支皮瓣等)和硅胶假体植入。Replacement 策略的目的在于参照对侧正常乳房外形,恢复患侧乳房的正常外形及双侧乳房的对称性。这种策略的优势在于可协助部分肥胖患者减去腰部或背部多余的脂肪以获得苗条的身材;另一方面,患者的对侧正常乳房可免于为了维持双侧乳房的对称性而接受手术。Replacement 相关技术对肿瘤外科医生手术技巧要求较高,需要一定的血管吻合技术,因此国外很多医院要求转移皮瓣的手术必须由具有整形外科执照的医生进行。关于此部分技术的详细描述已超出本书的范围,建议读者参考其他相关书籍。本书着重讨论 Displacement 相关技术。

(金亮 吴建南)

第二节 乳腺整形修复术手术细节

一、乳腺内腺体整形术基本步骤

乳腺内腺体整形术(oncoplastic displacement)的技术种类繁多,临床上要充分考虑患者乳房的下垂程度、大小、肿瘤位置、腺体密度及患者意愿等因素。即便是本文推荐的式式,读者也不可盲目照搬照抄,需结合自身的经验、能力及具体情况综合考虑。基本步骤包括:

1. 术前定位与体表标记 在患者直立上半身时画出双侧乳房的下皱襞线及中线,并且标记肿物位置;平卧后,画出所需切除的范围及乳头乳晕所要移动的位置。

2. 皮瓣分离 可使用电凝刀分离皮瓣。在有效止血的同时应避免电凝刀使用功率过大,以免引起皮瓣坏死。分离时需要掌握皮瓣的厚度,分离的皮肤不宜带有腺体。

3. 切除范围 切除时须全层分离腺体,前至皮肤,后至后间隙,以见到胸大肌筋膜为佳,有效地保证切除肿物的前后范围边缘阴性。

4. 乳头乳晕复合体的重定位 NAC 移位原则是向肿物的反方向并偏上方一些来进行去上皮和重新缝合移位。乳腺内腺体整形手术由于乳房皮肤被部分切除,因此需要重新将 NAC 移位至乳房中央,本中心对此总结了一个实用方法,具体操作如下:①将残腔两侧皮肤暂时钉合;②用标记笔画出 NAC 最佳位置,并将圈内皮肤去表皮;③将 NAC 与表皮边缘缝合,使乳头乳晕移入该圈内,如果在缝合过程中发现乳晕不够圆或者太小,可以通过去表皮给予修整(图 7-1)。

5. 残腔修复 在切除肿瘤范围并确保边缘阴性后,我们可以通过周围腺体带蒂游离来填补残腔空缺。这一步相对复杂,要求术者具有一定的手术量积累以保证术后的美容效果。一般的原则是将外侧的脂肪腺体尽量填入内侧,以尽量纠正外扩的乳房使其向内侧集中。尽量保证内侧及偏下侧腺体的丰满,以使术后乳房有尽可能自然的外形。对于不同象限的

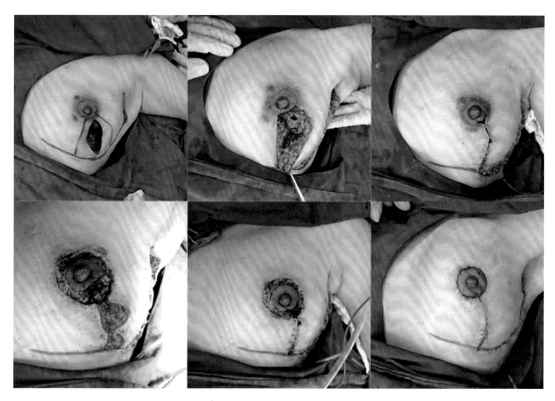

图 7-1　乳头乳晕复合体移位（中山大学孙逸仙纪念医院乳腺中心供图）

肿瘤乳腺内腺体整形术有着不同的策略，以下分别予以介绍。

二、乳腺内腺体整形术相关技术细节

（一）肿物位于乳房下极（如左乳 5~7 点钟方向）

由于乳房下极是腺体相对比较集中的部位，传统保乳术切除后较难修复缺损，术后往往会形成鸟嘴样畸形，因此下极手术一般不建议使用传统保乳手术。乳腺内腺体整形术的手术切口在这一象限有 3 种。

1. 扇形切口　对于乳房较大、下垂明显的建议使用扇形切口。按缩乳术的方法重新确定 NAC 的位置，并根据肿瘤大小画出需切除的范围，此种手术方式术后瘢痕为倒 T 形，乳头乳晕的血供来源于上蒂。由于术侧乳房缩小及乳头上提明显，建议双侧手术以获得更好的对称性（图 7-2）。

2. 垂直切口　对于乳房不大的患者，可采用垂直切口法。手术切口的设计为以肿瘤为中心作一半梭形切口，将肿瘤包含在内，乳头乳晕周围作双环形切口去上皮化将 NAC 向上方移位。该术式因缝合后切口为一垂直线而得名。需注意半梭形的止点需在乳房下皱褶上方约 1~2cm 处，如过长会由于术后乳房下皱褶上移而显露出来。该术式术后乳房外形变化不明显，可单侧手术。

3. 半月形切口　对于肿瘤位于下象限边缘外的肿瘤可采用沿乳房下皱褶的半月形切口。术后手术切口就隐蔽，乳房外形变化不明显，可单侧手术（图 7-3）。

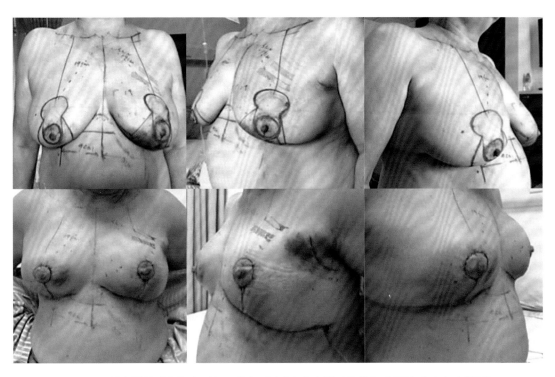

图 7-2　乳房下极肿物行扇形切口修复重建（中山大学孙逸仙纪念医院乳腺中心供图）

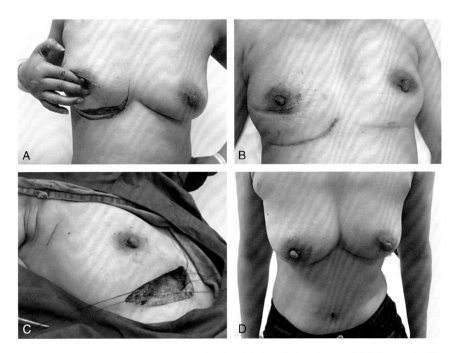

图 7-3　乳房下极肿物行半月形切口修复重建（中山大学孙逸仙纪念医院乳腺中心供图）
A、B. 术前；C. 术中；D. 术后

（二）肿物位于内下象限（如左乳 7~9 点钟方向）

如肿瘤靠近中线位置，下象限的扇形切口术式也可用于此种情况，但是当肿物位置偏离中线较多或乳房较大的患者，这种术式则不能够取得良好的美容效果。如图 7-4 所示，这种 V 形术式可根据术中肿瘤情况适当扩大或减小切除范围，且下方切口可一直延至腋窝切口处，以充分游离腺瓣；并需对 NAC 进行向外上移位，以减少术后瘢痕牵拉所致乳头位置偏移。同样，由于术后乳房缩小及乳头上提较明显，建议双侧手术。如患者不同意双侧手术，建议下皱褶下做一约 1cm 的半月形去上皮，可尽量减少术后双侧下皱褶不对称。

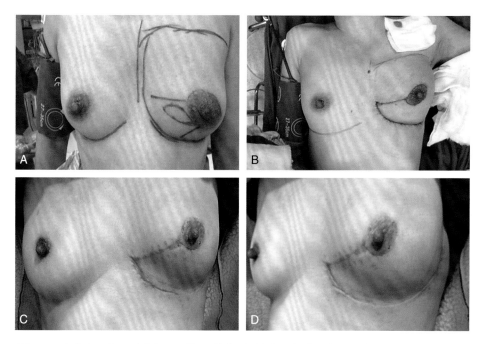

图 7-4 乳房内下象限肿物行 V 形切口修复重建（中山大学孙逸仙纪念医院乳腺中心供图）
A. 术前标记；B. 术后即刻；C. 术后正面照；D. 术后侧面 45° 照

（三）肿物位于内上象限（如左乳 10~11 点钟方向）

这个位置的肿物手术方式较为复杂，且术后效果一般，很难填补内侧乳腺的空缺。该部位目前尚无很好的整形修复技术。本中心推荐使用叶子状切口（图 7-5）或 Round-block 术式进行手术（图 7-6）。

（四）肿物位于上极（11~1 点钟方向）

这个位置的肿物在传统保乳术后产生畸形的情况并不多，传统的保乳也可以取得较为满意的美学要求。但是当肿物较大（肿物体积比 >20%）时传统的保乳手术会引起局部的腺体塌陷。此时

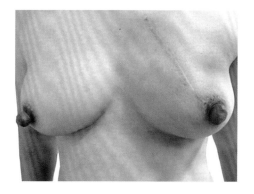

图 7-5 乳房内上象限肿物行叶子状切口修复重建（中山大学孙逸仙纪念医院乳腺中心供图）

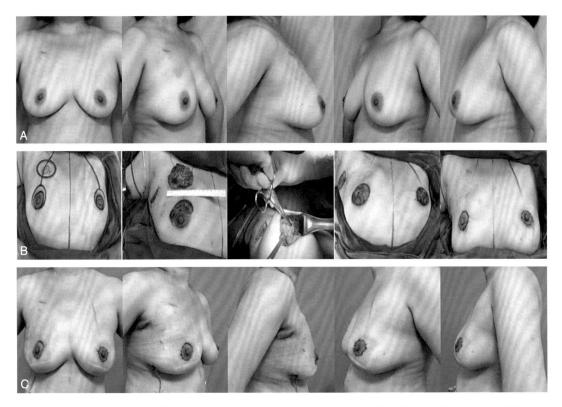

图 7-6　乳房内上象限肿物行 Round-block 切口修复重建（中山大学孙逸仙纪念医院乳腺中心供图）
A. 患者术前站立位照片；B. 患者手术过程；C. 患者术后第 2 天站立位照片

可使用蝙翼形切口的方法（图 7-7），该术式适用于乳房下垂的患者，无须对乳晕周围去上皮化，但不适合肿瘤位于乳晕下方或位于较外周区域时，且因术后乳头乳晕上移较明显，建议双侧手术；如肿瘤位于外周的可采用 Round-Block 术式。

（五）肿物位于外上象限（如左乳 1~3 点钟方向）

这个位置是肿瘤最好发的位置。一般来讲，这个位置的肿瘤较大时（肿物体积比>20%），切除后会造成乳房向肿瘤方向牵拉而引起变形。因此对于这个位置的肿瘤可采用一种类似象限切除的方法，将中心和外侧的腺体游离以填补空缺（图 7-8），同时将 NAC 向内上移位。如肿瘤位于乳房的较外侧，可单纯采用梭形切口，不用进行 NAC 的移位（图 7-9）。

（六）肿物位于外下象限（如左乳 4~5 点钟方向）

这个位置的肿物若偏大，行传统保乳术后也容易出现术后乳房畸形。我们采用 J 形术式来完成，相应的乳房向内上移位，则术后效果通常令医生和患者均满意（图 7-10）。

三、通过经典缩乳术及其部分变形用于乳腺肿瘤整形

上述基于不同象限所采用的 Oncoplastic 策略，主要是通过移动局部的腺皮瓣以消除肿瘤切除后的局部残腔，这些策略可以使没有经过缩乳手术训练的外科医生都能很简单地掌握。当患者的乳房体积较大、伴有下垂，患者有缩小乳房、纠正下垂的需求，并且需要切除较大范围腺体时，通过经典缩乳术及该手术方式的部分变形能很好地满足上述要求。垂直瘢

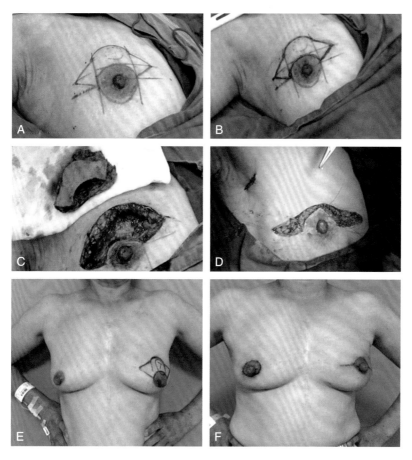

图 7-7　乳房上极肿物行蝙翼切口修复重建（中山大学孙逸仙纪念医院乳腺中心供图）

A~D. 蝙翼法手术步骤；E. 另一患者术前站立位照片；F. 患者行左乳蝙翼法、右乳双环法对称手术术后站立位照片

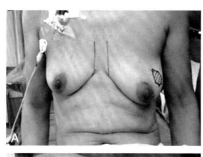

图 7-8　乳房外上象限肿物行 Tennis 切口修复重建（中山大学孙逸仙纪念医院乳腺中心供图）

A. 术前标记；B. 术后正面照；C. 术后侧面 45°照

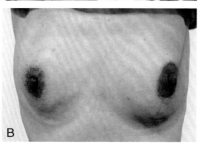

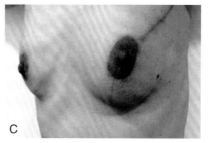

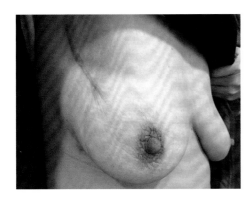

图 7-9　乳房外上象限肿物行梭形切口修复重建(中山大学孙逸仙纪念医院乳腺中心供图)

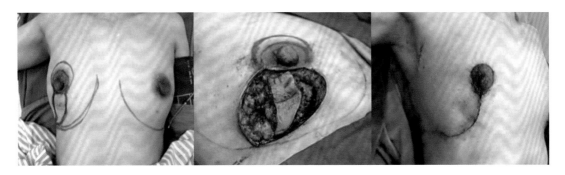

图 7-10　乳房外下象限肿物行 J 形切口修复重建(中山大学孙逸仙纪念医院乳腺中心供图)

痕法和 Wise-pattern 法是最常用的两种缩乳术式。如果肿瘤切除范围位于缩乳术需要切除的腺体及皮肤的范围内,经典缩乳术就能很好解决问题。但往往肿瘤不在缩乳术所需切除的腺体及皮肤范围内,而在需要保留的乳腺组织和皮肤范围内,这时外科医生需要对经典乳腺缩乳术作部分变形。除此之外,以下情形下也可能需要对经典乳腺缩乳术作部分变形:①既往有手术瘢痕;②需要切除 NAC;③需要切除肿瘤表面的皮肤。既往的手术瘢痕如果在乳腺缩乳术拟切除的皮肤范围内,那么无须特殊变形。如果不在切除范围内,则需要进行部分变形。缩乳同时对肿瘤切除后的手术残腔进行修复的方法有很多,以下介绍我中心所采用的方法。

(一) 肿瘤位于标准缩乳术的切除范围内

当肿瘤切除范围位于标准缩乳术的切除范围内时,无须对标准缩乳术式作出改变(图7-11)。

(二) 肿瘤位于标准缩乳术的切除范围外

第二种情形在临床上更常见,即肿瘤切除范围位于标准缩乳术需要保留的皮肤和腺体范围外,这时我们需要对标准缩乳术作部分修改以填塞残腔。这一修改主要基于两方面来实现:即延长乳头乳晕腺皮瓣长度,然后将延长后的皮瓣旋转填入残腔中;或者额外增加一个腺皮瓣。在乳头乳晕腺体瓣选择何种蒂时需要考虑以下几个方面:①乳腺组织的质地(致密型为主或者脂肪型为主);②皮瓣的活动度;③选择更容易填充残腔的腺体瓣;④腺体旋转的角度。虽然乳腺缩乳术有很多不同的术式,在实际应用中我们主要采用以下几种方法。

1. 缺损位于乳腺的下半部分(在新乳头水平线以下)　往往通过延长内上蒂或外上蒂,

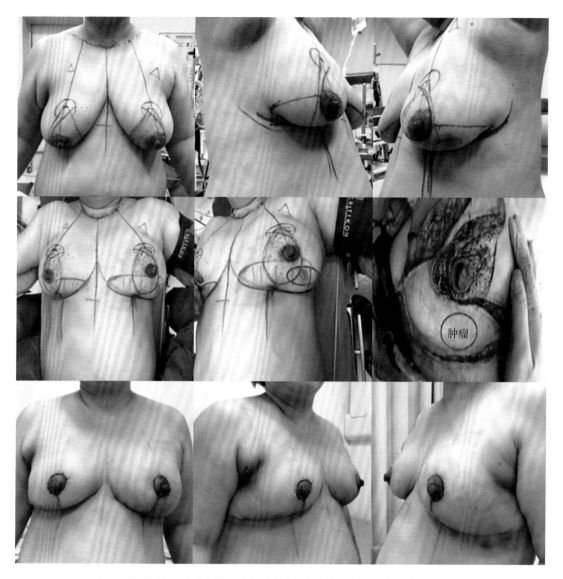

图 7-11　利用传统缩乳手术进行修复重建（中山大学孙逸仙纪念医院乳腺中心供图）

然后选择腺体瓣填塞残腔。

2. 缺损位于乳腺的上半部分（在新乳头水平线以上）　常常通过延长乳房下蒂或在下蒂的基础上多加一个薄的内上蒂、内侧蒂或外上蒂，如果内侧蒂或者外侧蒂的活动度良好也可以增加一个下蒂，然后旋转一定角度（比如 90°）填塞入上半部分的残腔中（图 7-12）。

3. 对于较小的缺损　可以通过移动残腔邻近的腺体实现残腔填充（图 7-13）。

（三）肿瘤位于中央区

肿瘤位于中央区或者距离乳头很近时，保乳手术比较棘手，因为缺少 NAC 将导致乳房外观不佳，以往做法就是切除乳房。Galimberti 等在中央区切除后选取下极邻近的腺皮瓣填塞残腔很巧妙地解决了中央区缺损。中央区缺损的修复方法大体上可以分为两类：①楔形切除中央区，然后将周围腺体缝合；②取推进腺皮瓣，可同时一期乳头重建，即建立一个蒂部

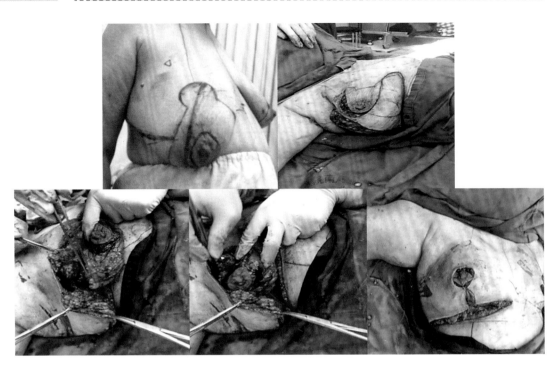

图 7-12   改良缩乳手术进行修复重建（中山大学孙逸仙纪念医院乳腺中心供图）

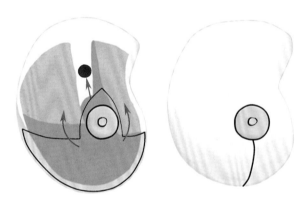

图 7-13   改良缩乳手术进行小缺损修复重建图

（本书编辑组绘制，参考 Cicero Urban et al，2013，Springer-Verlag Italia.）

可以上移的推进腺皮瓣填充残腔，该腺皮瓣表面皮肤修成圆盘状用于替代缺损的乳晕，并且可以一期乳头重建。

1. 楔形切除

（1）倒 T 法修复楔形缺损：通过倒 T 法切除包括肿瘤、周围组织及乳头乳晕，按照相应缩乳术的方法重塑乳房，但不进行乳头重建（图 7-14）。

（2）Melon Slice 法：当中央区的肿瘤位置更靠上或者更靠外侧时，倒 T 法无法很好满足手术要求，Melon Slice 法可以很好地满足这一位置的肿瘤切除及缺损修复。Melon Slice 法横行切除乳腺腺体和乳头乳晕，然后将乳房上、下部分缝合，这一方法简单、手术安全性高。

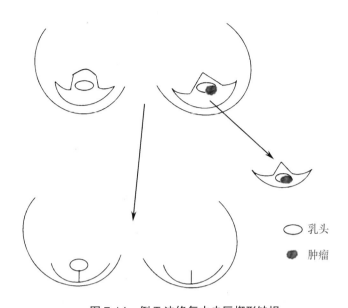

乳头

肿瘤

图 7-14 倒 T 法修复中央区楔形缺损

（本书编辑组绘制，参考 McCulley SJ et al, 2006, Plast Reconstr Surg.）

2. 推进皮瓣 在临床上常常采用下蒂的 Wise pattern 法。这一方法相对上述方法更加复杂些，但是手术施行起来却更加灵活。过程大致如下：①按标准 Wise pattern 法切口进入术野切除肿瘤；②建立下蒂腺皮瓣，其中腺体瓣暂时不去除表皮；③在缩乳的剩余步骤完成后将下蒂推移进入中央区缺损处；④标出乳头乳晕位置，在下蒂腺皮瓣的皮肤上保留部分皮肤用于乳头重建；⑤乳头重建（图 7-15）。

相对普通保乳术，治疗性的缩乳术能允许更大范围的腺体切除，从而获得更宽的阴性切缘，这对于 DCIS 患者、新辅助化疗后的患者、组织学级别较高的年轻乳腺癌患者可能有好处，虽然并没有证据证实更宽的阴性切缘能使患者的 DFS 和 OS 的获益，更大切除范围的主要好处是减少边缘阳性率和再次手术率。

当术者设计乳腺缩乳术以期达到最佳的乳腺外观和对称性时，以下几点需要考虑在内：

1. 乳腺的质地 脂肪型的腺体，需要更宽的蒂部，对于蒂部旋转导致的血运障碍更敏感；而致密型腺体的患者，则很少出现脂肪坏死，但是转移的组织更容易在体表扪及，尤其是转移到脂肪比例更高的乳腺处。

2. 脂肪坏死 脂肪坏死在任何类型保乳手术中均可出现，尤其在乳房塑性后更容易出现，并且脂肪坏死在放疗后可能范围增加，导致患者能在乳房上扪及质地较硬的"肿块"。

四、乳腺整形保乳术相关并发症

1. 出血及血肿 这是最常见的并发症，细针穿刺抽出暗红色液体即可诊断。一般术后当天出现血肿，需要考虑是否为小动脉出血，如果出血过多需要行急诊手术止血。如果为术后 2~3 天出现局部淤血，不需要清创或使用引流条，给予抽液即可，无须加压包扎。

2. 形态不良及双侧乳房不对称 原因多为：①患者乳房体积较小，肿物过大，需切除

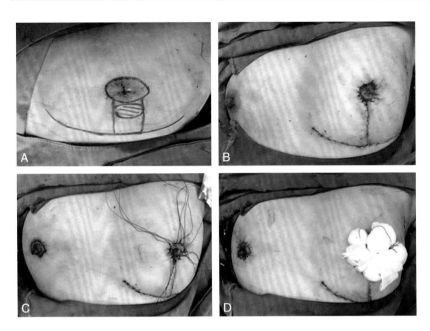

图 7-15 Wise-pattern 法推进皮瓣修复中央区缺损
A. 显示 1 例病理为乳头 Paget's 并伴有乳头下方浸润性导管癌成分的患者；B. 设计倒 T 切口下蒂法，将乳房下级部分皮瓣上移至中央区缺损处；C. 取对侧部分乳头乳晕组织进行乳头乳晕再造；D. 荷包加压移植的乳头乳晕

范围较大，导致残余乳腺体积过小；②临床医生手术经验不足，对边缘把握不好，以至切除了过多的乳腺组织；③患者拒绝行对侧乳腺整形手术。这些都是导致此并发症的重要原因，应尽量避免。

3. 感染　2012 年的循证医学系统回顾中提示：预防使用抗生素可以减少手术伤口感染，同时研究提示一期乳房重建对于普通手术患者来说感染率会明显升高（图 7-16）。本中心认为由于乳腺内腺体整形术的手术时间延长较长，手术范围较大，建议术前拟行该类手术的患者于术前半小时预防使用抗生素，手术时间超过 3 小时的术中需加用一次抗生素，抗生素一般使用一代头孢。但具体到各个地区、各家医院、不同手术室之间的医疗条件差异，可根据具体情况灵活掌握。

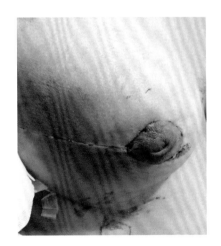

图 7-16 乳腺整形保乳术后感染表现（中山大学孙逸仙纪念医院乳腺中心供图）

4. 脂肪液化　由于 Oncoplastic 手术对脂肪的动员较传统保乳多，因此术后脂肪液化的情况更为多见，特别是对于脂肪含量较多的乳房，更易发生（图 7-17）。故在挑选合适的患者施行 Oncoplastic 手术时，应充分考虑到此种并发症，尽量降低电凝刀的功率。

5. 乳头或皮肤坏死　NAC 的重置要求游离乳晕皮肤，而乳头的血运相对其他部位较差，这就大大增加了术后坏死的概率（图 7-18）。本中心推荐在游离 NAC 时尽量使用普通剪

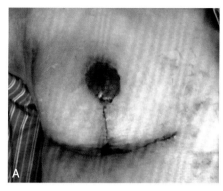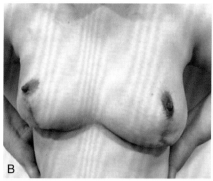

图 7-17　乳腺整形保乳术后脂肪液化表现
A. 术后近期脂肪液化表现；B. 术后远期脂肪液化表现
（中山大学孙逸仙纪念医院乳腺中心供图）

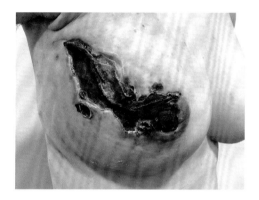

图 7-18　乳腺整形保乳术后乳头及皮肤坏死
（中山大学孙逸仙纪念医院乳腺中心供图）

刀而避免电凝刀，且去上皮时尽量采用撕拉式去上皮法而非电刀游离，以尽量减少坏死。

（吴建南　金亮）

参 考 文 献

1. Huemer GM, Schrenk P, Moser F, et al. Oncoplastic techniques allow breast-conserving treatment in centrally located breast cancers. Plast Reconstr Surg, 2007, 120(1):390-398.

2. Rainsbury RM. Surgery insight: Oncoplastic breast-conserving reconstruction—indications, benefits, choices and outcomes. Nat Clin Pract Oncol, 2007, 4(11):657-664.

3. Cardoso MJ, Macmillan RD, Merck B, et al. Training in oncoplastic surgery: an international consensus. The 7th Portuguese Senology Congress, Vilamoura, 2009. Breast, 2010, 19(6):538-540.

4. Bulstrode NW, Shrotria S. Prediction of cosmetic outcome following conservative breast surgery using breast volume measurements. Breast, 2001, 10(2):124-126.

5. Houssami N, Macaskill P, Marinovich ML, et al. Meta-analysis of the impact of surgical margins on local

recurrence in women with early-stage invasive breast cancer treated with breast-conserving therapy. Eur J Cancer, 2010, 46 (18): 3219-3232.

6. Fisher B, Dignam J, Bryant J, et al. Five versus more than five years of tamoxifen therapy for breast cancer patients with negative lymph nodes and estrogen receptor-positive tumors. J Natl Cancer Inst, 1996, 88 (21): 1529-1542.

7. Romond EH, Perez EA, Bryant J, et al. Trastuzumab plus adjuvant chemotherapy for operable HER2-positive breast cancer. N Engl J Med, 2005, 353 (16): 1673-1684.

8. Del Turco MR, Ponti A, Bick U, et al. Quality indicators in breast cancer care. Eur J Cancer, 2010, 46 (13): 2344-2356.

9. AE G, KK H, KV B, et al. Axillary dissection vs no axillary dissection in women with invasive breast. In. JAMA. 2011, 305 (6): 569-575.

10. NCCN Clinical Practice Guidelines in Oncology (NCCN Guidelines). In Network NCC (ed). 2013.

11. Robbins LB, Hoffman DK. The superior dermoglandular pedicle approach to breast reduction. Ann Plast Surg, 1992, 29 (3): 211-216.

12. Asgeirsson KS, Rasheed T, McCulley SJ, et al. Oncological and cosmetic outcomes of oncoplastic breast conserving surgery. Eur J Surg Oncol, 2005, 31 (8): 817-823.

13. Clough KB, Kaufman GJ, Nos C, et al. Improving breast cancer surgery: a classification and quadrant per quadrant atlas for oncoplastic surgery. Ann Surg Oncol, 2010, 17 (5): 1375-1391.

14. Bunn F, Jones DJ, Bell-Syer S. Prophylactic antibiotics to prevent surgical site infection after breast cancer surgery. Cochrane Database Syst Rev, 2012, 1 (2): 117-118.

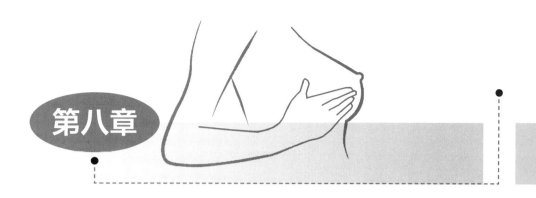

第八章

保乳治疗的其他问题

第一节 多学科会诊、乳腺专科建设和保乳手术

一、多学科会诊与保乳手术

多学科团队(multiple disciplinary team,MDT)诊治始于 20 世纪 70 年代,不仅得到了肿瘤学家的认可,也为乳腺癌患者所接受。Saini 等对 39 个国家调查发现,不同国家的 MDT 会诊形式和内容具有明显的差别,在参与调查的国家中,65% 的东欧国家、63% 的西欧国家、35% 的亚洲国家、25% 的南美国家认为 MDT 会诊是乳腺癌治疗的必要组成部分。MDT 会诊在欧美国家较为普遍,甚至有地区的 MDT 会诊会邀请患者或其代表参与。与之相比,我国因医疗资源有限、经费有限、墨守成规的风气及一些体制性因素,如缺乏规律性 MDT 会议及团队成员任务定义不明确等待,导致 MDT 会诊发展受到明显阻碍。

MDT 会诊常以 MDT 门诊和 MDT 会议等形式开展,整合各相关领域的专家为患者提供一站式服务。基于诊断或治疗等不同目标,MDT 团队的人员构成不尽相同,通常需要肿瘤外科、放疗科和肿瘤内科等专家共同协作、平等参与,以利于发挥各自优势,根据不同亚型肿瘤的生物学行为、不同患者生理与机能状态、肿瘤的不同发展阶段等情况,通过彼此之间及时而充分地沟通与交流,共同参与讨论,并制定最佳的治疗方案,这样有助于减少诊治中发生疏忽的概率。MDT 会诊中,强调综合治疗作为恶性肿瘤的基本治疗原则,特别是对于中晚期恶性肿瘤或单一治疗手段效果较差的肿瘤。已有循证医学证据表明,MDT 会诊制定的治疗方案疗效优于单一学科治疗。

乳腺癌是一种全身性疾病,治疗时不仅需要针对肿瘤局部,还需兼顾全身,因此更需要 MDT 会诊。MDT 成员应当包括乳腺外科医生、整形外科医生、乳腺内科医生、遗传学医生、病理医生、影像科医生、核医学科、检验科医生、放疗科医生和基础科研人员。如有可能,理疗康复护士、乳腺癌幸存患者代表和患者本人也最好可以参加。在明确参与人员后,下一个重要的任务是明确 MDT 会诊的标准化协作流程。在确诊后,患者转诊到 MDT 会诊,根据临床指南和病情制定循证化、规范化、个体化的综合治疗方案,由治疗主管医生有序地执行,遇到问题应及时反馈给 MDT。除此之外,MDT 还需开发管理乳腺癌资料的数据库,并且与医院的病历医嘱系统进行对接,对乳腺癌患者治疗情况进行全程实施监控,监督和评价综合治疗方案的制订和实施。

在乳腺癌的综合治疗方面,MDT 的优势体现在①优化治疗策略的选择:Chang 等报道 MDT 带来了约 43% 的患者治疗决策的改变。Newman 等研究显示,在乳腺癌治疗过程中,放射科、病理科的干预分别使 45%(67/149)、29%(43/149)的患者治疗方式发生改变;经过外科、肿瘤内科、放疗科的参与,有 34%(51/149)的患者手术干预方式发生改变;经过 MDT 会诊后,使 52%(77/149)的患者手术干预方式发生改变;②缩短治疗间期:Gabel 等研究报道 MDT 的开展可以大大缩短确诊到开始治疗的时间,该研究将美国密歇根州 Henry Ford 医院从确诊到开始治疗的时间由 42.2 天缩短为 29.6 天;③提高接受保乳手术及术后放疗的比例:Baldwin 等回顾性分析了 1188 例早期乳腺癌患者,发现术前进行放疗咨询的患者保乳率及保乳术后放疗率分别为未咨询的患者的 6.7 倍和 5 倍($P \leq 0.001$);④带来生存获益:Kesson 等学者针对英国 NHS 系列医院 1990~2000 年就诊的 13 722 例乳腺癌患者进行了回顾性对比研究,在推行 MDT 之前,干预组所处地区的患者乳腺癌特异性死亡率较对照组地区高 11%,干预组地区自 1995 年开始实行 MDT 后,干预组地区患者乳腺癌特异性死亡率较对照组地区低 18%,总死亡率低 11%。

对于开展保乳手术而言,MDT 会诊有助于更精准地选择合适的保乳患者,增加保乳率及保乳后的放疗率。我们知道,局部复发和术后的美容效果是保乳手术最需要关注的两个问题。在局部复发方面,选择合适的患者是关键,需要 MDT 的密切合作。具体应包括以下方面:

1. 术前遗传咨询 携带 *BRCA1*、*BRCA2* 变异基因的乳腺癌患者容易出现双侧乳腺癌,是否适合进行保乳手术需要经过充分考量,需要遗传学家的参与。此外,在 2017 年版的 NCCN 指南当中明确将 ATM 基因的突变作为保乳手术的绝对禁忌证(2B 类证据),是当前共识首次将分子标记物用于指导临床保乳实践的例子。

2. 影像科会诊 影像学术前定位临床不可触及的病灶,术中钼靶确定病灶是否已完全切除,有助于不可触及肿物的保乳手术的实行。此外,随访保乳术后的伤口改变和复发在影像学上的区分也需要有经验的影像学家参与其中。此外,MRI 的应用越来越多,如何避免假阳性、提高准确率是一个重要的问题。特别是新辅助化疗前后,肿物的改变、缩小的模式和手术时机的选择,都需要影像医生的参与。

3. 病理会诊 病理科确定病变性质及是否存在切缘阳性或切缘过近、广泛导管内癌成分,脉管浸润及瘤栓等可能导致局部复发的不良预后因素,同样有助于外科医生的手术决策。术中冰冻评估的准确性、取材的代表性和广泛性等都是外科医生需要与病理医生沟通之处。

4. 放疗科会诊 术后放疗科医师评估患者是否适合和耐受术后的放射治疗,并与外科医生共同决定患者是否适宜行保留乳房手术;外科医生术中于瘤床正确地放置钛夹有利于放疗科医生在影像学指导下制定放疗计划或实施术中部分乳房照射。

5. 系统治疗方案 放疗医生与肿瘤内科医生探讨配合使用强大的系统治疗,包括内分泌治疗、化疗、及各种靶向治疗和免疫治疗,都有利于控制局部复发。

在保乳手术后乳房美容效果方面,同样也需要不同专业医生共同努力,任何一个步骤失误都可能造成破坏性的后果。比如多灶性病变患者的保乳手术、下象限或靠近乳头肿瘤的保乳手术,都需要乳腺外科医生和整形科医生共同参与,决定合适合理的手术切口入路。因此,保乳手术的每个诊治过程都是重要环节,需要 MDT 密切协作。MDT 会诊治疗的开展任重而道远,唯有与时俱进,更新观念,以制度为保证,才能长期有效地开展。

二、专科化建设与保乳手术

EUSOMA 和 NABPC 均提出了建设乳腺专科的基本标准,目前已成为全球乳腺治疗中心专科建设的重要参考。这些标准覆盖了乳腺癌的各个方面,包括乳腺癌的患癌风险和预防、原发肿瘤的各种细化诊治、随访、复发和晚期乳腺癌的治疗、随访、病理、乳房重建、心理和中心管理审查等。

EUSOMA 及 NABPC 均提倡建立乳腺癌多学科治疗,其中专科的乳腺外科医生在其中发挥重要的作用。Hoffmann 等前瞻性研究显示,随着乳腺癌专科医生比例的提高,切除活检率降低 7.3%,术前非切除活检诊断提高 27.7%,保乳率提高 20.3%(24.4%vs.44.7%),严重术后感染率降低 3.6%,严重皮肤坏死率降低 3.5%。乳腺癌外科治疗的专科化程度的提高可显著改善患者对手术方式决策过程的满意度和医患关系。研究显示,乳腺外科专科医生手术治疗的乳腺癌患者的生存率高于普通外科医生治疗的患者,5 年生存率提高达 16%。同时,年手术量高的医生治疗的乳腺癌患者生存长于年手术量低的医生治疗的患者。EUSOMA 对乳腺专科的乳腺外科和乳房重建专科制定了具体要求:①至少 2 名乳腺外科专科医生,每人每年至少完成 50 台原发乳腺癌手术;②必须可以独立完成前哨淋巴结活检;③至少保证 50% 的工作时间在诊治乳腺相关疾病;④乳腺外科医生能够完成基本的乳房重建手术和 Oncoplastic 手术;⑤乳腺外科医生的训练必须按照 EUSOMA 相关指南进行。中心要与至少 2 名擅长乳腺外科相关整形手术的整形外科专科医生保持密切联系。更重要的是欧洲 EUSOMA 建议对于早期乳腺癌(<3cm),规范的乳腺专科其理想的保乳率应达到约 70%,美国 NABPC 则建议对于 I 期、II 期乳腺癌的理想保乳率应控制在 50% 左右。我国的乳腺专科可参考 EUSOMA 及 NAPBC 的要求,结合自身的实际情况来追求合适的保乳手术率。总之,乳腺外科专科化程度对患者治疗满意度和预后均有影响,随着患者对保乳手术要求的提高,需不断提升乳腺外科的专科化建设水平。

(陈凯 胡婷婷 谭璐媛)

第二节 保乳概念扩展——广义保乳策略

如果说保乳性乳房全切术扩展了"保乳治疗"的适应范围,那么日益成熟的微创或无创治疗手段则是扩展了保乳治疗的概念。其中包括射频消融、微波消融、高强度聚焦超声、冷冻消融、激光消融等技术。虽然这些微创技术目前仍是在配合传统的手术治疗或者联合放疗、化疗、内分泌治疗等,无法取代传统外科手术,但关于这些方面的研究与应用越来越多,给乳腺癌患者及乳腺科医生提供了更多的治疗选择。

一、射频消融技术

射频消融(radiofrequency,RFA)是通过热效应杀灭肿瘤细胞的一项技术,将带有高频交流电的探针插入肿瘤,电极周围组织中的带电粒子经射频电流激发产生热量导致肿瘤细胞死亡。其可能的机制为细胞膜渗透性改变、细胞内电解质紊乱、蛋白质变性、DNA复制损伤。

首例使用RFA治疗乳腺癌的报道见于1999年,Jeffery等于超声引导下对5例浸润性乳腺癌患者进行消融,消融后立即手术切除肿瘤,行HE和NADH染色。患者年龄38~66岁,肿瘤直径4~7cm,HE染色显示2例患者的消融带内细胞完全死亡,NADH细胞活力染色显示4例患者消融带内完全死亡。随后于2001~2009年间进行的多项研究显示,经射频消融后立即手术切除或消融后1~4周切除肿瘤,组织学检测显示完全消融率为76%~100%。2016年,Jiayan Chen等的一项纳入了15项研究404例患者的meta分析结果显示,89%的患者达到了完全的消融,96%的患者获得了良好的美容效果,进一步提示了RFA技术可以作为乳腺癌患者的一项治疗选择。

超声实时引导下的RFA技术设备要求简单,操作易行,是目前应用最为广泛的监控消融过程的方法。但超声引导也有不足之处,其较难精确地将RFA的范围与肿瘤的形状相匹配,且RFA过程中产生的气泡等会对超声进行深部肿瘤探测产生一定的干扰,因此超声并不能完全判断肿瘤是否完全消融。2003年,Burak等开始探索用MRI技术用于RFA的评估,对10例病理确诊的乳腺癌患者行局麻下RFA,术后1~3周行手术切除,射频前后均给予MRI评估。术前MRI发现10例患者中9例存在强化的肿瘤,而这9例患者术后的MRI评估提示8例患者并无肿瘤的残存。Vilar等一项关于MRI在评估乳腺癌患者RFA术后肿瘤残存情况的研究也显示,通过在RFA术前1周和术后3周分别行MRI检查,在评估肿瘤是否残余时能够起到有效的作用。

相较于传统手术,超声引导下射频消融最突出的优点是可用于年老体弱或伴有严重基础疾病不能耐受外科手术及化疗而临床上又需要减瘤的乳腺癌患者。该方法的优势还包括术后美观效果较好,可重复操作,风险较小,在超声引导下可以进行高度选择性治疗,不易损伤周围组织结构。但该治疗方法仍不适用于严重凝血功能障碍及严重心脑血管疾病患者。关于射频消融在乳腺癌治疗方面远期疗效等方面的评估还需进一步的研究验证。

二、高强度聚焦超声技术

高强度聚焦超声(high intensity focused ultrasound,HIFU)是一种能聚焦定位、瞬间产生高温的超声加热装置,主要通过热效应杀灭肿瘤细胞。HIFU迅速升温超过56℃持续1秒以上,肿瘤靶区随即发生凝固性坏死。与射频消融单纯通过热效应杀灭肿瘤细胞不同,HIFU还通过空化效应杀灭肿瘤细胞。在超声正负压力作用下,组织内部的微小气泡压缩膨胀破裂,释放巨大能量破坏组织细胞结构。最常见的引导、监控技术为超声,但成像分辨率不高,易受影响,MRI成像分辨率高,并可通过温度图实时监测消融区域的动态温度变化,准确反映消融结果。

2001年,Huber等报道了第1例MRI引导下HIFU消融治疗。该患者为Ⅱ期浸润性导管癌,肿瘤直径2.2cm,5天后予以手术切除,组织学证实肿瘤呈不同程度坏死。我国有学者总结了2002~2009年多个国家超声或MRI引导下HIFU消融治疗的研究,共11组患者227

例,肿瘤直径 0.5~5.0cm,部分辅以放疗或化疗、内分泌治疗及腋窝淋巴结清除术,消融后立即或 36 周内切除病灶或多点探针取材,组织病理学证实其中 154 例患者的肿瘤完全消融,完全消融率约 68%。

三、其他消融技术

1. 激光消融　激光消融(laser therapy,LA)是利用激光产生的高强度单色光带来的高能量使组织干燥汽化,已用于治疗浅表病变和减轻内脏阻塞。关于激光消融治疗乳腺癌的最大样本量的临床研究见于 Dowlatshahi 等的报道,54 例被募集的乳腺癌患者,完全消融率为 70%。

2. 微波消融　微波消融(microwave ablation,MWA)是通过电磁波使组织内离子和带电分子快速旋转、摩擦,产生热能导致组织坏死。与其他消融技术相比,微波消融在治疗实体肿瘤方面有其相应的优势,可在较短时间内获得更高的瘤内温度,不碳化,损伤小,传导性较好,消融范围大,止血功能强等。2002 年,Gardner 等第一次报道超声引导下 MWA 治疗 10 例年龄 47~82 岁、肿瘤平均大小 4.3cm 的乳腺癌患者,消融后均在 1 个月内进行手术切除,病理学证实 4 例发生了坏死,6 例出现了凋亡。2004 年,Vargas 等报道了不同热剂量的 MWA 治疗 25 例肿瘤直径 0.7~2.8cm 的乳腺癌患者,消融后行手术治疗,术后病理学检查证实 2 例达到完全坏死,17 例出现了不同程度的坏死,且坏死程度与热剂量呈正相关的关系。近年来,国内也有学者报道了微波消融治疗早期乳腺癌的 I 期临床研究,研究共纳入了 43 例早期的乳腺癌患者,均在全麻下行 B 超引导的微波消融(2450MHz,40W)治疗,平均用时 4.5 分钟,消融后立即行乳腺癌改良根治手术。结果显示,41 例完成微波消融术后的患者,通过 NADH 酶标组织化学染色,其中 37 例染色完全阴性,完全消融率达到 90%;且仅有 3 例患者出现了轻度皮肤或者胸大肌的烫伤,这提示了微波消融的有效性及安全性是令人满意的。

3. 冷冻消融　冷冻消融(cryotherapy,CA)主要利用冻-融周期的低温使细胞内外结晶,肿瘤靶区形成"冰球",从而蛋白变性,细胞膜破裂,细胞死亡。已有的研究主要探究冷冻消融治疗乳腺癌的有效性。多项研究提示,对于 <15mm 的肿瘤,冷冻消融的完全消融率较高,而对于 >15mm 的肿瘤,冷冻消融的效果则不确切。Manenti 等的一项纳入 15 例乳腺癌患者的研究显示,对于纳入的这些年龄 64~82 岁、肿瘤平均大小为 8mm 的患者进行超声引导下的冰冻消融治疗,在经过术后 MRI 及病理的评估后发现,其中的 14 例患者达到了肿瘤组织的完全坏死,说明了这项技术可以作为部分乳腺癌患者的治疗选择之一。Gajda 等的研究则通过组织病理学来对冷冻消融的有效性进行评估,研究纳入了 53 例年龄 38~81 岁的穿刺确诊乳腺癌患者,这些患者均在进行冷冻消融治疗后的一个月内进行手术切除,通过组织病理学检测发现,54.7% 的患者没有残存肿瘤组织。一项来自 Poplack 等的研究结果显示,20 例肿瘤最大径为 15mm 的患者在接受彩超引导下的冷冻消融治疗后,有 3 例患者并不能达到临床上的治疗成功,仍然存在肿瘤的残余;且术后的 MRI 评估的灵敏度和特异性也不能达到令人满意的效果,灵敏度为 0%(0/3),而特异性为 88%(15/17)。2016 年,另外一项来自美国的 II 期非随机临床试验共纳入了全国 19 个中心 99 例乳腺癌患者,其结果显示该技术成功治疗了 92% 的患者,且 MRI 在术后患者残留肿瘤组织的阴性预测值达到了 81.2%。这与 Poplack 等的研究均提示了 MRI 在阴性预测方面有较高的临床应用价值,而关于冷冻治疗的远期效果及术后监测方面也仍需进一步临床更大样本量的研究。

在众多消融方法中,综合考虑完全消融率和安全性,射频消融的效果最确切;而 HIFU 无须皮肤切口,是真正的无创治疗。乳腺癌消融治疗作为一种微创治疗方法,对患者的身心创伤更少,美容效果更强,住院周期更短,具有广阔的应用前景。但其也有几点不足:由于消融治疗破坏了肿瘤靶区,因此不能获得肿瘤大小的准确量度及病理分型;在治疗过程中,肿瘤治疗靶区的边缘、肿瘤是否完全消融也难以确定,并且存在局部复发的可能。消融治疗最常见的并发症为皮肤烧伤或坏死,主要与肿瘤位置靠近体表有关。

一个成功的治疗有赖于合适病例的选择,肿块靠近体表或胸壁的或多个肿瘤则不宜进行消融治疗。到目前为止,消融治疗乳腺癌仅在临床试验验证其安全性、有效性、可行性的阶段,尚未投入实际临床应用,仍需要大型、多中心随机试验论证其效果是否与保乳手术相当。但在某些严格选择的病例中,如不耐受手术治疗的老年早期乳腺癌患者、保乳术后有残余瘤灶者,消融治疗可作为一种可选择治疗方法以供使用。

四、乳腔镜技术

为进一步提高手术的美容效果,我国骆成玉等率先开展了乳腔镜技术,通过腔镜技术从远离肿瘤部位的隐蔽切口进行保乳手术治疗,可最大限度地减少患者体表和体内组织的创伤及并发症,满足了患者对高品质生活的要求。2011 年,石爱平等对乳腔镜和传统乳腺癌术后进行了回顾分析,比较乳腔镜与传统手术方法治疗乳腺疾病的效果,发现乳腔镜手术美容效果明显,肿瘤复发率两者无差异。虽然目前的回顾性研究表明乳腔镜技术与传统手术相比是安全的,并且能带来更好的美容效果,但是目前仍缺乏前瞻性随机对照研究来回答这一问题,该技术目前尚未得到广泛的接受。

其他较少见的微创治疗方法包括 protons(质子)、light-ions(光离子)、声光动力疗法等,由于使用范围较小且现有资料有限,本章不再一一详细介绍。

(陈彦博　谭璐媛)

参 考 文 献

1. Chang JH,Vines E,Bertsch H,et al. The impact of a multidisciplinary breast cancer center on recommendations for patient management:the University of Pennsylvania experience. Cancer,2001,91(7):1231-1237.

2. Newman EA,Guest AB,Helvie MA,et al. Changes in surgical management resulting from case review at a breast cancer multidisciplinary tumor board. Cancer,2006,107(10):2346-2351.

3. Gabel M,Hilton N E,Nathanson SD. Multidisciplinary breast cancer clinics. Do they work? Cancer,1997,79(12):2380-2384.

4. Baldwin LM,Taplin SH,Friedman H,et al. Access to multidisciplinary cancer care:is it linked to the use of breast-conserving surgery with radiation for early-stage breast carcinoma? Cancer,2004,100(4):701-709.

5. Kesson EM,Allardice GM,George WD,et al. Effects of multidisciplinary team working on breast cancer survival:retrospective,comparative,interventional cohort study of 13 722 women. BMJ,2012,344:e2718.

6. The requirements of a specialist breast unit. Eur J Cancer,2000,36(18):2288-2293.

7. Shah NB,Der E,Ruggerio C,er al. Prevention of hospitalizations for heart failure with an interactive home monitoring program. Am Heart J,1998,135(3):373-378.

8. Hoffmann J. Analysis of surgical and diagnostic quality at a specialist breast unit. Breast,2006,15(4):490-497.

9. Gillis CR，Hole DJ. Survival outcome of care by specialist surgeons in breast cancer：a study of 3786 patients in the west of Scotland. BMJ，1996，312（7024）：145-148.

10. Allgood PC，Bachmann MO. Effects of specialisation on treatment and outcomes in screen-detected breast cancers in Wales：cohort study. Br J Cancer，2006，94（1）：36-42.

11. Jeffrey SS，Birdwell RL，Ikeda DM，et al. Radiofrequency ablation of breast cancer：first report of an emerging technology. Arch Surg，1999，134（10）：1064-1068.

12. Kontos M，Felekouras E，Fentiman IS. Radiofrequency ablation in the treatment of primary breast cancer：no surgical redundancies yet. Int J Clin Pract，2008，62（5）：816-820.

13. 刘雁冰，王永胜，范蕾. 乳腺癌非手术消融治疗进展. 实用医院临床杂志，2006，3（1）：19-21.

14. 牛陵川，王智彪. 乳腺癌的热消融治疗. 上海交通大学学报（医学版），2010，30（9）：1168-1171.

15. Wu F，ter Haar G，Chen WR.High-intensity focused ultrasound ablation of breast cancer. Expert Rev Anticancer Ther，2007，7（6）：823-831.

16. Zhao Z，Wu F. Minimally-invasive thermal ablation of early-stage breast cancer：a systemic review. Eur J Surg Oncol，2010，36（12）：1149-1155.

17. 杨倩，朱琦. 高强度聚焦超声在乳腺癌治疗中的应用. 中华妇幼临床医学杂志：电子版，2009，5（6）：614-617.

18. Yu J，Liang P，Yu X，et al. A comparison of microwave ablation and bipolar radiofrequency ablation both with an internally cooled probe：results in ex vivo and in vivo porcine livers. Eur J Radiol，2011，79（1）：124-130.

19. Andreano A，Brace CL. A comparison of direct heating during radiofrequency and microwave ablation in ex vivo liver. Cardiovasc Intervent Radiol，2013，36（2）：505-511.

20. Gardner RA，Vargas HI，Block JB，et al. Focused microwave phased array thermotherapy for primary breast cancer. Ann Surg Oncol，2002，9（4）：326-332.

21. Vargas HI，Dooley WC，Gardner RA，et al. Focused microwave phased array thermotherapy for ablation of early-stage breast cancer：results of thermal dose escalation. Ann Surg Oncol，2004，11（2）：139-146.

22. Zhou W，Zha X，Liu X，et al. US-guided percutaneous microwave coagulation of small breast cancers：a clinical study. Radiology，2012，263（2）：364-373.

23. Manenti G，Perretta T，Gaspari E，et al. Percutaneous local ablation of unifocal subclinical breast cancer：clinical experience and preliminary results of cryotherapy. Eur Radiol，2011，21（11）：2344-2353.

24. Gajda MR，Mireskandari M，Baltzer PA，et al. Breast pathology after cryotherapy. Histological regression of breast cancer after cryotherapy. Pol J Pathol，2014，65（1）：20-28.

25. Poplack SP，Levine GM，Henry L，er al. A Pilot Study of Ultrasound-Guided Cryoablation of Invasive Ductal Carcinomas up to 15 mm With MRI Follow-Up and Subsequent Surgical Resection. AJR Am J Roentgenol，2015，204（5）：1100-1108.

26. Simmons RM，Ballman KV，Cox C，et al. A Phase Ⅱ Trial Exploring the Success of Cryoablation Therapy in the Treatment of Invasive Breast Carcinoma：Results from ACOSOG（Alliance）Z1072. Ann Surg Oncol，2016，23（8）：2438-2445.

27. 骆成玉，张键，林华，等. 乳腔镜辅助乳腺癌保乳和完全腔镜腋窝淋巴结清扫手术. 实用临床医药杂志，2003，7（5）：414-417.

28. 毛红岩. 乳腔镜辅助下早期乳腺癌的保乳治疗. 中国普外基础与临床杂志，2009，16（2）：152-153.

29. 骆成玉，薛镭，林华，等. 乳腔镜微小隐蔽切口切除乳腺良性肿块的临床观察. 中华医学杂志，2003，83（14）：1233-1235.

30. 石爱平，李嗣杰，路璐，等. 乳腔镜与传统手术治疗乳腺疾病的效果评价. 吉林大学学报（医学版），2011，228（2）：327-330.

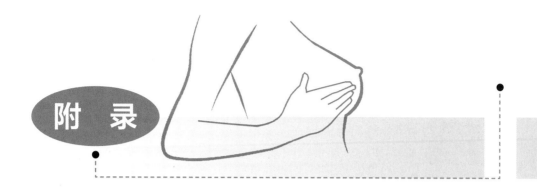

中英文对照表

Accelerated Partial Breast Irradiation，APBI	加速部分乳腺放疗
Active breathing coordinator technique，ABC	呼吸门控技术
Advanced Breast Cancer	晚期乳腺癌
Alternative hypothesis	备择假说
American College of Surgeons	美国外科协会
American society of clinical oncology，ASCO	美国临床肿瘤学会
American society of radiation oncology，ASTRO	美国放射肿瘤学会
Atypical Ductal hyperplasia，*ADH*	导管不典型增生
Atypical lobular hyperplasia，ALH	小叶不典型增生
Axillary lymph node dissection，ALND	腋窝淋巴结清扫术
Bed biopsies	瘤床活检法
Bilateral Breast Cancer，BBC	双侧乳腺癌
Blood Vessel Invasion，BVI	血管浸润
Body Mass Index，BMI	体重指数
Boost	（放疗）推量
Breast Cancer-specific Mortality，BCSM	乳腺癌特异性死亡率
Breast Cancer-specific Survival，BCSS	乳腺癌特异生存
Breast Cancer Susceptibility Gene 1，BRCA 1	人类乳腺癌易感基因 1
Breast Cancer Susceptibility Gene 2，BRCA 2	人类乳腺癌易感基因 2
breast-conserving therapy，BCT	乳腺癌保乳治疗
Breast Imaging Reporting and Data System，BIRAD	乳腺影像报告数据系统
Breast retraction assessment，BRA	回缩程度评价
British Association of Aesthetic Plastic Surgeons，BAPS	英国整形外科学会
British Association of Surgical Oncology，BASO	英国肿瘤外科学会
Capsular contracture	包膜挛缩
Cause-Specific Survival，CSS	病因特异性生存率

Cavity shavings	腔周边缘标本
Central resection	中央区切除
Centrally Located Breast Cancer,CLBC	中央区乳腺癌
Common Terminology Criteria for Adverse Events,CTCAE	常见不良反应事件评价标准
Comprehensive Geriatric Assessment,CGA	老年综合评估
Conservative mastectomy	保乳性全乳房切除术
Continuous/Complete cavity shavings	腔周边缘连续切取法
Cryotherapy,CA	冷冻消融
Cumulative Incidence	累积率
Cystosarcoma phyllodes or cystosarcoma phyllodes	叶状囊肉瘤
Disease Free Survival,DFS	无疾病生存
Distant Disease Free Survival,DDFS	无远处疾病生存率
Distant metastasis,DM	远处转移
Dormant tumor cell	冬眠细胞
Duct excision	导管切除
Ductal Carcinoma In Situ,DCIS	导管原位癌
Ductogram	乳管造影
Ductoscopy	乳管镜
Early Breast Cancer Trialists' Collaborative Group,EBCTCG	早期乳腺癌临床试验协作组
European Institute of Oncology,EIO	欧洲肿瘤研究所
European School of Oncology	欧洲肿瘤学院
European Society of Breast Cancer Specialists,EUSOMA	欧洲乳腺癌专科学会
Extensive Intraductal Component,EIC	广泛导管内成分
Extensive radical mastectomy	扩大根治术
Free breathing,FB	自由呼吸
Gonadotrophin releasing hormone,GnRH	促性腺激素释放激素
Gross tumor removal	肿瘤切除术
Helical TomoTherapy,HT	螺旋断层调强放疗
High Intensity Focused Ultrasound,HIFU	高强度聚焦超声
Historic cohorts	历史队列
Hypofractionation	大分割
Imprint cytology	细胞印迹法
Indocyanine green	吲哚菁绿
Individual patient based meta-analysis	基于患者的荟萃分析
Infiltrating Pleomorphic Lobular Carcinoma,IPLC	浸润性多形性小叶癌
Inflammatory Breast Cancer,IBC	炎性乳腺癌
Intensity Modulated Radiation Therapy,IMRT	适型调强放疗方法
Interstitial brachytherapy	间质短距离放疗
Interstitial implant	瘤床间质植入(放疗)
Intrabeam	术中光子线(线)放疗
Intracavity multiple lumen catheter brachytherapy	腔内多腔导管近距离放射治疗
Intraductal carcinoma	导管内癌

Intraoperative Electron Radiotherapy, IOERT	术中电子线放疗
Intraoperative Radiotherapy, IORT	术中放疗
Intra-operative specimen mammography, ISM	术中标本钼靶摄片 / 术中 X 线成像系统
Invasive Ductal Carcinoma, IDC	浸润性导管癌
Invasive Lobular Carcinoma, ILC	浸润性小叶癌
Invasive Micropapillary Carcinoma, IMPC	乳腺浸润性微乳头状癌
Ipsilateral Breast Tumor Recurrence, IBTR	同侧乳房复发
Laser Therapy, LA	激光消融
Linear-Quadrac, L-Q	线性 - 二次模型
Lobular Carcinoma In Situ, LCIS	小叶原位癌
Lobular Neoplasia, LN	小叶肿瘤
Local excision	局部切除
Local failures	局部复发
Local recurrence	局部治疗失败
Local recurrence rate	局部复发率
Locally Advanced Breast Cancer, LABC	局部晚期乳腺癌
Locoregional Recurrence, LRR	局部区域复发
Lumpectomy	肿物切除术
Lymphovascular invasion, LVI	淋巴脉管浸润
Macroscopic assessment	（肉眼）宏观评估法
Mastectomy-Free Survival, MFS	无乳房切除生存率
Metachronous Bilateral Breast Cancer, mBBC	异时性双侧乳腺癌
Metastatic breast cancer	转移性乳腺癌
Methylene blue	甲基蓝
Microdochectomy	显微乳管探查手术
Microwave ablation, MWA	微波消融
Miniaturized mobile-linear-accelerator prototypes	可移动直线加速器原型
Mobile Linear Accelerator, MLA	移动式直线加速器
Moderate deep inspiration breath hold, mDIBH	适度深吸气呼吸控制
Modified-High Tangent Field, MHTF	高切线野
Modified radical mastectomy	改良根治术
Multicatheter Interstitial brachytherapy	多导管组织间插植放疗
Multicentric Breast Cancer, MC	多中心乳腺癌
Multifocal Breast Cancer, MF	多灶性乳腺癌
Multiple Disciplinary Team, MDT	多学科团队
National Accreditation Program for Breast Centers, NAPBC	美国乳腺专科认证项目
National Cancer Institute, NCI	美国国家癌症研究所
National Comprehensive Cancer Network, NCCN	美国国立综合癌症网络
National Institutes of Health, NIH	美国国立卫生研究院
National Surgical Adjuvant Breast Project, NSABP	NSABP 研究项目
Network meta-analysis	网络荟萃分析
New Primary Tumor, NP	新发肿瘤

Nipple-Areola Complex, NAC	乳头乳晕复合体
Occult breast cancer	隐匿性乳腺癌
Oncoplastic displacement	乳腺内腺体整形术
Oncoplastic surgery	肿瘤整形修复术
Overall Survival, OS	总生存
Partial Breast Irradiation, PBI	部分乳房照射
Phyllodes Tumor, PT	叶状肿瘤
Pleomorphic lobular carcinoma in situ, pLCIS	多形性小叶原位癌
Population-based cohort study	基于人口的队列
Postmastectomy radiation therapy, PMRT	全乳切除术后放疗
Primary/pure squamous cell carcinoma of breast	原发性乳腺鳞癌
Quadrantectomy	象限切除
Radiation-induced heart disease, RIHD	放射性心脏损伤
Radiofrequency, RFA	射频消融
Recurrence-free survival, RFS	无复发生存率
Reference lesion	参照肿物
Regional recurrence, RR	区域复发
Segmental mastectomy/Lumpectomy	乳腺肿物切除术
Sentinel lymph node, SLN	前哨淋巴结
Sentinel lymph node biopsy, SLNB	前哨淋巴结活检
Simple mastectomy	单纯乳房切除术
Single lumen balloon catheter brachytherapy	单管球囊腔内放疗
Society of surgical oncology, SSO	美国外科肿瘤协会
Standard specimen mammography, SSM	标准标本钼靶摄片
Standard Tangent Field, STF	标准切线野
Squamous Cell Carcinoma, SCC	鳞状细胞癌
Supraradical mastectomy	超级根治术
Surveillance Epidemiology and End Results, SEER	监测、流行病学和最终结果项目
Synchronous Bilateral Breast Cancer, sBBC	同时性双侧乳腺癌
Three Dimensional Conformal Radiotherapy, 3D-CRT	三维适形放射治疗
Toluidine blue	甲苯胺蓝
Triple Negative Breast Cancer, TNBC	三阴性乳腺癌
True Recurrence, TR	真性复发
Volumne-ratio Principle	体积比原则
Van Nuys Prognostic Index, VNPI	Van Nuys 预后指数
Volumetric Modulated Arc Therapy, VMAT	容积旋转调强
Whole Breast Irradiation, WBI	全乳房放疗
Wide local excision	肿物切除术
Wire placement	导丝放置

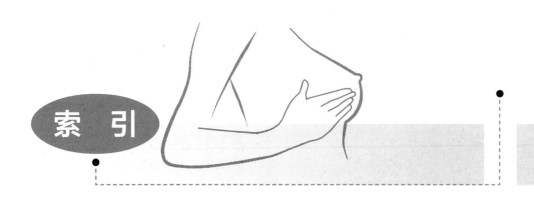

索 引

52检